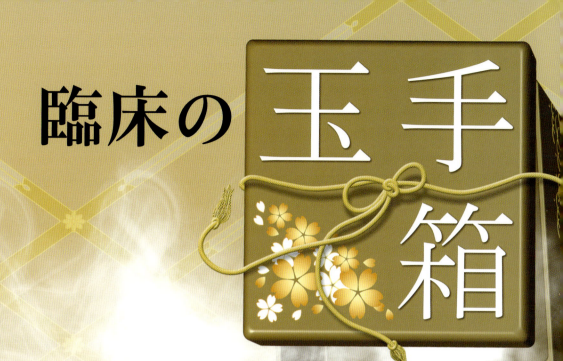

臨床の玉手箱

監修
鷹岡竜一
鷹岡歯科医院
大谷一紀
大谷歯科クリニック

編集委員
鎌田征之
鎌田歯科医院
稲垣伸彦
みどりが丘歯科クリニック

保存修復編

- 修復治療のためのう蝕の診断
- 歯髄を守るための前処置
- 修復処置のための治療環境の整備
- コンポジットレジン修復
- インレー修復
- さらなる適応症の拡大

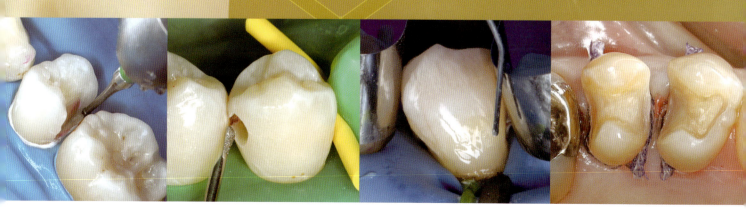

デンタルダイヤモンド社

はじめに

　『臨床の玉手箱』は、大学の講義で学んだ「歯科医学」を、患者の状況に合わせて「歯科医療」として応用していく作業をお手伝いする目的で産声を上げました。あくまでイメージですが、若い歯科医師が日常臨床で生じた問題を瞬時に解決に導けるよう、ユニットの傍らに置いて活用していただけるような書籍を目指しています。

　第1巻である小児歯科編は2023年2月に発刊され、編集委員代表の河井 聡先生の掲げる「小児歯科こそ歯科治療の総合力が問われるステージである」という理念が体現されたと自負しております。第2巻は歯科保存治療の一端である「保存修復学」をテーマに企画しました。

　保存修復学は、ご承知のようにう蝕や外傷で崩壊した歯の部分を補修することで、歯の機能回復を図る学問です。主たる対象はう蝕であり、冒頭はカリオロジーの趣で最新の知見まで解説を加え、適切な診断技術を紹介しています。続いて治療前処置としての歯髄保護・ラバーダム防湿などの修復処置の環境整備などに触れ、保存修復の中心を担うコンポジットレジン修復に辿り着きます。コンポジットレジンについては、歴史的背景から接着材料の進歩、もちろん実際の症例を通じてのレクチャーも交えて展開しています。さらにう蝕が進行し修復範囲が拡大すると、口腔外で製作した修復物を装着するインレー修復に移行します。ここではやや昭和感が漂いますが、間接法の基礎知識から実際の装着までの流れ、マテリアルの話題まで網羅しました。

　私たちは、臨床の多くの場面で「自己評価」という物差しを使います。例えば「いいコンポジットレジン充填ができた」「いい印象採得ができた」というのは、小さな診療室における密室での孤独な判断です。ただし孤独ということは「自己評価のハードルの高さは自分で決められる」という自由度を伴います。若い歯科医師にとっては、ハードルの高さを決める要素として、たとえ疑似体験であっても良質の臨床経験は欠かせないと考えております。

　本書が読者の皆様の良質な臨床経験の1つになれば幸いです。

監修　鷹岡 竜一

CONTENTS

はじめに………………………………………………………………………………………………… 3

第1章 修復治療のためのう蝕の診断 ……………………………………………… 7

01 う蝕の最新病因論 ………………………………… 天野敦雄 8

02 う蝕の疫学―最新のう蝕事情― ………………………… 眞木吉信 12

03 う蝕の分類 ………………………………………… 林 美加子 16

04 う蝕活動性の評価 ………………………………… 林 美加子 18

05 初期う蝕を見逃さない！う蝕の診断 ①視診・触診 ………………… 須貝昭弘 20

06 初期う蝕を見逃さない！う蝕の診断 ②画像診断 ………… 宮田彩帆、須貝将舟 22

07 初期う蝕を見逃さない！う蝕の診断 ③診断機器 ………………… 林 美加子 24

08 う蝕検知液の実際 ……………………… 村瀬由起、二階堂 徹 26

09 う蝕に罹患しやすい人、罹患しやすい歯、
罹患しやすい歯面を考える …………………………… 杉山 豊 28

10 う蝕の行方（高齢者う蝕の様相） ……………… 田中公美、菊谷 武 30

第1章 参考文献一覧 …………………………………………………………… 32

第2章 「歯髄を守る」ための前処置 ……………………………………………… 33

01 修復処置前に行う患者指導 ……………………………… 鈴木 文 34

02 初期エナメル質う蝕へのアプローチ
（脱灰抑制と再石灰化促進）………………………………… 田村愛珠 36

03 歯髄に近接したう蝕処置
①IPC法（ステップワイズエキスカベーション）………………… 江川誠一 38

04 歯髄に近接したう蝕処置 ②シールドレストレーション ……………… 堀部和洋 40

05 露髄を伴ううう蝕処置 ①全部断髄 ……………………… 鷲野 崇 42

06 露髄を伴うう蝕処置 ②直接覆髄と部分断髄 ……………… 井口佳大 44

第2章 参考文献一覧 …………………………………………………………… 46

第3章 修復処置のための治療環境の整備 …………………………………… 47

01 既存の修復物の除去 ……………………………… 富樫裕一郎 48

02 ラバーダム防湿の必要性と臨床的意義 ………………… 米今一晃 50

03 隔壁法 ……………………………………………… 稲垣伸彦 52

04 ラバーダム防湿法 ………………………………… 櫻田博雅 54

05 簡易的防湿法 ―ZOO― …………………………… 尾崎 聡 58

06 修復処置における歯肉排除法（Gingival retraction）⋯⋯⋯⋯⋯⋯ 星野修平 60

07 歯間分離法 ⋯⋯⋯⋯⋯⋯⋯⋯⋯⋯⋯⋯⋯⋯⋯⋯⋯⋯⋯⋯⋯⋯⋯⋯⋯ 林 直也 62

08 何でも使えるシールテープ（ISOテープ）の臨床活用 ⋯⋯⋯⋯⋯⋯⋯ 平野竜生 64

第3章　参考文献一覧⋯⋯⋯⋯⋯⋯⋯⋯⋯⋯⋯⋯⋯⋯⋯⋯⋯⋯⋯⋯⋯⋯⋯⋯⋯ 66

第4章 コンポジットレジン修復 67

01 コンポジットレジンの進歩とこれから ⋯⋯⋯⋯⋯⋯⋯⋯⋯ 髙見澤俊樹 68

02 接着材料の進歩とこれから ⋯⋯⋯⋯⋯⋯⋯⋯⋯⋯⋯⋯ 髙見澤俊樹 71

03 接着システムの分類と特徴①
　　―接着操作の簡略化がもたらすもの― ⋯⋯⋯⋯⋯⋯⋯ 髙見澤俊樹 74

04 接着システムの分類と特徴②
　　―ユニバーサルアドヒーシブ― ⋯⋯⋯⋯⋯⋯⋯⋯⋯⋯ 髙見澤俊樹 77

05 良好な接着を得るために：接着阻害因子とその清掃 ⋯⋯⋯⋯⋯ 宮地秀彦 80

06 CRインジェクションテクニック ⋯⋯⋯⋯⋯⋯⋯⋯⋯⋯⋯ 棟方里花 82

07 良好な接着を得るための前処置：アクティブ処置 ⋯⋯⋯⋯⋯ 林 明賢 84

08 コンポジットレジン修復における感染歯質の
　　除去法および探知・検知法 ⋯⋯⋯⋯⋯⋯⋯⋯⋯⋯⋯⋯⋯ 岩井泰伸 86

09 窩洞形成におけるベベルの有無、前歯・臼歯の違い ⋯⋯⋯⋯ 青島徹児 88

10 前歯部コンポジットレジンのシェードテイク ⋯⋯⋯⋯⋯⋯⋯ 大谷一紀 92

11 ユニバーサルシェードコンセプト ⋯⋯⋯⋯⋯⋯⋯⋯⋯⋯⋯ 宮地秀彦 94

12 ユニバーサルシェード型コンポジットレジンを用いた充塡
　　①4級窩洞症例 ⋯⋯⋯⋯⋯⋯⋯⋯⋯⋯⋯⋯⋯⋯⋯⋯⋯⋯ 市村秀規 96

13 ユニバーサルシェード型コンポジットレジンを用いた充塡
　　②ホリゾンタルスロット窩洞症例 ⋯⋯⋯⋯⋯⋯⋯⋯⋯⋯⋯ 吉田健二 98

14 光照射器 ⋯⋯⋯⋯⋯⋯⋯⋯⋯⋯⋯⋯⋯⋯⋯⋯⋯⋯⋯⋯ 椋 由理子 100

15 臼歯1級窩洞への充塡 ⋯⋯⋯⋯⋯⋯⋯⋯⋯⋯⋯⋯⋯⋯⋯ 河阪幸宏 102

16 複雑窩洞充塡時の歯間分離の方法 ⋯⋯⋯⋯⋯⋯⋯⋯⋯⋯⋯ 宮地秀彦 106

17 臼歯2級窩洞への充塡① ⋯⋯⋯⋯⋯⋯⋯⋯⋯⋯⋯⋯⋯⋯ 林 明賢 108

18 臼歯2級窩洞への充塡② ⋯⋯⋯⋯⋯⋯⋯⋯⋯⋯⋯⋯⋯⋯ 榊 航利 112

19 臼歯部充塡時の解剖学的形態の付与 ⋯⋯⋯⋯⋯⋯⋯⋯⋯⋯ 野亀慶訓 114

20 5級窩洞・NCCLsへの充塡 ⋯⋯⋯⋯⋯⋯⋯⋯⋯⋯⋯⋯⋯ 林 明賢 118

21 前歯3級窩洞の充塡 ⋯⋯⋯⋯⋯⋯⋯⋯⋯⋯⋯⋯⋯⋯⋯⋯ 櫻井善明 120

22 前歯4級窩洞の充塡① ⋯⋯⋯⋯⋯⋯⋯⋯⋯⋯⋯⋯⋯⋯⋯ 菅原佳広 122

23 前歯4級窩洞の充塡② ⋯⋯⋯⋯⋯⋯⋯⋯⋯⋯⋯⋯⋯⋯⋯ 飯田真也 124

24 正中離開へのダイレクトボンディング ⋯⋯⋯⋯⋯⋯⋯⋯⋯⋯ 脇 宗弘 126

25 形態修正と研磨法 ………………………………………………………… 髙田光彦 128

26 ダイレクトベニアへの応用 ………………………………………………… 青島徹児 130

第4章 参考文献一覧 ……………………………………………………… 134

第5章 インレー修復 …………………………………………… 137

01 直接法（CR修復）でどこまでできるか …………………………………… 大谷一紀 138

02 インレー修復とは ―インレー、アンレーの違い― ……………………… 髙見澤俊樹 140

03 インレー修復に用いるマテリアル
①メタルインレー、コンポジットレジンインレー ………………… 髙見澤俊樹 142

04 インレー修復に用いるマテリアル
②セラミックインレー ……………………………………………… 髙見澤俊樹 144

05 金属アレルギーについて ……………………………… 石井 亮、髙見澤俊樹 147

06 Blackの窩洞分類 ………………………………………………………… 黒川弘康 150

07 窩洞の構成と各部分の名称 ……………………………………………… 黒川弘康 152

08 窩洞形成の基本原則 ……………………………………………………… 黒川弘康 154

09 各種窩洞の形成法とポイント …………………………………………… 竹中宏隆 156

10 メタルインレー窩洞と
セラミックインレー窩洞の形成法の違い ……………………………… 浅賀庸平 158

11 暫間インレー（テンポラリーインレー）の製作法、
仮封法の種類 ……………………………………………………………… 中村一寿 160

12 知っておきたい間接法の基礎知識 ……………………………………… 鷹岡竜一 162

13 印象採得から咬合採得 …………………………………………………… 鎌田征之 168

14 試適から咬合調整 ………………………………………………………… 斎田寛之 172

15 各種歯科用セメント ……………………………………………………… 若松尚吾 174

16 各種インレーの寿命（臨床成績）
―メタルインレーとコンポジットレジン修復との比較を中心に― … 久保至誠 176

第5章 参考文献一覧 …………………………………………………… 178

第6章 これからの保存修復：さらなる適応症の拡大 ………… 179

01 失活歯へのコンポジットレジン修復 …………………………………… 菅原佳広 180

02 直接法コンポジットレジンブリッジ修復の臨床応用 ………………… 田代浩史 182

03 MIを考慮した間接修復：
部分被覆するデザインについての考察 ………………………………… 二宮佑介 184

第6章 参考文献一覧 …………………………………………………… 186

おわりに ……………………………………………………………………… 187

第1章

修復治療のためのう蝕の診断

▶ 01 う蝕の最新病因論
▶ 02 う蝕の疫学—最新のう蝕事情—
▶ 03 う蝕の分類
▶ 04 う蝕活動性の評価
▶ 05 初期う蝕を見逃さない！う蝕の診断
①視診・触診
▶ 06 初期う蝕を見逃さない！う蝕の診断
②画像診断
▶ 07 初期う蝕を見逃さない！う蝕の診断
③診断機器
▶ 08 う蝕検知液の実際
▶ 09 う蝕に罹患しやすい人、罹患しやすい
歯、罹患しやすい歯面を考える
▶ 10 う蝕の行方（高齢者う蝕の様相）

01 う蝕の最新病因論

大阪大学大学院歯学研究科予防歯科学講座 特任教授　天野敦雄

1 削る・詰める

　昭和の歯科治療は「削る・詰める」であった。多くの患者は「先生にお任せします」と歯科医師を信頼し満足しているように思えた。しかし、彼らが診療室から出た時に「削られた」「抜かれた」と顔に書いてあることは珍しくなかった。

2 う蝕に完治はない

　患者は知っていた。「先生に治してもらったところが取れました」が繰り返されることを。取れたら削る。また取れたら削る。「削れば削るほど歯の寿命は短くなる」とFDIが告げたのは2000年。我々が最善と思っていた「削る・詰める」ではう蝕が完治することはなかったのである。う蝕の原因菌は口腔常在菌である。常在菌は追い出すことができない。だからう蝕が完治することはないのである[1]。

3 う蝕原因菌は常在菌

1）口腔バイオフィルム細菌叢の形成

　4か月児健診に訪れた母子448組の舌苔から採取した細菌種の遺伝子分析の結果、ほとんどの乳児から母親由来の細菌種が検出された。しかしその比率は個人差が大きく、子の半数以上においては母親由来の細菌種は20％以下であった（図1）[2]。

　唾液を介した母子垂直感染は、予想よりもより低い頻度であった。実際、口腔内微生物と糞便微生物の家族内伝播は手指を介していることが強く示唆されている[3]。乳児は手指でさまざまなものに触れ、母親以外の家族由来の細菌種を口腔内に定着させているであろう。

　母乳、人工乳、おしゃぶりの使用などが口腔バイオフィルム細菌叢の形成に影響を与えることも報告されている[2]。そして、口腔バイオフィルムの主たる菌叢構造は生後早期に確立され、それが生涯にわたって持続することが示唆されている[4]。

2）う蝕原因菌は家族の唾液から感染

　う蝕原因菌は乳歯の萌出を待って口腔への定着を開始する。その時期にもっとも身近にいるのは母親であるため、唾液による母子・垂直感染の確率が一番高い。しかし、父親、祖父母、兄姉から感染することもある[5]。う窩はう蝕原因菌の生息の場であるため、う窩がなくなるとう蝕原因菌の量は劇的に減少する。乳児の家族になる方は、歯科医院でう蝕の治療を終えて欲しいものである。

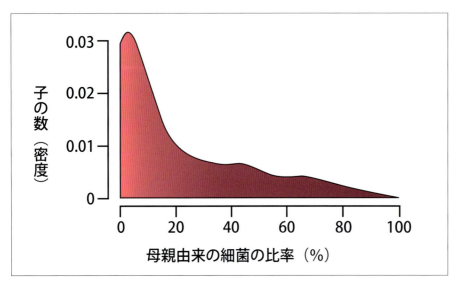

図❶　新生児の舌苔細菌叢に見られた母親由来細菌種の比率。福岡市の4か月児健診に訪れた母子448組の舌苔から採取した細菌種の遺伝子を高精度で分析し、母子の細菌叢の比較を行った（Kageyama S, Furuta M, Takeshita T, Ma J, Asakawa M, Yamashita Y. High-level acquisition of maternal oral bacteria in formula-fed infant oral microbiota. mBio 2022;13(1):e0345221.のデータより図を作成）。

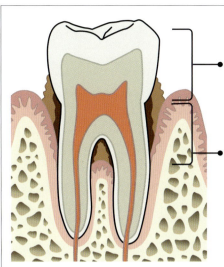

図❷ 歯肉縁を境に異なる細菌世界。歯肉縁上と肉縁下のバイオフィルムはまったく違う細菌世界である。う蝕原因菌と歯周病原因菌とは住む世界が違う。

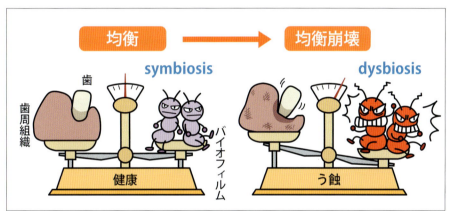

図❸ バイオフィルムを取り巻く栄養、温度、pH、嫌気度などの環境変化によってバイオフィルム細菌が活性化して増殖し、バイオフィルムは低病原性状態（symbiosis）から高病原化状態（dysbiosis）に変化する。その結果、バイオフィルム vs. 歯・歯周組織 の間の均衡が崩壊し、う蝕が発症する。（図は、天野敦雄，貴島佐和子．教えて Dr. 天野！この患者さんのリスクは何？ 第1回 出血あるのにプラーク内⁉ 臨床で出合う症例の"ムジュン"．デンタルハイジーン 2016;36(7):756-760. より引用改変）

3）う蝕原因菌はどこに住んでいる？

歯肉縁上バイオフィルムにはう蝕原因菌が、歯肉縁下バイオフィルムには歯周病原因菌が生息する[1]（図2）。歯肉縁の上と下では、酸素濃度、pHがまったく異なる。また、歯肉縁上バイオフィルムの細菌は発酵性糖質（ショ糖、ブドウ糖、果糖、調理デンプン）を栄養素とするが、歯肉縁下の細菌は宿主由来のタンパク質を栄養素とする。歯肉縁を境に異なる細菌世界が存在しているのである。

4 う蝕の発症

1）発症原因はバイオフィルムの dysbiosis

dysbiosis とは、バイオフィルムを取り巻く栄養、温度、pH、嫌気度などの環境変化によって悪玉菌が活性化して増殖し、高病原性になったバイオフィルムの状態のことである。歯肉縁上バイオフィルムが dysbiosis に変化すると、バイオフィルムと歯の抵抗力との均衡が崩れ、う蝕が発症する（図3）。

表❶ う蝕原因菌とう蝕誘発性成分（昭和の常識と令和の常識）

昭和の常識	令和の常識
う蝕原因菌 ・ミュータンスレンサ球菌 ・*Lactobacillus* 属（乳酸菌）	う蝕原因菌 ・ミュータンスレンサ球菌 ・*Scardovia wiggsiae* ・*Lactobacillus* 属（乳酸菌） ・*Bifidobacterium* 属（ビフィズス菌） ・*Actinomyces* 属 ・*Veillonella* 属
う蝕誘発性成分 ・砂糖（ショ糖）	う蝕誘発性成分 ・発酵性糖質 　ショ糖、グルコース、果糖、 　フルクトース、調理したデンプン

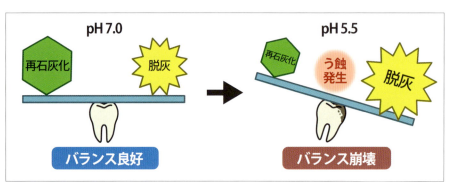

図❹ 歯の脱灰と石灰化はどのようなpHでも常に起こっている。しかし、バイオフィルムのpHが臨界pHを下回ると、脱灰量が再石灰化量を上回ってう蝕が起こる。

2）う蝕原因菌

1980年代まではミュータンスレンサ球菌がエナメル質う蝕の原因菌と考えられていた。1990年代後半から、ミュータンスレンサ球菌以外の酸産生菌もう蝕の発症に関わっていると考えられるようになり（表1）、今では多くの菌種の共同作業によりう蝕が発生すると考えられている[5]。これらの菌種は砂糖（ショ糖）だけでなく、他の発酵性糖質を摂取して酸を産生し、歯の脱灰を果たす。

3）う蝕の発生

21世紀になり、う蝕は『脱灰と石灰化のバランスが偏っている状態であり、う蝕＝う窩ではない』という考えが浸透した[5]。歯の脱灰と石灰化はどのようなpHでも常に起こっている（図4）。しかし、バイオフィルムに発酵性糖質が与えられ、バイオフィルムが「より酸性」へと傾きdysbiosisを起こす。するとバイオフィルムのpHが臨界pHを下回り、脱灰が再石灰化を上回ってう蝕が起こる[3]（図5）。

① 酸産生菌が発酵性糖質を食べ、酸を出す

② バイオフィルムが酸性になる

③ 酸性に強い酸産生菌が増加する（dysbiosis）

④ バイオフィルムがもっと酸性になる

⑤ 歯の脱灰が始まる

図❺　う蝕のバイオフィルム高病原化（発酵性糖質が原因）。

5 う蝕の治療

疾患の治療は病因除去である。う蝕の原因はバイオフィルムの dysbiosis によって脱灰因子と防御因子の均衡が崩壊することであるから、脱灰因子を減らし防御因子を増やすことがう蝕の治療となる。そのためには発酵性糖質の制限（食事指導）、あるいは適時除去（食後すぐの歯磨き）により dysbiosis を解消しなければならない[5]。また、フッ化物の応用により歯質を強化することも必要である。「削る・詰める」はリハビリテーションであって、病因除去ではない。食生活と口腔清掃習慣を変えなければ、いくら削って詰めてもう蝕はまた起こる。

6 生涯メインテナンス

う蝕と歯周病に完治はない。また、患者のライフステージが進むにつれて、他の口腔疾患のリスクも高まってくる[1]。患者の健口を守る生涯メインテナンスには「患者も主治医」が欠かせない。歯科医療人の誇りと喜びは、主治医となった患者から寄せられる感謝の言葉がもたらしてくれる。

02 う蝕の疫学―最新のう蝕事情―

東京歯科大学 名誉教授　眞木吉信

1 う蝕の疫学的特徴

　う蝕という歯科疾患は、他の一般的な疾患と異なる特徴を持っている。そのためう蝕の治療や予防を考える際は、下記に示した疫学的な特徴を理解して実施することが望ましい。

①**自然治癒がない**：一度う蝕になると元に戻らない。

②**不可逆性疾患**：修復治療をしても元の健全な歯質には戻らない。

③**蓄積性疾患**：加齢とともに蓄積されて減ることはない（う蝕経験歯）。

④**高い有病率**：他の疾患に比べて有病者が多い。

⑤**小児期と高齢期に発病しやすい**：歯冠部う蝕は乳歯も永久歯も萌出後2～3年までの小児期に発病しやすい。加齢に伴い歯根面の露出が認められる高齢期には歯根面う蝕の発病が増加する。

⑥**歯種や歯面により異なるう蝕感受性**：乳歯では上顎乳前歯および上下顎乳臼歯がう蝕になりやすく、下顎乳前歯はう蝕になりにくい。永久歯では上下顎大臼歯がう蝕になりやすく、下顎前歯はなりにくい。歯面別では、平滑面より咬合面が、平滑面では唇頬舌面より隣接面がう蝕になりやすい。

⑦**永久歯う蝕には性差がある**：乳歯う蝕には性差が認められないが、永久歯のDMFT指数では女性が男性より高い傾向がある。

⑧**口腔の常在細菌が関与している感染症**：う蝕の発病には、口腔の常在細菌である *Streptococcus* や *Lactobacillus* などのプラーク中グラム陽性細菌が関わっている。

⑨**食生活などの生活習慣に影響される疾患**：砂糖を含む飲食物の消費量や摂取頻度、さらには粘着性や停滞性などの物性がう蝕発病に関わっている。

⑩**学歴や収入などの社会経済水準と関連**：う蝕の地域格差の背景には、年収などの要因があげられている。

⑪**予防可能な疾患**：フッ化物やシーラントの応用、さらには適切な食生活の改善によってう蝕を予防することが可能である。

2 日本人のう蝕有病状況

　日本人の歯科保健状況を把握するために、1957年から歯科疾患実態調査が6年ごとに実施されてきた。この調査は、層化多段無作為抽出された当該世帯の満1歳以上の世帯員を標本として、国民健康・栄養調査の身体状況調査と同時に実施されてきた。

　調査項目は、現在歯の状況（う蝕や処置の有無）、喪失歯およびその補綴状況、歯肉の状況、歯列・咬合の状況、歯ブラシの使用状況、フッ化物歯面塗布の状況、咬合・顎関節の異常などである。2016年の第11回調査からは5年間隔で実施されることになったが、本稿で紹介するデータは、コロナウイルス蔓延のため前回調査から6年後に実施された2022年の調査結果である。

1）乳歯のう蝕有病状況

　乳歯のう蝕有病者率（**図1**）は6歳と7歳では30％台でもっとも高い値を示すが、年次推移を見ると2歳以降すべての年齢で減少傾向を示している。

　dft指数（**図2**）で見ると、1歳から加齢とともに増加し、7歳の1.5をピークに減少している。年次推移では1歳からすべての年齢で減少している。

2）永久歯のう蝕有病状況

　永久歯のう蝕有病者率（**図3**）の年次推移では44歳までは減少傾向にあるが、55歳以上では増加傾向を示している。この背景には、8020運動などによる高齢者の現在歯数の増加があると考えられる（**図4**）。

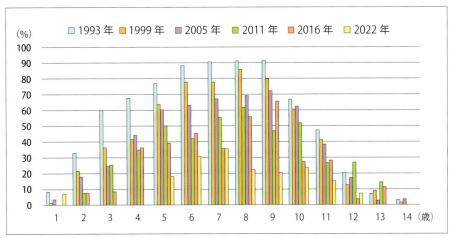

図❶ う歯を持つ者の割合の年次推移（乳歯：1～14歳）（厚生労働省．令和4年歯科疾患実態調査結果の概要．より引用改変）。
注）1993年以前，1999年以降では，それぞれ未処置歯の判断基準が異なる。

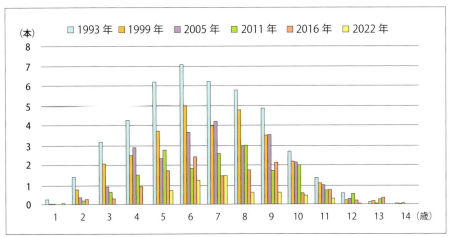

図❷ 1人平均う蝕歯数（dft指数）の年次推移（乳歯：1～14歳）（厚生労働省．令和4年歯科疾患実態調査結果の概要．より引用改変）。
注）1993年以前，1999年以降では，それぞれ未処置歯の判断基準が異なる。

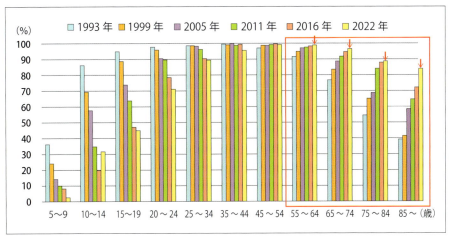

図❸ う歯を持つ者の割合の年次推移（永久歯：5歯以上）（厚生労働省．令和4年歯科疾患実態調査結果の概要．より引用改変）。
注）1993年以前，1999年以降では，それぞれ未処置歯の判断基準が異なる。

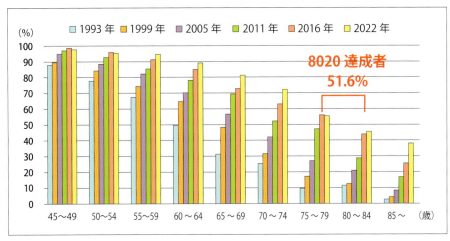

図❹ 20本以上の歯を有する者の割合の年次推移（厚生労働省．令和4年歯科疾患実態調査結果の概要．より引用改変）。

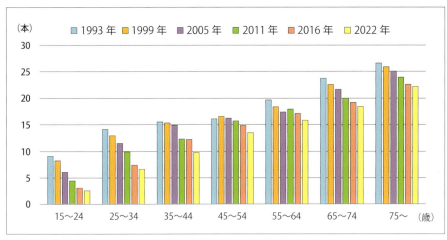

図❺ 1人平均DMF歯数（DMFT指数）の年次推移（永久歯：15歯以上）（厚生労働省．令和4年歯科疾患実態調査結果の概要．より引用改変）．
注）1993年以前、1999年以降では、それぞれ未処置歯の判断基準が異なる．

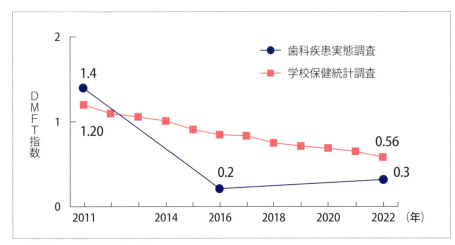

図❻ 12歳児のDMFT指数の年次推移（厚生労働省．令和4年歯科疾患実態調査結果の概要．および総務省統計局．政府統計の総合窓口．学校保健統計調査．より引用改変）．

　DMFT指数（図5）は加齢とともに増加しているが、年次推移を見ると、各年齢階級で減少傾向にある。う蝕の国際比較によく使われる12歳児のDMFT指数は0.3で、年次推移を見ると前回調査より0.1ポイント増加している。しかし、2022年の学校保健統計調査では0.56で、この年次推移を見ると毎年継続的に減少していることがわかる（図6）。これは、学校保健統計調査は毎年実施される全数調査であるのに対して、歯科疾患実態調査は5～6年間隔で実施される対象者が2～3桁の標本調査であることの違いであろう。

3 歯根面う蝕の要因と有病状況

　歯根面う蝕は、セメントエナメル境（CEJ）あるいはその根端側の歯根面に発病するう蝕である。歯肉退縮または歯周アタッチメントロスにより露出した歯根面に起こる。この露出した歯根面にう蝕が形成されるメカニズムはKeyesの病因論（3つの輪）によって説明できるが、歯根面う蝕は乳幼児期や青少年期にはほとんど見られないことから、最終的には加齢の問題、つまり加齢とともにリスクが増大す

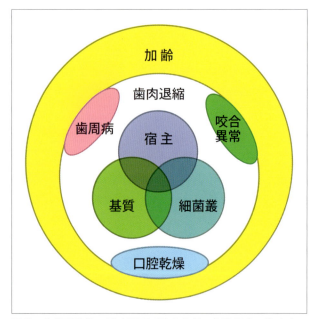

図❼ 歯根面う蝕の発病要因（眞木吉信，福島正義，鈴木丈一郎（編著）．歯根面う蝕の診断・治療・予防．東京：医学情報社，2004．より引用改変）．

る特異な疾患であると位置づけることもできる。歯根面う蝕の発病要因を図7に示す。

　歯根面う蝕の有病者率は、1990年代の調査では発病は20歳以降の永久歯に限られ、50歳台まで増

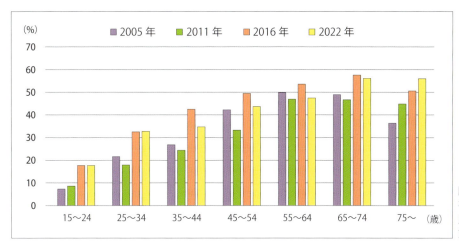

図❽ 歯周ポケット（4mm以上）を有する者の割合の年次推移、年齢階層別（厚生労働省．令和4年歯科疾患実態調査結果の概要．より引用改変）。

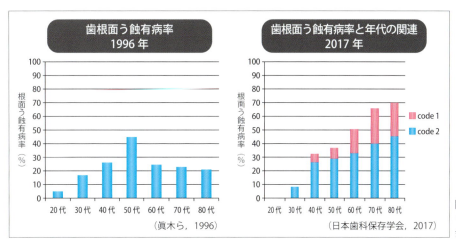

図❾ 歯根面う蝕の年代別有病者率（眞木ら，1996および日本歯科保存学会，2017．より引用改変）。

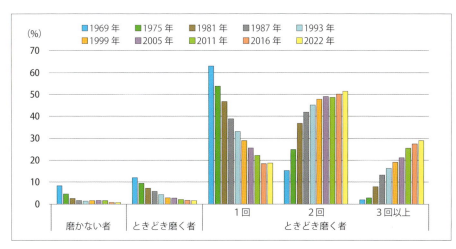

図❿ 歯ブラシの使用状況の推移（1969年～2022年）、総数（1歳以上）（厚生労働省．令和4年歯科疾患実態調査結果の概要．より引用改変）。

加傾向にあるが、60歳以降はほぼ一定になっている。しかしながら、1990年代の有病者率と2017年に報告されたデータを比較すると、約20年間で残存歯数の増加（図4）と4mm以上の歯周ポケットを持つ者の増加（図8）により、60歳以降の高齢者における歯根面う蝕の有病者率が飛躍的に増加していることがわかる（図9）。また、歯冠部う蝕と異なり、女性よりも男性に多く見られることや、職種による違いも認められることが特徴である。

図10に、歯科疾患実態調査による歯磨き回数の年次推移を示す。歯磨き回数は調査年ごとに確実に増加し、日本人の98％は毎日の歯磨き習慣を有し、30％は1日3回以上歯を磨くと答えているが、55歳以上の中高年成人のう蝕有病者率と高齢者の歯根面う蝕は増加している。この事実を、私たち専門家は真摯に考える必要がある。

03 う蝕の分類

大阪大学大学院歯学研究科歯科保存学講座 教授　**林 美加子**

う蝕は、発生部位によって歯冠う蝕と根面う蝕に分類される。歯冠う蝕には小窩裂溝う蝕と平滑面う蝕がある。また、う蝕の進行パターンにより、穿通性に進行する急性う蝕と、穿下性に進行する慢性う蝕に分類される。さらに、う蝕の発生状況により初発う蝕と二次う蝕に分類される。

う蝕の進行度により、初期う蝕、中等度う蝕、重度う蝕に分類され、従来から臨床で用いてきたCO（Observation 要観察）、C1、C2、C3、C4の分類の他には、国際的なう蝕検出基準であるICDAS（International Caries Detection and Assessment System）[1] の分類があげられる。さらに、う蝕は活動性か非活動性かのどちらかに分類できる。

1 歯冠う蝕の ICDAS 分類

歯冠初期う蝕の早期発見と、不顕性う蝕（隠れう蝕 Hidden caries）を見逃さないという観点から、ICDAS の分類が有用である。この ICDAS は、修復物とシーラントのコード、う蝕の進行度のコード、そしてう蝕の活動性のコードの3要素から構成されており、もっとも認知度が高いのはう蝕の進行度である。そして、「初期う蝕を早期に検出して、非切削で管理する」という観点からは、う蝕の進行度と活動性のコードが重要である。

日本ヘルスケア歯科学会から発信されている ICDAS の歯冠う蝕分類の解説と臨床写真を**図1**に示す。コード0から6までの7段階の分類の中でも、コード1およびコード2が従来のCOからC1に相当する初期う蝕であり、とりわけ湿潤状態では明らかではないが乾燥状態で明らかになるコード1を検出することは、非切削でのう蝕マネジメントを実現するという臨床的な意義が大きい（**図2**）。さらに、う窩を形成していないがエナメル質を通して陰影を認めるコード4は、不顕性う蝕を示しており、う蝕の深度を確定するためにはエックス線検査が必要である（**図3**）。

なお、この ICDAS のう蝕の進行度は、コード0から6までの7段階での分類から、コード0、A（コード1と2）、B（コード3と4）、C（コード5と6）での4段階の分類と使い分けることができ

図❶ ICDAS が提唱する歯冠う蝕の検出コード（日本ヘルスケア歯科学会の資料を引用／杉山精一先生のご厚意による）。

【コード0】健全。

【コード1】エナメル質における目視可能な初期変化（持続的なエアー乾燥後に限って観察されるか、あるいは小窩裂溝内に限局）。

【コード2】エナメル質の著明な変化。

【コード3】限局性のエナメル質の崩壊（象牙質への進行を示す臨床的な肉眼的徴候はない）。

【コード4】象牙質への陰影がある。

【コード5】著明なう窩。象牙質は目視可能。

【コード6】拡大した著明なう窩。象牙質は目視可能。

ICDASコードの臨症例（8歳女児）

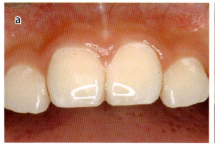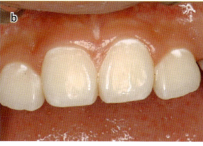

図❷a　1と2|2の歯頸部には湿潤状態でも初期脱灰病変が認められ、これらはICDASコード2のエナメル質初期う蝕病変である。

図❷b　歯面を5秒乾燥すると、1|にも脱灰病変が現れ、これはICDASコード1の初期う蝕病変である。

（写真は杉山精一先生のご厚意による）

不顕性う蝕（隠れう蝕 Hidden caries）の臨床例（24歳女性）

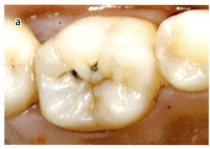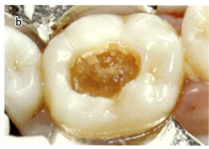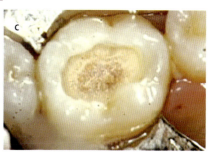

図❸　a：|6に一過性の冷水痛を覚えており、咬合面に黒色の着色と微細な歯質の崩壊を認めた。b：う窩を開拡すると広範な感染象牙質を認め、不顕性う蝕であった。c：感染象牙質を完全に除去したところ、歯髄に近接した深在性う蝕であった。

表❶　ICDAS 根面う蝕の分類

コードE	歯根が確認できない
コード0	根面の色調変化および実質欠損はなし
コード1（初期）	根面やCEJに限局した色調変化を認めるが、0.5mm以上の実質欠損は認めない
コード2（中等度・重度）	根面やCEJに限局した色調変化を認め、0.5mm以上の実質欠損も認める（中等度：0.5mm〜2.0mm、重度：2.0mmを超える）

ICDASコード2の中等度から重度の根面う蝕の臨床例

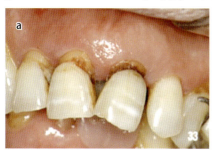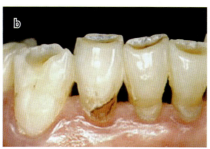

図❹　ICDASコード2では、深さ0.5〜2mmのう蝕は中等度、深さ2mmを超えるう蝕は重度と定義されている。深さ0.5mmを超えると非切削でのマネジメントが難しくなる傾向にあり、2mmを超えるう蝕は切削修復の対象となる。

る。すなわち、歯科医院での精密な検査では7段階での分類を使用し、集団検診やフィールドワークのスクリーニング目的の検査では簡易バージョンを使用するなど、状況に応じて使い分けることができる。

2　根面う蝕のICDAS分類

　根面う蝕のICDASの分類は表1に示すとおりである。まず、コードEは根面が確認できないものである。コード0は根面の露出を認めるものの、う蝕の傾向がない健全な歯面である。コード1は、根面やCEJに限局した色調変化が認められるが、0.5mm以上の実質欠損は認めない初期う蝕を指す。そしてコード2は、根面やCEJに限局した色調変化を認め、0.5mm以上の実質欠損が認められる中等度あるいは重度のものである。

　このコード1と2の臨床的意義は、コード1の初期う蝕は適切なセルフケアとプロフェッショナルケアにてう蝕の進行を抑制し、再石灰化を促して非切削で管理する対象になることである。一方コード2は、非切削での管理では進行を抑制できず、切削修復の対象になりうる場合があるう蝕であることを示している。特にICDASでは2mmを超える深さの根面う蝕は重度う蝕としており、この場合の多くは切削修復の対象となる（図4）。

04 う蝕活動性の評価

大阪大学大学院歯学研究科歯科保存学講座 教授　林 美加子

エナメル質う蝕と象牙質う蝕のいずれもが、「活動性」か「非活動性」に分類できる。ICDAS（International Caries Detection and Assessment System）[1]の分類でも、その構成3要素の1つに「活動性」か「非活動性」の判定が含まれている。

1 活動性う蝕とは

図1に示すとおり、活動性のう蝕は色調が白や黄色で、光沢が失われている。初期または中等度のう蝕では、歯面をプローブで軽く触診すると、平滑ではなくざらついた感触がある。う蝕がさらに進行したう蝕病変などでは、「なめし革のような軟らかさ」か、さらに軟化した歯面が触知できる。そして活動性のう蝕は、一般的にプラーク停滞領域にあり、分厚いプラークの下に認められる。

図2に示す11歳女児では、歯面の多くがプラークに覆われており、歯肉腫脹が認められた。プラークの染め出しの結果、上顎中切歯を除いてほとんどの歯面に粘着性のプラークが蓄積していた。プラークを除去すると、上顎側切歯と犬歯に白濁したエナメル質初期う蝕病変を認めた。白濁したう蝕の表面はざらついており、厚いプラークに覆われていたことから、これらは活動性う蝕である。

2 非活動性う蝕とは

非活動性のう蝕は、白色、褐色、または黒色を示し、それらは光沢があり、硬く平滑な歯面が触知できる。拡大したう蝕病変でも、露出した象牙質が硬くなっている場合には非活動性と判定される。

一般に非活動性のう蝕では、その部位が分厚いプラークに覆われていることはない。図3のような非活動性のう蝕は何年も進行しない可能性があり、臨床症状がなく、患者が審美的な改善を訴えない場合には切削を伴った修復治療を必要としないことも多い。

一方、活動性のう蝕は何らかの治療を必要する。まず口腔内に活動性う蝕が存在することは、個人レベルのう蝕リスクが高いことを強く示すため、う蝕を進行させない、あるいは新たなう蝕の発生を阻止する観点から、予防処置の強化を図る必要がある。

3 活動性う蝕に対する処置

活動性う蝕病変への処置は、FDIが提唱するMID（Minimal intervention dentistry）[2]の理念に基づき、健全歯質を可能なかぎり保存した処置が推奨される。すなわち、う窩を形成していないエナメル質の活動性初期う蝕に対しては、高濃度フッ化物製剤の塗布などで脱灰病変の再石灰化を促す。

図4は、8歳女児の上顎前歯のエナメル質に認められた活動性初期う蝕が、フッ化物配合ゲル（9,000ppmF）を塗布することによって白濁が改善し、う窩を形成することなく1年後には白色斑が消失しており、非切削でのう蝕の管理に成功した例である。このように非切削での処

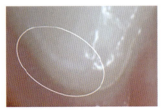

非活動性う蝕
予防処置を強化
- 白色・褐色または黒色
- 光沢あり
- エナメル質は硬く平滑
- 象牙質は硬い
- 厚いバイオフィルムに覆われていない

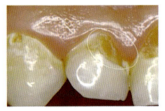

活動性う蝕
予防処置を強化＋修復治療
- 白色または黄色
- 光沢なし
- エナメル質は粗造
- 象牙質は軟らか・なめし皮状
- 厚いバイオフィルムに覆われている

図❶　活動性う蝕と非活動性う蝕（ICCMS https://www.iccms-web.com より引用／2024年7月28日アクセス）。

活動性う蝕の臨床例（11歳女児）

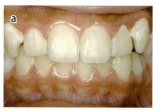
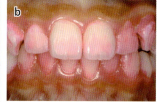
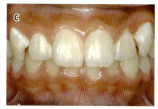

図❷ a：歯面の多くがプラークに覆われており、歯肉腫脹が認められた。b：プラークの染め出しの結果、上顎中切歯を除いて、ほとんどの歯面に粘着性のプラークが蓄積していた。c：プラークを除去すると、上顎側切歯と犬歯に白濁したエナメル質初期う蝕病変を認めた。白濁したう蝕の表面はざらついており、厚いプラークに覆われていたことから、これは活動性う蝕である（写真は杉山精一先生のご厚意による）。

非活動性う蝕の臨床例（40代女性）

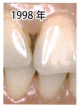
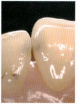
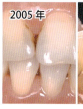
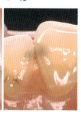

1998年／2005年

図❸ 上顎前歯隣接面に黒褐色のう蝕を認める。う蝕病変は非活動性で、1998年から2005年まで7年間変化していない（写真は福島正義先生のご厚意による）。

活動性エナメル質初期う蝕への非切削での対応例（8歳女児）

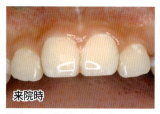
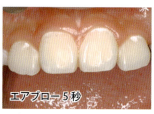
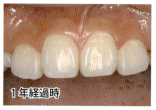
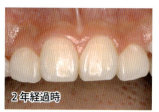

来院時／エアブロー5秒／1年経過時／2年経過時

図❹ 上顎前歯の歯頸部に認められた初期エナメル質う蝕に対して、フッ化物塗布にて再石灰化を促進し、非切削でのマネジメントに成功した症例（杉山精一先生のご厚意による）。

上顎中切歯に発生した活動性根面う蝕

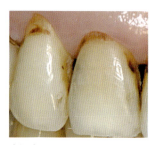
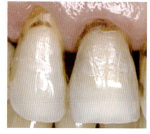
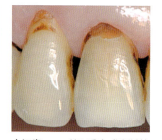

中切歯：コード1（活動性）
側切歯CEJ付近：コード1（非活動性）
歯肉縁：コード1（活動性）

中切歯：コード2 中等度（活動性）
側切歯CEJ付近：コード1（非活動性）
歯肉縁：コード2（活動性）

中切歯：コード2 重度（活動性）
側切歯CEJ付近：コード1（非活動性）
歯肉縁：コード2（活動性）

図❺ 根面う蝕の進行状態。ICDASコード2の活動性根面う蝕は切削修復の対象となる（久保至誠先生のご厚意による）。

置を行う場合には、う蝕病変が活動性から非活動性に変化して、う蝕の進行が抑制されたかどうかを、う蝕リスクに応じた間隔でリコールを実施して再評価することが必要である。

う窩を形成している場合には、う窩にう蝕原性細菌が滞留してう蝕病変が進行しやすい活動性う蝕が大半であり、感染歯質を除去する切削修復の対象となる。日本歯科保存学会が編纂した『う蝕治療ガイドライン（第2版）』[3]でも、う窩を形成したう蝕病変は切削修復の対象となることが示されている。

在宅診療の場面では、初期根面う蝕を非活動性う蝕病変として、非切削でのマネジメントが適している場合も多い。ただし、ICDASの根面う蝕の分類でコード2の中等度を超えると陥凹部にう蝕原性細菌が滞留するため、う蝕病変を非活動性でコントロールすることは難しくなる。

図5の中切歯の活動性根面う蝕は、ICDASコード1からコード2に進行している。一方、側切歯のCEJ付近の根面う蝕はICDASコード1のまま非活動性う蝕であるが、歯肉縁付近に新たなコード1の活動性根面う蝕が発生している。この中切歯のように、ICDASコード1から2に明らかに進行するような活動性う蝕病変は切削修復の対象となる。

05 初期う蝕を見逃さない！う蝕の診断
①視診・触診

神奈川県・須貝歯科医院　須貝昭弘

　予防歯科の概念が国民に浸透し、定期的に歯科医院を受診する患者が多くなってきた。それを請け負う歯科医院側には、歯科の代表的な疾患であるう蝕を見逃さないことが求められる。しかしう窩を形成していない小窩裂溝直下の Hidden caries や、隣接面の Contact caries などを初期の段階で発見することは難しく、歯科医院側が見逃したことで、「せっかく定期健診に通っていたのに大きなむし歯ができてしまった」と患者をガッカリさせるような思いはさせたくないものである。

　初期う蝕を見逃さないためのハイテク機材も開発販売されているが、本稿では筆者が以前より推奨している小窩裂溝う蝕の簡便な診査方法を中心に解説する。

1 裂溝う蝕の診査

1）小窩裂溝の特徴

　萌出時の大臼歯咬合面エナメル質の厚みは約2mmであり、その中にある切れ込みが小窩裂溝である。小窩裂溝の断面は3つのゾーンに分けられる（図1）。

　ゾーンAは視診および触診で確認できる部分であるが、この下に切れ込みのゾーンBが存在する。すべての裂溝にゾーンBが存在するわけではないが、ゾーンBの深さや幅はさまざまであり、1本の歯であっても裂溝の部位でその形態は異なっている。

　図2のように小窩裂溝の断面を見るとリスクの大小が理解できるが、臨床の視診で判断可能なゾーンはAの部分だけであり、その先がどうなっているのかを把握することは難しい。

2）小窩裂溝の診査

　「1本の臼歯のどの裂溝部分にゾーンBが存在し、その中で何が起こっているか」を把握することが、小窩裂溝の診査では必要である。抜歯して断面を見れば明らかであり、切削して内部を確認すれば確実であるが、実際には口腔内診査だけで判断する必要があり、この基本的なことが臨床では難しい。ゾーンBの幅は一般的な探針とは明らかにサイズが違うので、探針での診査は意味のないことがわかる（図3）。

3）Dファインダーによる触診

　視診で見えるその先の状態を探るために、筆者は以前より根管治療用の10号のDファインダー（マニー）を用いることを推奨している（図4）。リーマーやファイルは普段から使い慣れているので操作は容易である。小窩裂溝のゾーンBが浅いのか深いのか、幅が狭いのか広いのかの違いを感じることができ、特にう蝕が進行して象牙質まで達している場合はDファインダーによる触診で確実に診断できる。

　裂溝内を触診し、2mm以上入るようであればう蝕であることに間違いはない。

2 裂溝う蝕の診断

　裂溝う蝕が象牙質に達すると一気に進行してしまい、深在性になってしまう危険が高いことから、臨床では裂溝う蝕が象牙質まで進行しているかどうかを診断することがもっとも重要である。臼歯部の小

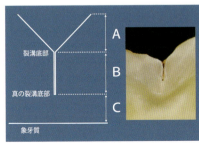

図❶　肉眼で確認できる裂溝底部の先に真の裂溝底部があることを理解しておかなければならない。

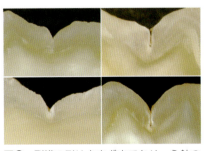

図❷　裂溝の形はさまざまであり、う蝕のリスクが異なる。裂溝底部からう蝕は始まるので、その診査は難しいことがわかる。

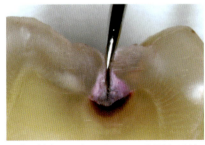

図❸　基本セットに入っている探針では初期う蝕の有無はわからない。

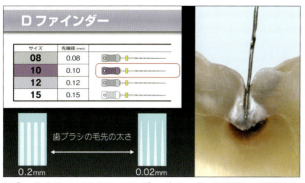

図❹ 筆者は10号のDファインダー（マニー）を使用して裂溝内の状態を診査することを推奨している。

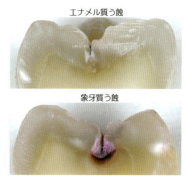

図❺ 先端にガラス様のものを感じればエナメル質う蝕であり、軟らかく感じれば象牙質う蝕である。

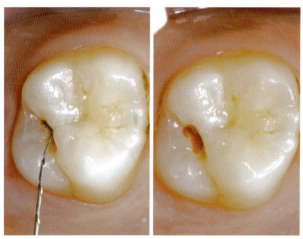

図❻ Dファインダーが2mm以上入り軟らかさを感じるので象牙質う蝕と診断した。切削してみると象牙質う蝕が確認できた。

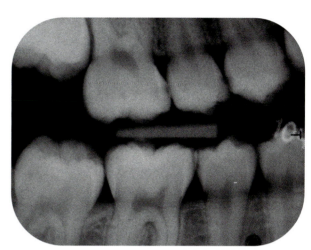

図❼ 咬翼法によるエックス線写真診査にて隣接面の初期う蝕が確認できる。

　窩裂溝をDファインダーで触診する習慣がつくと、歯科衛生士でも裂溝う蝕が象牙質まで達していることを触知できるようになるまでそれ程多くの時間はかからない。

　咬合面のエナメル質の厚みが約2mmであることから、2mm以上入り軟らかいものに触れるような感じであれば象牙質う蝕であり、ガラス様で先に進まない感覚であればエナメル質う蝕の範囲である（図5）。

　臨床で見逃してはならないことは「象牙質までう蝕が進行しているか否か」であり、エナメル質う蝕がどの段階まで進行しているかを細かく診断する必要はない。そのためDファインダーを用いた触診で小窩裂溝う蝕が象牙質まで進んでいるかどうかを診断できれば、臨床では十分であると考えている（図6）。

3　隣接面う蝕の診査と診断

1）隣接面の特徴

　臼歯部隣接面は小窩裂溝と同じように自浄性の悪い部分であり、う蝕になりやすい部分である。裂溝う蝕は前述したとおりきめ細かい管理で十分な予防が可能であるが、隣接面ではそれができない。う蝕傾向が強く甘味制限ができないケースでは、ブラッシングによるプラークコントロールができていても隣接面う蝕を生じてしまい、小窩裂溝よりう蝕予防が難しい。

2）隣接面の診査

　隣接面う蝕は、内部の変色がエナメル質を通して咬合面から確認できれば、視診で診断することができる。しかし変色があまり出ないこともあり、（コンタクトポイントの位置にもよるが）視診だけで初期の隣接面う蝕を見つけることは難しい。

　隣接面をデンタルフロスで触診すると、脱灰が始まっている場合は引き抜く際にざらつきを感じ、デンタルフロスがバラけてくることで診断できることもあるが、隣接面う蝕が疑われた場合には、現在でも平行法でデンタルエックス線写真を撮影することが確実である（図7）。詳細は次項で解説されているので参照いただきたい。

06 初期う蝕を見逃さない！う蝕の診断 ②画像診断

神奈川県・須貝歯科医院　宮田彩帆、須貝将舟

う蝕の好発部位は小窩裂溝と隣接面である。裂溝う蝕は、視診とDファインダー（マニー）による触診を確実に行うことで見逃すリスクはそれほど高くない。しかし隣接面う蝕は視診とデンタルフロスによる触診だけでの確定診断は困難なため、デンタルエックス線写真撮影することが有効である。

1 隣接面う蝕の診査

臼歯部の隣接面う蝕は、
- う蝕の始まるコンタクトポイントが辺縁隆線から離れていて
- エナメル質に厚みがある

と診査が難しい。

隣接面エナメル質のコンタクトポイントから脱灰が始まると、エナメル質の厚みも薄いため象牙質まで急速に進行する。それを咬合面の辺縁隆線から見ると、エナメル質を通して象牙質の変色を確認できることもあるが（図1）、変色があまり見られないこともあるため（図2）、視診だけでは診断が難しい。

またデンタルフロスでの触診では、脱灰が始まっているところにデンタルフロスが触れ、デンタルフロスがばらけてくることもあるが、視診で迷うような初期う蝕の場合は診断がつかないことも多い。

辺縁隆線が欠けてしまい実質欠損が視診で確認できる段階になると、う蝕はかなり進行しているので、そうなる前に発見したい。

エナメル質を通して象牙質の変色を確認できる症例

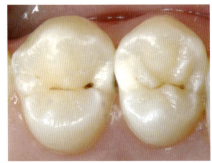 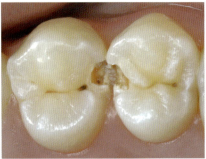 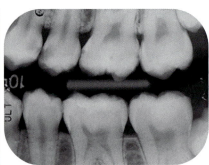

図❶ ⎿4 5 間の辺縁隆線の透明感が失われている。隣接面の着色や変色、透明感の消失が視診する際のポイントである。

視診では問題なく見える症例

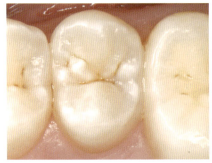 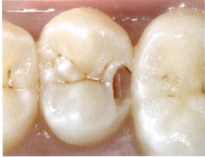 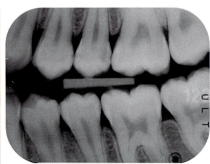

図❷ 辺縁隆線に変色がない場合にはう蝕を見逃しやすい。咬翼法によるエックス線診査で⎿5 の遠心に透過像があり、う蝕が認められる。

2 隣接面う蝕に対するデンタルエックス線写真の撮影法

視診だけでは難しいう蝕の診査・診断には、咬翼法によるデンタルエックス線写真撮影が有効である。パノラマエックス線写真でもう蝕の診断はある程度可能だが、象牙質まで広範囲に進行しているう蝕でないと難しく、正確な診断はできない。咬翼法によるデンタルエックス線写真撮影は、上下顎の歯冠部を一度に撮影することが可能なため、少ない被曝量で隣接面う蝕だけでなく二次う蝕、歯槽骨頂部の骨吸収状態や補綴装置の不適合などさまざまな情報を得ることができる。

咬翼法は、フィルムが歯列と平行で、なおかつ隣接面に対して照射角度が適切でないと、エナメル質が重なってしまい初期う蝕の適切な診断が難しくなる（図3）。歯列が整っていてもすべての臼歯部隣接面が平行に撮影できることは少ないため、歯列が整っていない場合はもっとも疑いのある部位に照射角度を合わせる工夫をして撮影する必要がある（図4）。

隣接面う蝕は、エナメル質の脱灰がわずかでも象牙質に達すると放射状に拡大しやすいので見逃しは避けたい。エックス線写真の精度によってう蝕の診断が大きく変わってくるため、筆者らは規格性の高いエックス線写真撮影を心がけ、定期的に撮影するようにしている。

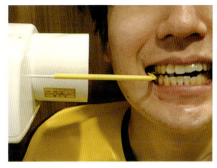
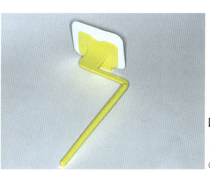

図❸ 当院ではKerrのインジケーターを使用している。撮影の際はインジケーター付属のリングは使用せず、インジケーターとコーンの線が平行になるようにして位置づける。

咬翼法によるデンタルエックス線写真の再撮影を行った症例

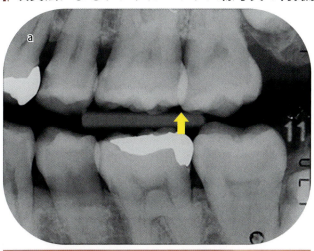
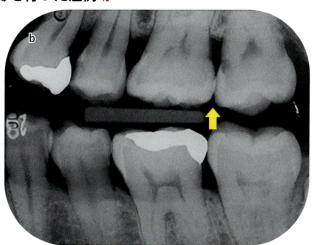
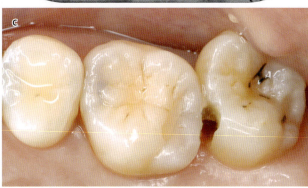

図❹ 視診と触診で6、7間のう蝕を疑い、咬翼法によるデンタルエックス線写真撮影を行った。軽度の歯列不正があり、フィルムの位置づけも適切でなかったため、エナメル質が重なり正確な診断ができなかった（a）。再撮影を行い透過像を確認し（b）、う蝕として確定診断をした（c）。

01 初期う蝕を見逃さない！ う蝕の診断 ③診断機器

大阪大学大学院歯学研究科歯科保存学講座 教授　林 美加子

1 ICDASが推奨するう蝕の検出方法

　初期う蝕の検出には、ICDAS（International Caries Detection and Assessment System）[1]が推奨するう蝕の検出方法が有効である。ICDASでは、エアーとミラーを使った視診が基本であり、症例によってはエックス線検査や探針を使った触診を加える。その際に用いる探針は、図1の写真の咬合面のような表層に脱灰が起こったエナメル質を損傷しないように、先の尖っていない探針を弱圧にて使用する。

　ICDASの検査プロセスでは、まず口腔全体のプラークの付着状況や口腔乾燥状態、あるいは排膿や出血などの炎症の有無を確認したのち、患者に義歯などを取り外してもらい、歯面清掃を行う。そして簡易防湿の後、湿潤状態で歯面の視診を実施する。続いて弱いエアーで歯面を5秒乾燥させた後、乾燥状態で歯面の視診を行って、コード1のようなエナメル質初期う蝕がないかどうかを確認する。

2 日本歯科保存学会による う蝕検出の基本姿勢

　日本歯科保存学会が編纂した『う蝕治療ガイドライン（第2版）』[2]では、う蝕検出の基本姿勢として、以下の項目をあげている。

- 疑わしきはう蝕としない
- う窩のない白斑、褐色斑、着色裂溝は切削対象としない（ただし審美障害の場合は別）
- 鋭利な探針の使用にあたっては過度な触診圧にならないように留意する
- 象牙質に至る明らかなう窩を切削対象とする
- 不顕性う蝕（Hidden caries）が疑われる場合はエックス線写真、透過光、電気抵抗、レーザー蛍光などによる複数の検査法の結果に基づいて判断する

　これらはオーバートリートメントを防ぐことを意図しており、経時的にう蝕を観察する姿勢を重視したものである。

3 う蝕の部位別検出方法

　隣接面の初期う蝕を見逃さないためには、デンタルエックス線検査のうち咬翼法撮影が推奨される。視診と咬翼法によって象牙質に至るう蝕が精度高く検出されることが示されている[3]。図2の丸で囲んだ部分が咬翼法で検出される隣接面う蝕病変である。これを非切削の治療で管理するか切削治療を行うかは、患者のう蝕リスクなどを複合的に判断して決定することになる。

　図3は、臼歯隣接面のエナメル象牙境のう蝕が、明らかに象牙質内に拡大するまでの年数（中央値）を示したスウェーデンの12歳児を22歳まで追跡した前向き縦断観察研究の結果である[4]。基本的にう蝕予防が浸透している環境のスウェーデンでは、臼歯の隣接面う蝕の進行は部位により2年から6年程

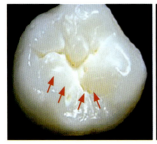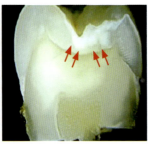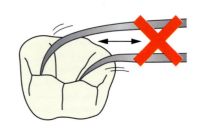

図❶　ICDASによる歯冠う蝕の検査方法。表層エナメル質を損傷しうる鋭利な探針は使用しない（ICCMS https://www.iccms-web.com より引用／2024年7月28日アクセス）。

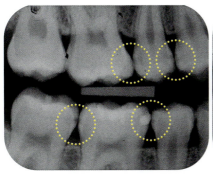
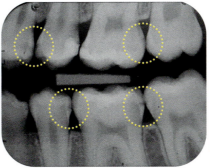

図❷　視診と咬翼法によって象牙質に至るう蝕が精度高く検出される。

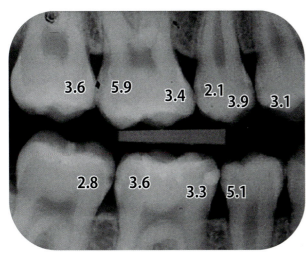

図❸　臼歯隣接面のエナメル象牙境のう蝕が、明らかに象牙質内に拡大するまでの年数（中央値）[4]。

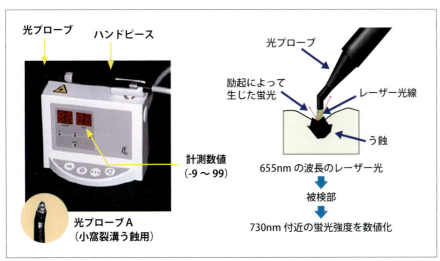

図❹　レーザー蛍光を用いたう蝕診断機器ダイアグノデント（KaVo）。

度の幅があることが示されている。エックス線検査の間隔は、これらの数値と患者のう蝕リスクを勘案して決めるべきであろう。

　さらに、レーザー蛍光を用いてう蝕の状態を客観的に数値化したダイアグノデント（KaVo）も普及してきた（図4）。本体から伸びるハンドピースに接続した光プローブ先端を被験部に当てて655nmのレーザーを照射すると、被検部から730nmの蛍光が放出され、その強度がう蝕の状態によって0～99の数値で評価するというメカニズムである。概ねダイアグノデント値40が切削を要する象牙質う蝕の目安とされているが、重要なことは、う蝕の進行を反映して数値が経時的に上昇するのか、あるいはフッ化物の局所塗布などによって測定値が減少するなどの変化によってう蝕の状態を判定し、切削介入が必要かどうかを検討することである。

08 う蝕検知液の実際

朝日大学歯学部口腔機能修復学講座歯科保存学分野・歯冠修復学　村瀬由起、二階堂 徹

う蝕治療においては、う蝕象牙質外層（以下、外層）の完全除去と再石灰化可能なう蝕象牙質内層（以下、内層）の保存が重要である。しかし、除去すべき感染象牙質の判別には臨床経験が必要であり、う蝕の取り残しや過剰切削を避けるためにう蝕検知液を正しく活用することを心掛けたい。

1 う蝕検知液とは

う蝕検知液の原点は総山らによって開発されたカリエスディテクター（クラレノリタケデンタル）である。現在我々はニシカカリエスチェック（以下、CC／日本歯科薬品）を使用している。CCの組成は1％アシッドレッド（ブルーは1％ブリリアントブルー）のポリプロピレングリコール溶液であり、除去すべき外層を赤（または青）に染め出すことができる。

急性う蝕では細菌侵入よりも深く軟化が進行しており、う蝕検知液で外層と内層を識別することで過剰切削を回避できる。一方、慢性う蝕では感染象牙質は濃く着色していることが多く、う蝕検知液による識別が難しい。慢性う蝕の場合、細菌侵入と着色部位が近接しているため、濃い着色部分を除去した後、う蝕検知液を塗布して感染象牙質の取り残しの確認を行う。

2 使用手順

う蝕検知液を混和皿などに滴下して準備する。院内感染を防ぐため、製品付属ノズルを用いて直接う窩に滴下することは避ける。

まず、う窩の開拡を行った後、患歯を水洗・乾燥し、アプリケーターを用いてう蝕検知液（CC）をう窩に塗布し、3秒間放置後、水洗・乾燥する。そして染色部分を鋭利なスチールバーやスプーンエキスカベーターを用いて除去する。CCを用いたう蝕除去では、この操作を繰り返し、染まらなくなれば感染象牙質の除去は終了である。

3 臨床例

図1にCCレッドを使用して広範囲な感染象牙質を除去した症例を示す。まず軟化が明らかな部位は大まかに除去しておくと時間短縮になる。CCを塗布して濃いピンク色に染め出された部位をスプーンエキスカベーターによって注意深く除去した。再度CCレッドを塗布して染色部分を除去し、不染となったところで終了した。ラウンドのスチールバーを使用してう蝕を除去する場合、使用するバーの直径は、う窩の大きさに合わせて大きいものから小さいものへと変えていき、非注水の下で低速回転で確実に切削除去する。濃染部の外層は軟らかくて湿性の軟化象牙質だが、除去を進めていくと硬さが増して乾性のパサパサした性状に変化する。

図2にCCブルーを使用した症例を示す。患者は若年者（18歳）であり、う蝕治療を希望して来院した。デンタルエックス線写真から深いう蝕であり、露髄を避けるためAtraumatic indirect pulp capping（AIPC）を選択した。う蝕除去の際、髄角部分との識別のためCCブルーを使用している。CCブルーを使用することによって、髄角の部位が明視できて露髄を回避できた。このような症例では特にスプーンエキスカベーターを使用し、歯髄に近接する部分の除去は最後にして、周囲からう蝕を除去することで、仮に露髄したとしても細菌を歯髄腔に押し込むリスクを減らすことができる。ラバーダム防湿が必須の症例である。

4 おわりに

う蝕検知液はMIに基づくう蝕治療において必須アイテムである。一方、コンポジットレジン材料は半透明性であるため、特に前歯部の治療では審美性にも注意が必要である。う蝕検知液によって染まらないう蝕象牙質内層であっても、審美的な配慮からこれを除去する選択も臨床的には必要であることを追記させていただく。

カリエスチェック・レッドを使用してう蝕除去を行った症例

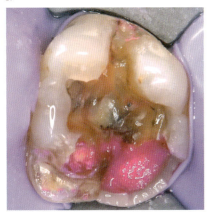

図❶a　ラバーダム防湿後、カリエスチェックで染色した。口蓋側に濃染部を認める。

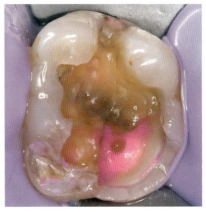

図❶b　カリエスチェックで再度染色後の口腔内写真。一見完全にう蝕除去できたと思われるが、一部ピンク色に染色されている。

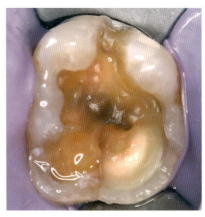

図❶c　う蝕除去後の咬合面観。

カリエスチェック・ブルーを使用して深在性う蝕除去を行った症例

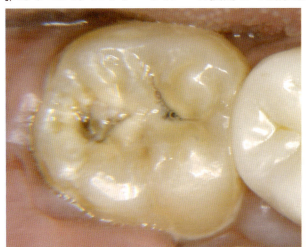

図❷a　術前の口腔内写真。7⏊にう蝕を認める。

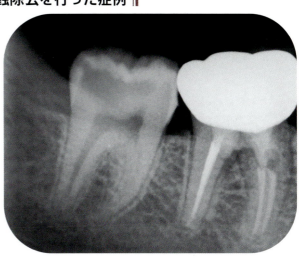

図❷b　初診時デンタルエックス線写真。歯髄に近接したう蝕様透過像を認める。

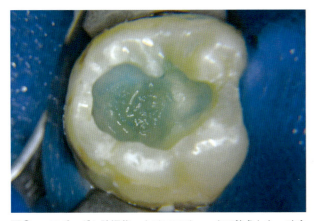

図❷c　ラバーダム防湿後、カリエスチェックで染色した。咬合面に濃染部を認める。

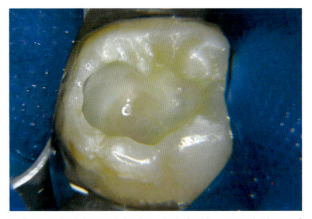

図❷d　う蝕除去後の咬合面観。歯髄が近接している部位はわずかに薄い赤色を呈し、ピンクスポットとして確認できる。

09 う蝕に罹患しやすい人、罹患しやすい歯、罹患しやすい歯面を考える

宮城県・杉山歯科医院　杉山 豊

1 なぜう蝕ができるのか？

う蝕という疾患は、歯に付着した細菌が産生する酸によりプラーク内の酸性度が長時間にわたって歯質の臨界pHを超え、脱灰・再石灰化のバランス（均衡）が崩れて脱灰が進む疾患である[1]。Keyesの輪[2]が示すように、歯質・プラーク・食物の条件がそろえば、誰でも、どの歯でも、どの歯面でもう蝕に罹患する可能性がある。しかし、実際にはう蝕に罹患しやすい人、罹患しやすい歯、罹患しやすい歯面が存在する。それぞれについて考えてみたい。

2 う蝕に罹患しやすい人

う蝕は細菌感染症なのでプラークコントロールが最大の予防であることについては異論はないが、このプラークコントロールをブラッシングとイコールと認識してしまっている患者が少なくない。う蝕に一度も罹患したことがない人の歯面でも、飲食のたびに脱灰は起こりえるが、実際には唾液の緩衝能によってpHが正常に戻り、う蝕には至らない（図1）。これは脱灰と再石灰化のバランスが保たれている結果である。う蝕に罹患する人は、頻回な飲食回数によって脱灰と再石灰化のバランスが崩れう蝕に罹患してしまう（図2）。すなわち、う蝕に罹患しやすい人とは、宿主側の因子としては飲食によって下がってしまったpHを元に戻す唾液緩衝能の弱い人、もしくは向精神薬、循環器系の薬剤によって唾液分泌が抑制されている人であり、環境的因子としては「頻回な飲食回数を行う人」ということになる。

臨床の現場では、圧倒的に頻回な飲食回数が原因のう蝕が多いと感じているが、この場合は「う蝕に罹患しやすい人」というよりも「う蝕を作りやすい人」と表現したほうが正しいと思う[3]。

3 う蝕に罹患しやすい歯

DMF指数は上下顎ともに大臼歯がきわめて高く、上顎小臼歯・前歯部、下顎小臼歯部がこれに続き、下顎前歯部は非常に低かった[4]とされている。これには唾液の流れと部位特異性が深く関係しており、う蝕の好発部位が唾液の大きな流れから外れた部位

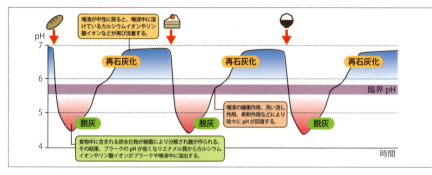

図❶　摂食のたびにpHが下がり歯は脱灰するが、唾液の緩衝能によってpHが正常に戻り再石灰化を生じる。脱灰の回数が少なければ、う蝕には至らない（熊谷 崇，熊谷ふじ子，藤木省三，岡 賢二，Bratthall D. クリニカルカリオロジー. 東京：医歯薬出版，1996.より引用改変）。

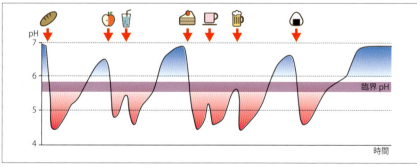

図❷　摂食回数が多くなると、pHが臨界pHよりも低い時間が多くなり、その結果再石灰化とそれを維持する時間が少なくなり、相対的にう蝕を発生することになる（熊谷 崇，熊谷ふじ子，藤木省三，岡 賢二，Bratthall D. クリニカルカリオロジー. 東京：医歯薬出版，1996.より引用改変）。

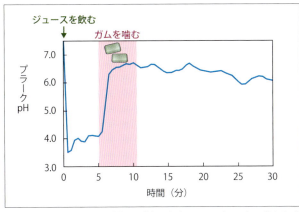

図❸ ジュースを飲んだ後に「歯の信頼」マーク入りのガムを噛んだ場合、低下したpHはすみやかに正常に戻る。

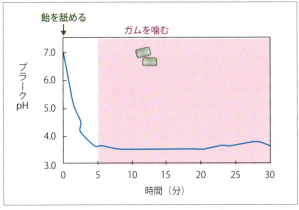

図❹ 飴をなめた後「歯の信頼」マーク入りのガムを噛んでも下がったpHはなかなか正常に戻らない。

であることがわかる[1]。特に通常では見られない平滑面う蝕である上顎第二大臼歯の頬側に生じるう蝕は、耳下腺開口部が通常より近心に位置している場合が多く[1]、この解剖学的な背景を説明しながらブラッシング指導を行うことは非常に大切である。

4 う蝕に罹患しやすい歯面

隣接面、歯頸部、咬合面の裂溝は3大不潔域といわれ、プラークコントロールが困難な部位でもある。隣接面にう蝕が多ければデンタルフロスや歯間ブラシの指導、歯頸部にう蝕が多ければ歯頸部を狙ったブラッシング方法を指導することが一般的だと思う。しかし、う蝕を作り出す最大の問題点である頻回な飲食回数という視点から考えると、それぞれのう蝕に特徴があることがわかった。

1）隣接面う蝕の原因は「砂糖入りの飲み物」

隣接面う蝕が多い患者に対しては、砂糖入りの飲み物を疑う。この砂糖入りの飲み物を1日に数回、あるいは少しずつ飲むという習慣こそが問題であることを指摘する必要がある。隣接面う蝕を見たら、まずは飲み物に対する問診を行うと、ほぼ原因が特定できる。食生活のヒアリングを行わず、デンタルフロスや歯間ブラシの指導を行っても、隣接面う蝕は広がる一方である。飲み物を水やお茶などpHを下げないものに変更する必要がある。

2）歯頸部う蝕の原因は「飴かガム」

歯頸部にう蝕が多い患者に対しては、飴かガムを疑う。飴とガムの最大の問題点は口の中にしばらくのあいだ居座ることである。特に飴をなめた後に唾液分泌があったとしてもpHの回復にかなりの時間がかかるため、非常に危険である。図3はジュースを飲んだ後にトゥース・フレンドリー協会が認めた臨界pHまで下がらないガムを噛んだことによってすみやかにpHが戻ることを示しているが、図4は飴をなめた後に同様のガムを噛んでもpHはなかなか戻らないことを示している。すなわち、飴をなめることはジュースを飲むことよりもはるかにう蝕を生じてしまう「恐ろしい習慣」であると考えている。

3）咬合面の裂溝う蝕の原因は「頻回な飲食」

咬合面の裂溝から始まるう蝕は、食品に関係なく飲食回数の多さを疑う。さらに咬合面裂溝う蝕の特徴としては、若年者に限定されている点にある。成人において隣接面や歯頸部にはう蝕がないにもかかわらず、咬合面にのみう蝕が発生していることはほとんどないと思う。これは永久歯エナメル質の臨界pHが5.5〜5.7であることに比べ、乳歯や幼弱永久歯の臨界pHが5.7〜6.2と高いこと[2]に起因していると考えている。すなわち咬合面の裂溝う蝕は萌出直後に罹患しやすいといえると思う。

5 まとめ

う蝕も歯周病も細菌感染症である。それゆえ我々歯科医療従事者はう蝕に対しても歯周病に対しても、プラークコントロールという観点から歯ブラシを指導する習慣がついている。しかし、う蝕の本質は食生活習慣病であり[5]、広義のプラークコントロールを指導する必要がある。「1本もう蝕に罹患したことがない人」への予防としての知識は「できるだけ間食をしないように」という一般的な指導でよいと思うが、「1本でもう蝕の既往がある患者」に対しては罹患した歯・歯面から食生活のパターンを推理し、ピンポイントにて指導することで、早期にう蝕予防が可能になる。

10 う蝕の行方（高齢者う蝕の様相）

日本歯科大学口腔リハビリテーション多摩クリニック　**田中公美、菊谷 武**

1 根面う蝕の特徴

　高齢者では、歯肉退縮に伴い、露出した根面や修復物辺縁に近接した歯根面のう蝕が多発するという特徴がある。エナメル質の脱灰臨界pHは5.5であるのに対し、根面のセメント質や象牙質は6.4以下で、高齢者の露出根面は容易にう蝕に罹患する。本邦の自立高齢者や外来受診可能な高齢者においては、約7〜40％が根面う蝕を有すると報告されている。より生活機能が低下した在宅療養高齢者においては、66.7％が残根を有していたことが明らかになっている。

2 リスク因子

　歯冠う蝕と同様、プラーク指数、炭水化物の摂取頻度、唾液流量の減少、フッ化物の応用なし、が根面う蝕のリスク因子になる可能性がある。加えて、歯肉退縮、加齢、貧困、さまざまな疾患による運動機能・認知機能低下によるブラッシング巧緻性の低下、口腔の自浄性低下も一因である。

3 臨床的分類

　根面う蝕の診断は、視診と触診に基づき、「境界明瞭な変色した軟化部で、短針が容易に挿入でき、引き抜く時に若干の抵抗があり、病変部がセメントエナメル境（CEJ）あるいは根面に限局したもの」と定義される。根面う蝕は、進行速度によって活動性と非活動性に分けられる。

1）活動性根面う蝕
- 色調：黄色あるいは淡褐色
- 性状：病変部を触診すると軟らかく、容易に短針が挿入できる

2）非活動性根面う蝕
- 暗褐色あるいは黒色
- 健全歯と同様に硬く、短針の挿入はできない
- しばしば光沢を示す

4 予防と治療

1）一次予防
　基本はプラークコントロールとフッ化物の応用である。生活機能が低下した高齢者では、プロフェッショナルケアとして38％フッ化ジアミン銀塗布、セルフケアとして非晶質リン酸カルシウム歯磨剤、250ppmNaF洗口の併用が推奨される。

2）二次予防（初期活動性根面う蝕の慢性化）
　プロフェッショナルケアとして1〜3か月ごとの22,500NaFバーニッシュ塗布、フッ化物配合歯磨剤あるいは洗口剤の日常使用の併用、セルフケアとして4,500〜5,000NaF歯磨剤あるいはゲルの日常使用が推奨される。

　欠損の浅い初期活動性根面う蝕の場合は、フッ化物を用いた非侵襲的治療法を行って再石灰化を試みることも有効である。

3）修復処置
　活動性病変で、明確な実質欠損を認める場合、今後の病変の拡大が予測される場合は、修復処置の対象となる。

　接着システムの性能を十分に発揮させうる条件下ではコンポジットレジンを使用し、う蝕が歯肉縁下に及び防湿が困難な場合にはグラスアイオノマーセメントの使用が推奨されている。

4）抜歯
　根面う蝕、ならびに根面う蝕の進行による残根は、周囲の炎症をきたし、呼吸器感染のリザーバーとな

要介護高齢者の口腔内の例

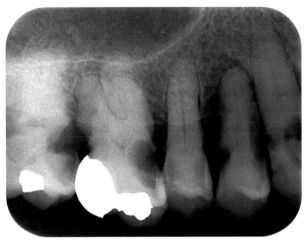

図❶　70歳台後半の男性。既往にレビー小体型認知症があり、要介護5。根面う蝕が進行し、う窩に食物が停滞し、口腔衛生状態が悪化している。介助磨きにも拒否がある。また、咬合力や身体の緊張・食いしばりにより、歯冠破折ならびに破折片の誤飲、誤嚥のリスクを有している。

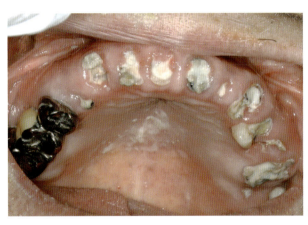

図❷　80歳台男性。脳梗塞で入院中。既往に認知症があり、歯科には10年以上通院がない。根面う蝕の結果としての残根を多数有し、歯周組織は炎症を生じている。

る可能性がある。ひいては、誤嚥性肺炎の発症や、全身へ危害を及ぼしかねない。また、重度の根面う蝕は、歯冠脱離、補綴装置脱離を招き、誤飲、誤嚥事故につながる。医科における消化管異物のもっとも多い物は歯や歯冠補綴装置である事実からも、全身状態などを考慮しつつ、根本的な解決策として積極的に抜歯をしていく必要がある。

5　要介護高齢者における根面う蝕、残根の考え方

根面う蝕やその結果としての残根は、適切な加療を施し、保存することで、歯根膜感覚受容器や顎堤の形態の保存を図ることができ、咬合、義歯の維持安定性に寄与するため、残存させる意味は大きいといえる。

一方で、高齢者では口腔リテラシーの低下、多疾病、生活機能の低下により、歯科への受診が途切れやすくなる。要介護高齢者では、歯数が多いものほど唾液中の細菌数が多く、そして肺炎発症リスクが高くなることが報告されている。また、根面う蝕に罹患した歯は破折する可能性が高く、破折片の誤飲、誤嚥を招くおそれがある。

このように要介護高齢者における歯の存在は、肺炎や消化器官異物といった全身に傷害を与えうるリスクになりえる。根面う蝕が進行し、咀嚼に寄与しなくなった歯は、保存処置だけではなく、抜歯も含めた適正な歯科治療を検討する必要がある。

第1章 参考文献一覧

▶01 う蝕の最新病因論

1）天野敦雄．歯科衛生士のための21世紀のペリオドントロジーダイジェスト【増補改訂版】．東京：クインテッセンス出版，2020．

2）Kageyama S, Furuta M, Takeshita T, Ma J, Asakawa M, Yamashita Y. High-level acquisition of maternal oral bacteria in formula-fed infant oral microbiota. mBio 2022;13(1):e0345221.

3）Sulyanto RM, Thompson ZA, Beall CJ, Leys EJ, Griffen AL. The predominant oral microbiota is acquired early in an organized pattern. Sci Rep 2019;9(1):10550.

4）Shaffer M, Lozupone C. Prevalence and source of fecal and oral bacteria on infant, child, and adult hands. mSystems 2018;3(1):e00192-17.

5）天野敦雄，久保庭雅恵．歯科衛生士のためのカリオロジーダイジェスト．東京：クインテッセンス出版，2023．

▶02 う蝕の疫学―最新のう蝕事情―

1）全国歯科衛生士教育協議会（監修）．歯科衛生学シリーズ．歯・口腔の健康と予防に関わる人間と社会の仕組み1．保健生態学．東京：医歯薬出版，2024．

2）竹内光春．齲蝕発生と砂糖消費量とに関する疫学的研究．歯科学報 1959;59:67-74,219-233,324-327．

3）Gustafsson BE, Quensel CE, Lanke LS, Lundqvist C, Grahnen H, Bonow BE, Krasse B. The Vipeholm dental caries study; the effect of different levels of carbohydrate intake on caries activity in 436 individuals observed for five years. Acta Odontol Scand 1954;11(3-4):232-264.

4）厚生労働省．令和4年歯科疾患実態調査結果の概要．https://www.mhlw.go.jp/content/10804000/001112405.pdf

5）総務省統計局．政府統計の総合窓口．学校保健統計調査．https://www.e-stat.go.jp/stat-search/files?page=1&toukei=00400002&stat=000001011648

6）眞木吉信，福島正義，鈴木丈一郎（編著）．歯根面う蝕の診断・治療・予防．東京：医学情報社，2004．

7）眞木吉信，石塚洋一．デンタルハイジーン別冊．エビデンスを臨床に！齲蝕予防マニュアル．東京：医歯薬出版，2019．

8）眞木吉信．成人および老年者における歯根面齲蝕の病因と疫学．日歯医会誌：1992;45(3):205-217．

▶03 う蝕の分類

1）ICADS. https://www.iccms-web.com/content/icdas（2024年5月8日アクセス）

▶04 う蝕活動性の評価

1）ICADS. https://www.iccms-web.com/content/icdas（2024年5月8日アクセス）

2）FDI：Minimal intervention dentistry (MID) for managing dental caries. https://www.fdiworlddental.org/minimal-intervention-dentistry-mid-managing-dental-caries（2024年5月8日アクセス）

3）第2章第3部 象牙質う蝕への切削による対応．In: 日本歯科保存学会（編）．う蝕治療ガイドライン．第2版．京都：永末書店，2015:78-89．

▶07 初期う蝕を見逃さない！う蝕の診断③診断機器

1）ICADS. https://www.iccms-web.com/content/icdas（2024年5月8日アクセス）

2）第2章第3部 象牙質う蝕への切削による対応．In: 日本歯科保存学会（編）．う蝕治療ガイドライン．第2版．京都：永末書店，2015:78-89．

3）Rodrigues JA, Neuhaus KW, Hug I, Stich H, Seemann R, Lussi A. *In vitro* detection of secondary caries associated with composite restorations on approximal surfaces using laser fluorescence. Oper Dent 2010;35(5):564-571.

4）Mejàre I, Källest I C, Stenlund H. Incidence and progression of approximal caries from 11 to 22 years of age in Sweden: A prospective radiographic study. Caries Res 1999;33(2):93-100.

▶08 う蝕検知液の実際

1）総山孝雄，細田裕康，和久本貞雄，岩久正明．新保存修復術．ウ蝕治療革命の補遺整備．東京：クインテッセンス出版，1985．

2）田上順次，奈良陽一郎，山本一世，斎藤隆史（監修）．保存修復学21．第六版．京都：永末書店，2022．

3）二階堂 徹，林 美加子（編著）．日本歯科評論増刊2020．接着・機能性材料を活用した歯髄保護．東京：ヒョーロン・パブリッシャーズ，2020．

▶09 う蝕に罹患しやすい人、罹患しやすい歯、罹患しやすい歯面を考える

1）熊谷 崇，熊谷ふじ子，藤木省三，岡 賢二，Bratthall D. クリニカルカリオロジー．東京：医歯薬出版，1996．

2）Keyes PH. Recent advances in dental caries research. Bacteriology. Bacteriological findings and biological implications. Int Dent J 1962;12:443-464.

3）杉山 豊．むし歯ゼロへの挑戦．～う蝕のできた場所から原因を探る～．日歯医会誌 2016;69(8):805-820．

4）8020推進財団．全国成人歯科保健調査報告書．平成19年3月．

5）伊藤直人．カリエスブック．5ステップで結果が出るう蝕と酸蝕を予防するカリオロジーに基づいた患者教育．東京：医歯薬出版，2020．

▶10 う蝕の行方（高齢者う蝕の様相）

1）「我が国の歯科口腔保健の実態把握を持続的・安定的に実施する手法の開発のための調査研究」報告書．https://mhlw-grants.niph.go.jp/system/files/report_pdf/202206030A-sokatsu.pdf

2）Imazato S, Ikebe K, Nokubi T, Ebisu S, Walls AWG. Prevalence of root caries in a selected population of older adults in Japan. First published: 03 February 2006. https://onlinelibrary.wiley.com/doi/10.1111/j.1365-2842.2006.01547.x

3）森戸光彦，山根源之，櫻井薫，羽村章，下山和弘，柿木保明（編），日本老年歯科医学会（編集協力）．老年歯科医学．東京：医歯薬出版，2015．

4）佐藤裕二，植田耕一郎，菊谷武（編集主幹），小笠原正，小見山道，高井良招，竹島浩，戸原玄，内藤徹（編集委員）．よくわかる高齢者歯科学．京都：永末書店，2018．

5）菊谷武，鈴木章，児玉実穂，石田鉄光，稲葉繁．高齢歯科患者における残根歯の実態．老年歯科医学 1993;8(1):47-52．

6）Tohara T, Kikutani T, Tamura F, Yoshida M, Kuboki T. Multicentered epidemiological study of factors associated with total bacterial count in the saliva of older people requiring nursing care. Geriatr Gerontol Int 2017;17(2):219-225.

7）Tanaka K, Kikutani T, Tohara T, Sato S, Ichikawa Y, Takahashi N, Tamura F. Two case reports using a proposed oral risk assessment tool for older people near the end of life. Clin Exp Dent Res 2022;8(2):600-609.

8）Hama K, Iwasa Y, Ohara Y, Iwasaki M, Ito K, Nakajima J, Matsushita T, Tohara T, Sakamoto M, Itoda M, Inohara K, Ozaki Y, Sasaki R, Nishi Y, Tsuneishi M, Furuya J, Watanabe Y, Watanabe Y, Sato Y, Yoshida M. Pneumonia incidence and oral health management by dental hygienists in long-term care facilities: A 1-year prospective multicentre cohort study. Gerodontology 2022;39(4):374-383.

9）Tanaka K, Tominaga T, Kikutani T, Sakuda T, Tomida H, Tanaka Y, Mizukoshi A, Ichikawa Y, Ozeki M, Takahashi N, Tamura F. Oral status of older adults receiving home medical care: A cross-sectional study. Geriatr Gerontol Int 2024;24(7):706-714.

第2章

「歯髄を守る」ための前処置

▶ 01 修復処置前に行う患者指導
▶ 02 初期エナメル質う蝕へのアプローチ
（脱灰抑制と再石灰化促進）
▶ 03 歯髄に近接したう蝕処置
① IPC 法
（ステップワイズエキスカベーション）
▶ 04 歯髄に近接したう蝕処置
②シールドレストレーション
▶ 05 露髄を伴うう蝕処置
①全部断髄
▶ 06 露髄を伴うう蝕処置
②直接覆髄と部分断髄

01 修復処置前に行う患者指導

東京都・みどりが丘歯科クリニック　鈴木 文

患者はさまざまな主訴で来院するが、早期解決を望む方が多い。しかし、初診時にその希望に応えることが必ずしも患者のためになるとはかぎらない。痛みを訴えているような緊急性のある場合を除いて、多くの場合、患者の主訴とは別の問題が存在していることがある。例えばセルフケア不足から口腔衛生状態が不良となり歯周組織に問題を抱えているような状態では、修復処置を行えないことが多い。そのような自覚のない患者に対しては、問題点を的確かつわかりやすく伝え、理解してもらうことから始めなければならない。

本稿では、修復処置の前処置として口腔衛生指導を行った症例について解説する。

1 修復処置前に患者の行動変容を促した症例

患者は40代男性、会社員である。「前歯が気になる」を主訴に来院した。患者は前歯部の見た目を気にしていたが、セルフケアは不十分で、歯肉辺縁に発赤腫脹を認めた（図1）。

1）患者の抱える問題点を捉える

主訴の解決をしたいところだが、歯肉に炎症が存在し、セルフケアも不十分な状態であった。現状を患者にしっかりと理解してもらい、このような状態に陥ってしまった原因を捉え、患者と共有することが重要である。

初診時の問診からの情報に加え、歯科衛生士によるOHIの時間ではさらなる情報を得ることができる。患者は会社員であったが、どのような生活を送っているのかは不明であった。勤務時間帯や業種の他、外回りの仕事が多いのか夜勤があるのか、デスクワークがメインなのか、それに伴い昼食後のブラッシングが難しいのか、夜勤によるストレス過多により間食が多いのかなど、う蝕リスクを増加させる隠れた要因を把握することが大事である。より多くの情報を患者から得ることで、患者が抱える問題をより正確に捉えることができると考えている。

相手の性格や理解度、興味の度合いを冷静に汲み取りながら、患者自ら話してくれるような環境づくりを心がけることが重要である。

2）問題に対するOHI

この患者においても、OHI時のコミュニケーションを通じて患者の生活における問題点がいろいろと見えてきた。

①付き合いで飲み会が多く、夜磨かず寝てしまう

就寝中は細菌の活動を抑えてくれる唾液の分泌量が減少するため、就寝前のブラッシングが大切であることをしっかりと伝えることが重要である。

②炭酸水、糖分入りの缶コーヒーを日常的に飲んでいる

どのようにしてエナメル質が脱灰してう蝕に至るのか、何に注意して予防していくのかを、できるだけわかりやすく説明することが重要である。この患者には、Keyesの輪ならびにステフアンカーブの図を用いて、間食、砂糖によるう蝕リスクを説明した。

患者の反応を見ながら話し、生活リズムに即した改善方法を一緒に考えていくことが行動変容への近道であると考える。

3）ブラッシング指導

ブラッシング回数や時間、補助清掃器具使用の有無、使用している歯ブラシの種類や硬さなどを確認する。筆者は実際に目の前でブラッシングしてもらい、日頃のブラッシングの仕方を確認するところから始めている。よい点は多少オーバー気味にでも褒め、よりよくするための改善点を付け加えていく要領で指導していく。今までのセルフケアを否定せずに、サポートすることがポイントであると考えている。

またブラッシングの成果や、補うべき点を理解してもらう方法として染め出しを行い、視覚的に伝えることは効果的であると実感している。

①歯ブラシの選択

歯肉の腫脹も著しいことから、歯ブラシはDENT.

修復処置前に患者の行動変容を促した症例（40代男性）

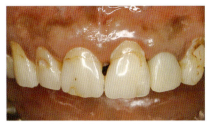
図❶ 前歯部の修復処置を希望して来院した。

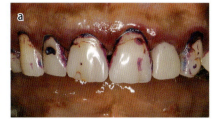
図❷ a、b　歯周組織の状態を考慮して歯ブラシの選択をした。

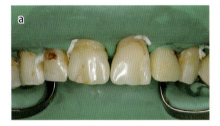
図❸ a、b　磨き足りない歯頸部付近に対し、歯ブラシの当て方をアドバイスした。

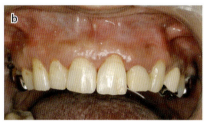
図❹　PMTCではサスブラシ、エアフローを用いた。

図❺ a、b　適切なブラッシングが確立し、歯科医師の治療へと移行した。

EX Systema 42H（ライオン歯科材）を処方し、テーパー毛で毛足の長いものを選択した。

毛先を歯冠側に向け、歯ブラシの脇腹で歯肉をマッサージするようにし、歯肉腫脹の改善を促した（図2）。また毛先を歯間部に滑り込ませ、コンタクトに付着したプラークの除去ができるよう指導した。

②セルフケアの評価

次来院時、初診時よりも明らかにセルフケアの向上が図れていた。再度染め出しを行い、磨けていない部位を一緒に確認する。鏡にて染め出された部位のプラークを確認しながら、毛先を押しつけすぎない優しい圧力でのバス法も取り入れた（図3）。優しい圧力でもプラークが除去できることを見せることで、圧力ではなく毛先の当て方が不十分であったことを一緒に確認した。1は歯肉退縮を起こしているので、歯ブラシの当て方、強さについて注意することを付け加えた。

4）PMTC

来院ごとに歯面のプラークを完全に除去し、滑沢にすることでプラークの再沈着を防いでいく。この患者にはサスブラシやエアフローを用いてプラークの除去に努めた。また白濁している歯面はMIペースト（ジーシー）にて再石灰化を促していき、リナメル トリートメントペースト（オーラルケア）にて仕上げのポリッシングを行った（図4）。

処置後は、患者に手鏡で確認してもらうと同時に舌で歯面の滑沢さも感じてもらい、日々のセルフケアの1つの目標として実感してもらう。

5）歯科医師へのバトンタッチ

患者のプラークコントロールの確立と歯周組織の改善が図れたことから、治療後も継続してセルフケアのレベルを維持してもらうようメインテナンスの重要性を伝え、修復処置へと移行した（図5）。

2　まとめ

患者自身がなぜう蝕になったのか、どのように予防していくべきなのかを理解せずに一方的に修復処置を終えても、また同じことを繰り返してしまう。またセルフケアが不十分でプラークの沈着が著しく、歯周組織に問題を起こしている状態での処置は困難で、口腔衛生状態の改善を優先する必要がある。

患者に寄り添い合いながら根気よくアドバイスを行い、サポートしていくことで、患者のセルフケアの確立とモチベーションの向上、歯周組織の改善が図れ、治療前の環境整備へと繋がると考えている。

一歯単位から一口腔内単位、そして一人単位で患者と向き合うことが、患者の健口寿命を延ばすことにつながるのではないだろうか。

02 初期エナメル質う蝕へのアプローチ
（脱灰抑制と再石灰化促進）

東京都・たけなか歯科クリニック　田村愛珠

う蝕のリスク因子はさまざまであるため、まずは原因を明確にした後に、適切な指導を行う必要がある。そのためにサリバテスト（図1）は必須であり、結果が患者にもわかりやすいため、効果的にモチベーションを向上させることができる。また、フッ化物や特定保健用食品を積極的に用いることで再石灰化を促し、う蝕の進行を抑制することで歯の切削を回避することができる。

本稿では、こうした初期のエナメル質う蝕に対するアプローチについて解説する。

1 サリバテストによるう蝕リスクの評価

1）唾液分泌量検査

唾液の分泌量を測定するために患者にパラフィンワックスを5分間噛んでもらい、口腔内に溜まった唾液をその都度グラスに吐き出し、5分後に溜まった唾液の量を測定する。

2）唾液の緩衝能検査

酸性に傾いた口腔内を中性に戻す能力を測定するために、採取した唾液を専用の試験紙に1滴たらし、5分後に色調の変化を測定して緩衝能を評価する。

3）細菌検査

ミュータンス菌は舌、歯頸部、隣接面から採取し、ラクトバチラス菌は唾液から採取する。それぞれ専用の薬液の入った試験管を用い、定温器にて一定時間保管し、菌の繁殖具合を評価する。

4）食生活アンケート

アンケートにて、1日の中で摂取したものと時間をできるかぎり詳細に記録する（図2）。

患者の飲食頻度だけでなくライフスタイルや生活習慣を把握することで、適切な食生活の指導を行うことができる。

＊　＊　＊

サリバテストの結果（図3）をもとに患者自身がリスクを認識し、原因を理解することで、う蝕の予防に積極的に取り組む一助となると考えられる。

2 院内におけるフッ化物の応用

成熟したプラークが付着した状態で糖を摂取すると、口腔内の細菌が代謝をすることでpHが下がり、脱灰が進行してしまう。またプラークの残留はフッ化物の効果を減弱させてしまうため、定期的に歯科医院で歯面清掃を行うことが重要である。

歯面清掃後は、9,000ppmの高濃度フッ化物（図4）を塗布することで、初期う蝕に対して脱灰抑制と再石灰化の効果を最大限に得ることができる。

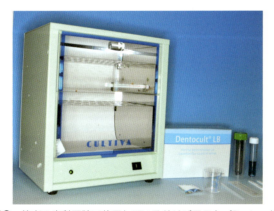

図❶ 筆者の歯科医院で使用しているサリバテスト（Dentocult®／オーラルケア）。

図❷ 1日の中で摂取したものと時間を記録する食生活アンケート。

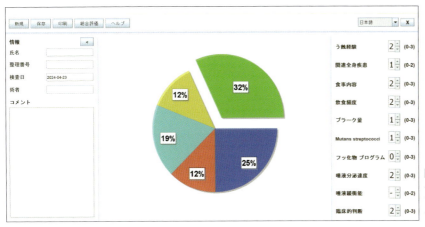

図❸　サリバテストの結果を入力することで、それぞれのリスク項目が色分けされた円グラフとして出力される。こうしたツールを用いてう蝕のリスク因子を患者と共有する。

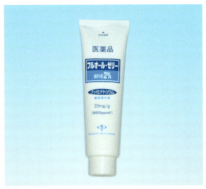

図❹　9,000ppmの高濃度フッ化物の例（フルオール・ゼリー歯科用2％／ビーブランド・メディコ）。

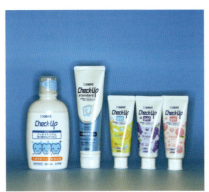

図❺　左から、フッ化物含有洗口剤（Check-Upフッ化ナトリウム洗口液0.1％／ライオン歯科材）、フッ化物配合歯磨剤（Check-Up standard／同）、フッ化物配合ジェル（Check-Up gel／同）。

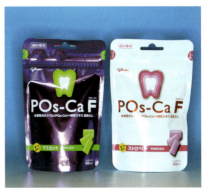

図❻　特定保健用食品であるガムの例（POs-Ca F／江崎グリコ）。

3　セルフケアにおけるフッ化物の応用

　初期う蝕の進行抑制においては歯科医院での高濃度フッ化物の塗布も重要だが、セルフケアによるフッ化物の応用も必須である。下記にフッ化物を使用する上でのポイントをまとめる。

1）洗口剤、ジェルの併用
　フッ化物含有の歯磨剤単体よりも、フッ化物含有の洗口剤もしくはジェル（**図5**）を併用するほうが、再石灰化効果は高まることが報告されている。

2）ブラッシング後のうがい
　1度だけ軽くゆすぐ程度とすることで、口腔内にフッ化物が残留し、う蝕予防効果がより発揮される。

3）フッ素症対策
　低年齢の子どもに対しては、フッ素症のリスクを考慮し、メーカーが推奨する濃度のフッ化物を使用する。歳の離れた兄弟がいる場合は、濃度の異なるフッ化物を用いる可能性があるため、保護者に十分に説明をする必要がある。

4　特定保健用食品の活用

　歯科領域における特定保健用食品（**図6**）の代表例として、ガムやタブレットがある。これらには代用甘味料が使用されているため、摂取してもう蝕原生細菌は酸を代謝することがない。さらに、う蝕進行抑制や再石灰化を促す機能が付与されているため、リスクの高い患者に対するう蝕予防として有効なアプローチとなる。また、ガムを噛むことで唾液が分泌され、唾液の緩衝能によるう蝕予防効果も期待できる。

　筆者は、積極的なう蝕予防として用いるだけでなく、メインテナンス継続のため、ならびに患者とコミュニケーションを図るためのツールの1つとして活用している。

歯髄に近接したう蝕処置
①IPC法（ステップワイズエキスカベーション）

東京都・西新井クローバー歯科　江川誠一

ステップワイズエキスカベーション（以下IPC法）は深在性う蝕に薬剤を貼付し、感染象牙質の無菌化、再石灰化、ならびに修復象牙質の形成誘導、促進を図り、露髄を回避することを目的としている[1]。

1 IPC法の適応症

IPC法を行うにあたっては、象牙質と歯髄に対する効果を分けて考える必要がある。

象牙質への効果として考慮すべきことは「石灰化がどこまで起こるか」である。石灰化はう蝕第2層にしか起こらないことが報告されている[2]。つまりう蝕をエキスカベーターで切削した時に露髄する症例は適応症ではないと考えられる。

一方、歯髄で考慮すべきことは「歯髄が健全かどうか」である。症状のある症例はそもそも適応ではない。深いう蝕や修復物などで一度切削されている歯は、部分的に歯髄壊死が起きていることが少なくない。そのため、寒冷診、電気歯髄診、デンタルエックス線写真における根尖部透過像や骨硬化像の確認は必須である。

以上から、本来のIPC法の適応はう蝕第1層を削っても露髄しない健全歯髄である。

元来、IPC法に期待されていたのは露髄を避けることで、将来の歯の喪失リスクを減らすことであった。しかし近年はマイクロスコープを用いることで、歯髄の状態を観察し、診断と治療の精度を上げることができるようになったことで[3, 4]、IPC法への賛否が分かれてしまう事態が生じている。IPC法を選択する理由として、直接覆髄や断髄は精密さやマイクロスコープの有無など越えなければならないハードルが多いことに比べ、IPC法は誰でも行える容易さや、平均的に安定した結果が得られることがあげられる。そもそも歯髄保存は修復処置における最重要事項であることから、筆者はどちらの術式も必要な治療であると考えている。

2 術式

IPC法の具体的な術式は以下のとおりである。
①エナメルう蝕をタービンバーで完全に取り除く。
②エナメル象牙質境う蝕を低速コントラアングルに装着したラウンドバーで完全に取り除く。
③う蝕第1層をエキスカベーターにて取り除く。
　※この時点で露髄する症例はIPC法の適応症ではない。
④ダイカル（デンツプライシロナ）やハイ-ボンドテンポラリーセメント ソフト（松風）を残存させたう蝕象牙質上部に貼付し、硬化したら余剰な材料を等倍速コントラアングルに装着したラウンドバーにて除去する。
⑤エナメル象牙境部とエナメル質にコンポジットレジンを確実に接着させる。
⑥3か月後にリエントリーし、エキスカベーターによりう蝕第1層を丁寧に除去後、最終修復を行う。

3 IPC法を臨床応用するにあたって

修復象牙質は歯髄に適度な刺激がないと誘導されない[5]とされている。これは、薬剤による無菌化や緊密な仮封といった修復処置における原則は、修復象牙質の形成誘導において不利になる可能性があることを示唆している。しかし歯髄保存の観点からマイクロリーケージを防ぐことは特に重要であるため、仮封に用いる材料はできればコンポジットレジンにすることが望ましい。

また、教科書では等倍速コントラアングルに装着したラウンドバーを低速回転で用いる方法とエキスカベーターの切削が同列で表記されることが多いが、歯髄に近い象牙質に触れる時やリエントリーによるう蝕影響象牙質へのアクセスは、エキスカベーターによるものが適切であると考えている（**図1**）。

図2、3に筆者が行ったIPC法の予後を提示する。

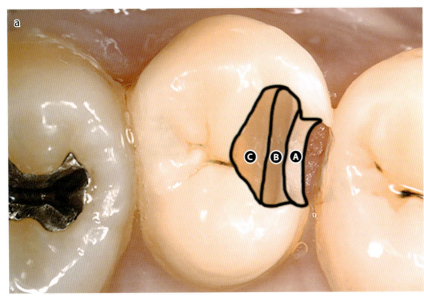

図❶a　Ⓐのエナメル質をエアタービンに装着したダイヤモンドバーにて切削する。

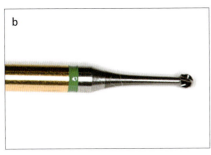
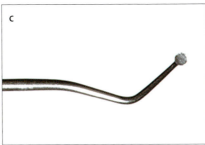

図❶b　図1aのⒷ部のエナメル象牙境のう蝕を、等倍速コントラアングルに装着したラウンドバー（H1SEMロング／コメット）にて除去する。

図❶c　図1aのⒸ部の神経に近接しているう蝕はエキスカベーター（LMエキスカベーター／LMインスツルメント）にて除去する。

症例1（13歳女性）

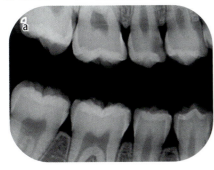
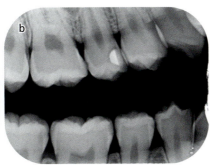

図❷a　5┘近心に歯髄に近接したう窩を認めた。

図❷b　IPC法を行ってから1年後の状態。う蝕は進行していない。

症例2（42歳男性）

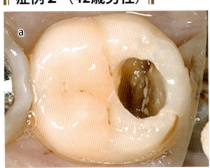
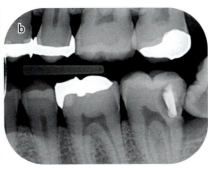

図❸a　┌7にIPC法を行ってから1年後の状態。リエントリーを行ったところ、う蝕第1層が黒色に変わり、う蝕象牙質が硬化していた。

図❸b　エックス線写真にて、う蝕象牙質と歯髄腔の間に明瞭な不透過像（象牙質）が確認できた。

04 歯髄に近接したう蝕処置 ②シールドレストレーション

千葉県・結デンタルクリニック津田沼 **堀部和洋**

1 シールドレストレーションとは

　シールドレストレーションは間接覆髄の1つであり、う蝕影響象牙質を残存させ最終修復を行う方法である。部分的う蝕除去 Partial caries removal とも呼ばれる。残されたう蝕影響象牙質内には細菌が残留するものの、接着性修復により封入され栄養を断たれることで静菌化する。う蝕影響象牙質は歯髄から供給されるカルシウムイオンやリンイオンなどにより硬化し、う蝕の進行は停止する。他に間接覆髄にはIPC法（ステップワイズエキスカベーション）がある。

　IPC法とシールドレストレーションを比較したランダム化比較試験で、シールドレストレーションのほうが歯髄壊死のリスクが低いことが示されている[1]。その理由として、IPC法は長期の仮封期間を要することから、仮封が破損し微小漏洩が起きると歯髄壊死のリスクが上がってしまうことがあげられる。

2 シールドレストレーション（間接覆髄）の適応症

　シールドレストレーションの適応症を以下にあげる。

1）象牙質の再石灰化が期待できる歯

　う窩と歯髄の間に健全象牙質またはう蝕第2層が存在する症例が対象である。

　軟化象牙質除去時に露髄した場合は直接覆髄または部分断髄、全部断髄を行う。

2）症状のない歯

　臨床的に症状がない、冷温度診（Cold test）に反応する、過去の修復履歴がない、エックス線写真で根尖部に異常を認めない症例も対象である。

　これは歯髄壊死のリスクが低い症例の条件である。

3 シールドレストレーションの術式

　歯髄に近接する部位以外は、完全なう蝕除去を行う。歯髄に近接する部位はう蝕第1層を完全に除去し、う蝕影響象牙質（う蝕第2層）のみを残して最終修復を行う。

4 シールドレストレーションの実際

　適応症を選択し、微小漏洩のない修復を行うことができれば、シールドレストレーション後に歯髄炎などのトラブルを起こすことは少ない。しかし、検査結果がすべて正常であっても、一定の割合で歯髄壊死が生じている可能性があることに注意しなければならない。そこで**図1**に、シールドレストレーション後に臨床症状が生じた症例を提示する。

　患者は36歳男性、5｜にう蝕を認めた。臨床症状は正常範囲内、EPT（＋）であった。デンタルエックス線写真において歯髄に近接した透過像ではあるものの、髄腔まで一層の象牙質の残存を認めた。治療方針は部分的なう蝕除去を選択した。術中、う蝕影響象牙質を認めたが露髄しなかったため、シールドレストレーションを行った（**図1a、b**）。

　1年5か月後、「右側が何もしなくても痛い。少しでも歯が当たると痛い」という症状が出現した。5｜の不可逆性歯髄炎と診断し抜髄を行った。天蓋除去時の歯髄組織を観察すると、冠部歯髄は溶解し空洞化していた（**図1c、d**）。

　露髄すればマイクロスコープを用い歯髄の視診を行えるため部分壊死が生じている症例を見抜くことができるが、間接覆髄は露髄させないことを前提としているため歯髄の視診を行えず、保存不可能な症例に間接覆髄を行う可能性がある。

5┘へのシールドレストレーション後に臨床症状が生じた症例（36歳男性）

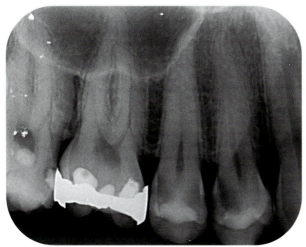

図❶a　術前のデンタルエックス線写真。歯髄に近接した透過像を認めた。根尖部に透過像は認めなかった。

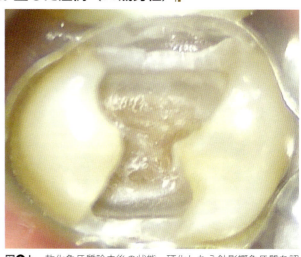

図❶b　軟化象牙質除去後の状態。硬化したう蝕影響象牙質を認めた。露髄は認めなかった。

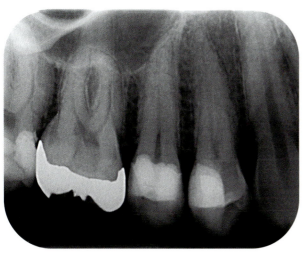

図❶c　シールドレストレーション後1年5か月の再来院時デンタルエックス線写真。5┘に自発痛と強度の咬合時痛があった。

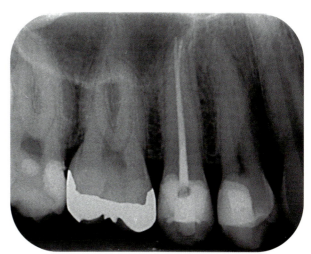

図❶d　根管充填後のデンタルエックス線写真。シールドレストレーション時に部分的な壊死が生じていた可能性があった。

5　シールドレストレーション（間接覆髄）か直接覆髄か？

　症例で示したように、シールドレストレーションには欠点も存在するため、深在性う蝕の治療に対し「シールドレストレーションを選択するか直接覆髄を選択するか」を議論したくなる。しかし、この問いの立て方は誤りである。われわれが選択できるのは治療方針としての「完全なう蝕除去」か「部分的う蝕除去」のみである。その結果として露髄する場合があれば露髄しない場合もあり、結果を選択することはできない。結果として露髄した場合は直接覆髄を行う、露髄しない場合は最終修復またはシールドレストレーションを行うということになる。よって、直接覆髄の成功率を上げることで部分的う蝕除去を行った場合の成功率も上げることができる。

　どちらのう蝕除去を選択するべきかは、術前の歯髄の状態に左右される。詳細は参考文献2を参照されたい。

05 露髄を伴ううう蝕処置 ①全部断髄

愛知県・わしの歯科クリニック　鷲野 崇

1 根管の歯髄を残すことの意義

歯髄感染の現代的理解では、歯髄壊死が歯冠部から根尖部に向かって徐々に進行することが知られている（**図1**）。この知見に基づき、歯冠部歯髄が壊死していても根尖部歯髄が保存可能なら、歯髄温存療法が選択される。歯髄を残すことは、感覚の保持、歯根破折リスクの低減、そして歯の長期保存に寄与する[1]。「露髄＝抜髄」という従来の概念から脱却し、最新の知見を活用することが歯科治療において重要である。

2 どうやって治る歯髄・治らない歯髄を見分けるか？

歯髄の健康状態を正確に診断するためには、診査・検査とマイクロスコープを用いた方法が重要となる。自発痛の有無、エックス線写真診査、Cold test などを通じて歯髄壊死の検査前確率を推察することが第一歩である。

次に、マイクロスコープを使用して露髄面を拡大視野下で観察し、歯髄壊死の有無をより正確に診断する。この過程で、歯髄組織の連続性の有無や血流の存在を確認することが、歯髄壊死または保存可能性の判断基準となる。

筆者らは出血の程度に頼るよりも、これらの観察が歯髄の状態を把握する上で有効だと考えており、特にマイクロスコープの最高倍率の拡大視野下で、エアーを当てて歯髄組織の連続性を確認することを重要視している。露髄面を観察し、歯髄組織に連続性がなく原形をとどめていなければ、歯髄壊死の可能性が非常に高いとされる。また歯髄が象牙質から離れている場合も、歯髄壊死の可能性が高い[2]。

歯を長持ちさせるために、「露髄＝抜髄」と決めつけるのではなく、マイクロスコープを用いて治る歯髄と治らない歯髄を判断し、可及的に歯髄を保存することが大切である。

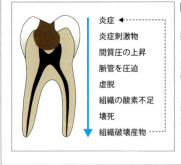

図❶a　以前の誤った考え方。いったん生じた炎症は、負のスパイラルによってやがて歯髄全体に炎症と壊死が生じる「歯髄内圧が高まることによって薄い壁の細静脈が悪循環に陥り、歯髄の血流が劇的に減少して歯髄が壊死するだろう」という理論。

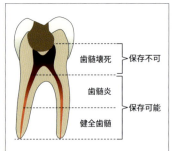

図❶b　現在わかっていること。歯髄壊死は歯冠側から徐々に根尖側へ進み、歯髄炎や健全歯髄へと移行する。感染がある部位に歯髄壊死が生じるため、炎症が歯髄壊死を起こすわけではない。

図❶　歯髄感染に関する理解の過去と現在の違い（泉 英之. 治る歯髄治らない歯髄. 歯髄保存の科学と臨床. 東京：クインテッセンス出版, 2018. より引用改変）。

6|への全部断髄症例（43歳女性）

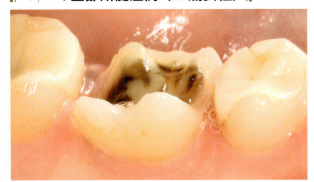

図❷a　術前の状態。6|修復物が脱離し、残存歯質にはう蝕を認める状態であった。EPT（＋）、打診痛（－）であった。

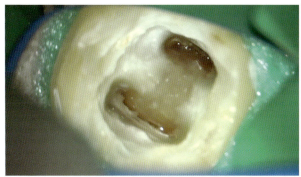

図❷b　浸潤麻酔、ラバーダム防湿下でう蝕を完全に除去したところ、感染は歯髄腔まで達しており、最終的には根管口部まで削除することとなった。それに伴い冠部歯髄を完全に除去した。その際、ダイヤモンドバーを5倍速コントラアングルに装着し、注水下で行った。すべての根管の歯髄から出血を認め、かつ止血した。この症例では、歯髄そのものからの出血を確認でき、またエアブローにて歯髄が象牙質から離れないことが確認できたことから「歯髄保存可能」と判断した。

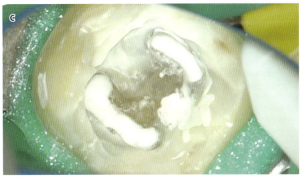

図❷c、d　MTAを根管口へ設置し、上から水綿球で圧接した。MTAはその優れた生物学的適合性とシーリング能力により、歯髄保存治療において非常に重要な役割を果たす。

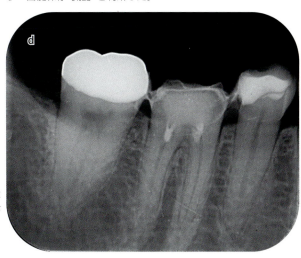

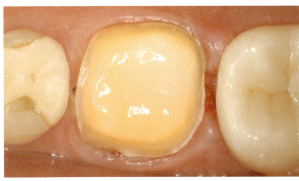

図❷e　MTAの硬化を確認後、コンポジットレジンを用いて築造を行った。

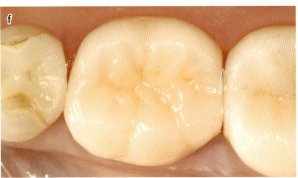

図❷f、g　断髄を行った症例では、臼歯部で咬頭を被覆しない部分修復で治療を終えた場合、歯冠歯根破折を生じ、抜歯に至るリスクがある[3]ため、咬頭を被覆するタイプの修復治療が望ましいと考えている。

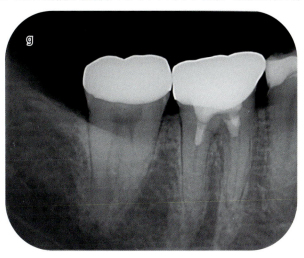

06 露髄を伴ううう蝕処置 ②直接覆髄と部分断髄

熊本県・よつば歯科口腔クリニック　**井口佳大**

最良の根管充塡材である歯髄を守る生活歯髄療法（Vital pulp therapy：以下VPT）の成功の鍵は、歯髄の診断、感染の除去、封鎖による再感染の予防と考える。本稿では、筆者が行っているVPTの流れに沿ってそのポイントを解説する。

1 診査・診断

筆者は**表1**を使用し歯髄の生活力を評価している。また、痛みの既往や現症をくわしく問診することで、時間軸のある情報を加えた診査も重要と考える。この診査により歯髄の生活度が高い場合、VPTが適応となる。

2 説明と同意

歯の状態、治療の選択肢、VPTの成功率と失敗したときの症状、そしてその後の対応を説明する。また、術中の感染の予防のため、ラバーダムを使用することを説明している。

3 直接覆髄と部分断髄

VPTは露髄の有無によって状況が大きく分かれる。

露髄した際は、直接覆髄、部分断髄、歯頸部断髄（全部断髄）の選択肢がある。直接覆髄は、点状の小さな露髄を認めた際に選択される治療である。歯髄そのものは除去せず覆髄する方法であるため、露髄周囲の歯質に感染がなく、歯髄にも感染の可能性が低い場合が適応である。

術前の歯髄の生活度に不安がある場合や、露髄周囲にう蝕象牙質が存在する場合は、部分断髄を選択する。マイクロスコープを使用した場合では、歯髄の状態を正確に把握し確実に封鎖できること、また修復材料の厚みもとれることから、筆者は部分断髄を選択している。

表❶　歯髄の診断に用いている表（参考文献1を参考に筆者作成）

	歯髄検査	ネガティブ		ポジティブ	
壊死の確率	年齢			20歳未満	歯髄診断と処置決定
	修復物	あり	象牙質1/2以下	なし	
	歯根露出	＋＋	軽度＋	－	
	冷温痛	持続的な痛みor痛みなし	痛みなし	瞬間的な痛みor痛みなし	
	自発痛	＋		－	
	打診	＋（水平・垂直）		－	
	エックス線写真 う蝕			象牙質3/4以下	
	エックス線写真 歯髄狭窄	＋＋	＋	－	
	エックス線写真 根尖病変	＋	±		
歯髄生活検査	EPT 壊死の確率が高い場合有効	－－	±		
	Cold Test 壊死の確率が高くても低くても有効		±	＋＋	
補綴検討	残存歯質量	1壁or連続しない2壁	連続した2壁	3壁あり	補綴形態 接着or冠形態
	過度な荷重負担	あり		なし	

症例1：直接覆髄（24歳女性）

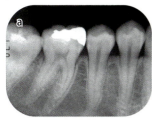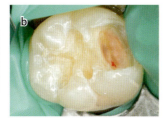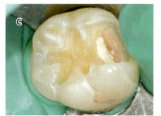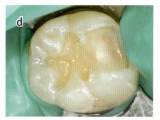

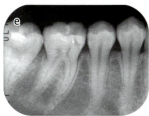

図❶a　術前のデンタルエックス線写真。6̄にインレー下の二次う蝕を認めた。
図❶b　近心頬側に点状の露髄を認めた。
図❶c　露髄部分とその周辺歯質を水酸化カルシウム製剤で覆髄した。
図❶d　スーパーボンド（サンメディカル）にて封鎖後、この上部をコンポジットレジンで修復した。
図❶e　術後6年のデンタルエックス線写真。

症例2：部分断髄（11歳男児／象牙質片の除去と歯髄の状態確認のため部分断髄を行った症例）

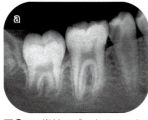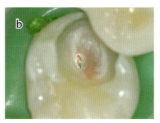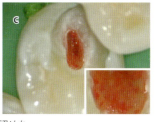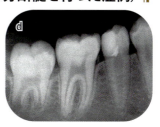

図❷a　術前のデンタルエックス線写真。5̄に歯髄に近接するう蝕を認めた。
図❷b　露髄を認めるが、象牙質片で歯髄を確認できなかった。
図❷c　歯髄と象牙質の連続性、歯髄の血流を確認した（白枠内は歯髄を拡大したもの）。
図❷d　MTAで封鎖後、接着修復した。術後デンタルエックス線写真。

4　筆者が日常臨床で行っている術式

1）直接覆髄
①麻酔、ラバーダム防湿
②完全なう蝕の除去
- 点状露髄面を3％次亜塩素酸ナトリウムにて洗浄し、切削片の除去と止血を行う。
- 水洗後、軽いエアーで十分な乾燥を図る。

③水酸化カルシウム製剤で露髄面とその周辺歯質を被覆
④スーパーボンド（サンメディカル）で辺縁封鎖
⑤さらにコンポジットレジンでの封鎖
⑥修復は間接法、またはそのまま接着修復で終了

2）部分断髄（マイクロスコープ使用）
①麻酔、ラバーダム防湿
②完全なう蝕の除去
- 高速ハンドピースを使用し、滅菌済みダイヤモンドラウンドバーで注水しながら露髄面から約2mmの深さで断髄する。
- 歯髄の観察を行い、出血があること、止血、エアーでの歯髄と象牙質の連続性、歯髄そのものの血流を確認する[1]。

③MTAセメント（BioMTA®／モリタを使用）による被覆
- 露髄面とその周辺歯質をMTAで被覆後、MTA硬化のため湿らせた綿球を置き5分放置する。

④MTAセメントの初期硬化開始後、周囲新鮮歯質を出し、コンポジットレジンで封鎖
⑥修復は間接法、またはそのまま接着修復で終了

3）術後の経過観察
電気診あるいは温度診に対する正常な反応を維持できているか確認する。また定期的なエックス線写真撮影により、歯根吸収や根管の石灰化、根尖の変化が生じていないことを確認する。

第2章 参考文献一覧

▶02 初期エナメル質う蝕へのアプローチ（脱灰抑制と再石灰化促進）

1）伊藤直人. Caries Book. 東京：医歯薬出版，2024.

▶03 歯髄に近接したう蝕処置① IPC 法（ステップワイズエキスカベーション）

1）日本歯科保存学会（編）. う蝕治療ガイドライン. 京都：永末出版，2009.

2）Kato S, Fusayama T. Recalcification of artificially decalcified dentin *in vivo*. J Dent Res 1970;49(5):1060-1067.

3）泉英之. 深存性う蝕における歯髄の診断. 後編：歯髄を強拡大視野下で診断する. the Quintesssence 2017;36(8):76-90.

4）泉英之. 深存性う蝕における歯髄の診断. 前編：見えない歯髄を診断する. the Quintesssence 2017;36(7):52-74.

5）Murray PE, Lumley PJ, Smith AJ. Preserving the vital pulp in operative dentistry: 3. Thickness of remaining cavity dentine as a key mediator of pulpal injury and repair responses. Dent Update 2002;29(4):172-178.

▶04 歯髄に近接したう蝕処置② シールドレストレーション

1）Maltz M, Garcia R, Jardim JJ, de Paula LM, Yamaguti PM, Moura MS, Garcia F, Nascimento C, Oliveira A, Mestrinho HD. Randomized trial of partial vs. stepwise caries removal: 3-year follow-up. J Dent Res 2012;91(11):1026-1031.

2）泉 英之. 治る歯髄治らない歯髄. 歯髄保存の科学と臨床. 東京：クインテッセンス出版，2018.

▶05 露髄を伴うう蝕処置① 全部断髄

1）Caplan DJ, Cai J, Yin G, White BA. Root canal filled versus non-root canal filled teeth: a retrospective comparison of survival times. J Public Health Dent 2005;65(2):90-96.

2）泉 英之. 治る歯髄治らない歯髄. 歯髄保存の科学と臨床. 東京：クインテッセンス出版，2018:176.

3）Kunert GG, Kunert IR, da Costa Filho LC, de Figueiredo JAP. Permanent teeth pulpotomy survival analysis: retrospective follow-up. J Dent 2015;43(9):1125-1131.

▶06 露髄を伴うう蝕処置② 直接覆髄と部分断髄

1）泉英之. 治る歯髄治らない歯髄. 歯髄保存の科学と臨床. 東京：クインテッセンス出版，2018;176.

第3章

修復処置のための治療環境の整備

▶ 01 既存の修復物の除去
▶ 02 ラバーダム防湿の必要性と臨床的意義
▶ 03 隔壁法
▶ 04 ラバーダム防湿法
▶ 05 簡易的防湿法 ―ZOO―
▶ 06 修復処置における歯肉排除法
　　（Gingival retraction）
▶ 07 歯間分離法
▶ 08 何でも使えるシールテープ
　　（ISO テープ）の臨床活用

01 既存の修復物の除去

東京都・とがし歯科医院　富樫裕一郎

1 円滑な除去処置を行うための手順

既存修復物の除去は、歯科再治療において必要不可欠な処置である。除去を短時間でスムーズに痛みなく行うことで、患者の信頼も得ることができる。円滑な処置のために必要な手順を以下に示す。

①除去する補綴装置の種類、形態、素材などを確認する

形態、種類によって使う道具や方法を選択し、効率的に維持力・接着力をなくすように除去を行う。そのため、術前診査としてデンタルエックス線写真など資料の採取ならびに補綴時期などの問診を行い、その除去方法をよく検討する。

②人工物を削る

残存歯質を可及的に切削せず、人工物を削る。拡大鏡などにて切断面のセメントなどを確認しながら行う。

2 コンポジットレジンの除去

コンポジットレジン（CR）の除去の際には、ラウンドバーを用いて可及的に歯質を削らずCRのみを切削していく。大きく削る際には248のバーなどを用いると効率よく切削できる。また、境界が判断しにくい際にはエアブローを行うとレジンは白濁するので、確認しながら切削していく。

3 アマルガムの除去

CR同様削り取っていくが、アマルガムに接する歯質はアマルガムによって黒変することがあるので、う蝕と勘違いして余計に歯質を削らないように注意する。

4 内側性補綴装置（インレー）の除去

①除去バーにて近遠心で分割するように切断し、維持力をなくす（図1）。
②切断面にエキスカベーターなどで外開きの力を加えて除去する。

外れにくい際には、切断箇所を増やし、維持力をなくしていく。

5 外側性補綴装置（FMC、前装冠など）の除去

①槍状ダイヤモンドバー（104など）にて頬側中央にスライスを入れる（図2a、b）。
②マイナスドライバー様リムーバーにて補綴装置を

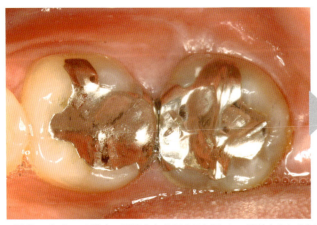 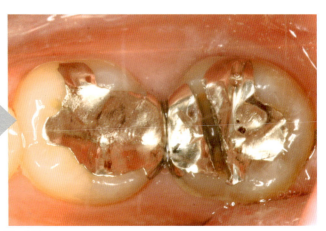

図❶　インレーの除去。近遠心を分割するようにし、維持力をなくすようにする。

開く方向に変形させ除去する（図2c、d）。

歯周病で動揺が強い場合には、舌側までスライスを入れ、近遠心的に2分割する。

咬合面に維持孔などがある場合には、咬合面を除去バー（330など）でくり抜くとよい。

6 メタルコアの除去

①歯質と接する金属を削り、できるだけ維持力を減らす。
②頬舌にグルーブを掘り、両方向からテコの力を加え除去する。

残存歯質が薄い場合や歯周病で動揺がある場合には、力の加え方に注意する。力が加えられない場合には人工物を削り取ることで除去する。

7 レジンコアの除去

人工物を削って除去する。エアブローによりレジンは白濁するため、レジンと残存歯質をしっかりと見極めてレジンのみ除去する。

メタルのスクリューがある場合には、スクリュー上部の周囲のレジンを切削し、上部をホーのプライヤーなどで把持し回転させて除去する。

折れてしまった場合は削って除去するが、ピンが長い場合には切削器具を到達させることが困難になるため、できるだけピンを折ることなく除去するよう心がける。

8 歯冠継続歯の除去

フルカバレッジの補綴装置と考え、スライスを入れて除去しようとしても外れないことがある。歯冠継続歯は維持力をコア部に大きく依存するため、コア除去と同様に行う。

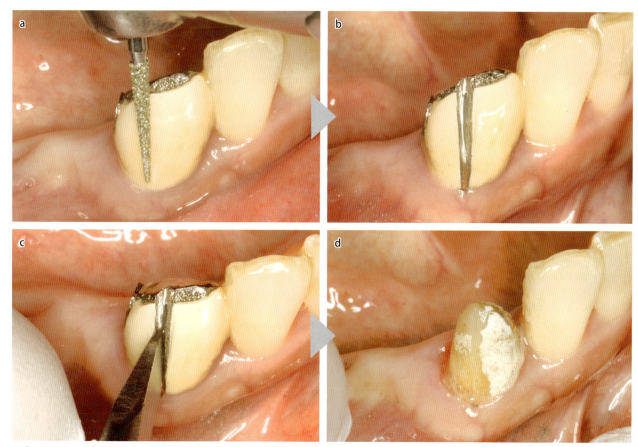

図❷　クラウン・前装冠の除去。槍状バーにて頬側にスライスを入れ（a、b）、スライスにクラウンリムーバーにて補綴装置を開く方向に力を入れる（c、d）。

02 ラバーダム防湿の必要性と臨床的意義

東京都・ヨネデンタルオフィス高輪　米今一晃

1864年にDr.Barnumが考案したとされるラバーダム防湿は、今日においてはさまざまな歯科治療分野においてその有用性が示されている。

とりわけ歯内療法においては、歯髄疾患および根尖性歯周炎のおもな原因である唾液中の口腔内細菌による感染を排除・コントロールし、周囲粘膜の圧排による術野の明示において非常に重要な前準備処置である。

根管治療においては歯内療法学会会員の51.5％、非会員においては14.1％が「必ずラバーダムを使用する」と回答している[1]。過去の研究と比較するとその使用率は上昇し、ラバーダム防湿が一般的になりつつあると考えられるが、修復処置においては根管治療ほど普及していると言い難いのが現状である。

では、修復処置においてラバーダム防湿は必要なのだろうか？　筆者は余程の歯肉縁下マージンの補綴装置の装着以外では、ほぼ必ずラバーダム防湿を行っている。その理由を下記に示す。

①防湿・被着面の汚染防止
②誤飲誤嚥の防止
③術野の明示

①は治療の予知性を高め、②、③は処置中のリスクを回避し、安心・安全に歯科治療を進める上で非常に有効であると考えている。

1 防湿・被着面の汚染防止

そもそも煩雑な接着操作は処置時間も必要となる。前処理を行っている最中の唾液や血液による汚染を可能なかぎり防ぐことが、修復治療の成功率を高める上で必要不可欠であると考えられる。ロールワッテなどの簡易防湿では、歯肉溝滲出液や血液・唾液の影響を完全に排除することは不可能である。

実際に過去の文献からも、ラバーダム防湿の重要性は示唆されている。陸田ら[2]は、環境湿度が高くなるにしたがって界面破壊例が増加することを示している。またFalachoら[3]によるラバーダム防湿の有無によるエナメル質の接着強さを比較した研究では、ラバーダム防湿を行った場合に有意に接着強さが向上したとしている。Alqarniら[4]の研究では、ラバーダム防湿の有無が術後の歯質界面と修復物界面との間のエックス線透過像の有無に有意に影響を与えるとしている。

2 誤飲・誤嚥の防止

最近では修復物・補綴装置をデリバリーするためのツールもあるが、それでも口腔内へ落下させてしまうリスクがある。ラバーダム防湿を行うことで、もし万が一落下したとしても誤飲・誤嚥を避けることができる。

3 術野の明示

頬粘膜・舌・口角・口唇などの軟組織が動く状況下での回転切削器具の使用は、偶発的な事故に繋がるリスクがある。またラバーダム防湿によってエッチング・プライマーなどの刺激から歯肉を保護することが可能になる。

安全かつ円滑に治療を行うためには、対象歯を周囲組織から隔離・明示する必要がある。

4 ラバーダム防湿のネガティブな要素は本当か？

ラバーダム防湿へのネガティブな要素（患者が嫌がる、処置時間が長くなるなど）について耳にすることがあるが、実際当院での処置で患者が嫌がったという経験はない。むしろはじめからラバーダム防湿についての認識があり、「医院で導入しているか？」と質問される方もいる。また、処置時間が長くなるという感覚はなく、単独歯なら30秒程度、複数歯でも1〜2分で掛けることができる。

治療精度の向上のみならず、安心安全な治療を行うためにも、ぜひとも活用していただきたい。

症例

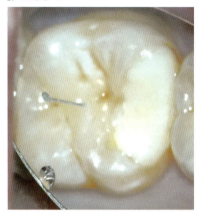
図❶ 術前の状態。形態不良な修復物が確認される。

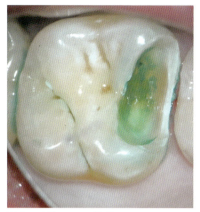
図❷ 広範囲に及ぶう蝕を認めた。

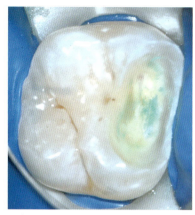
図❸ 歯髄付近までう蝕が到達していたため、ラバーダム防湿を行った。

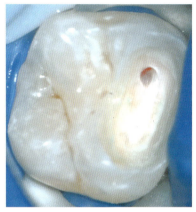
図❹ う蝕を取り切ると露髄が確認された。

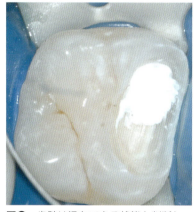
図❺ 歯髄は温存できる状態と判断し、MTAセメントにて部分断髄を行った。

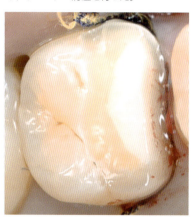
図❻ 残存歯質量を考慮し咬頭被覆をした修復デザインとした。

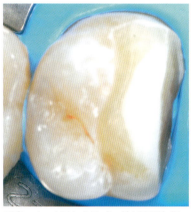
図❼ セット時にもラバーダム防湿を行っている。

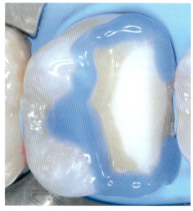
図❽ ラバーダム防湿を行うことで、余裕を持って接着処理を行うことができる。

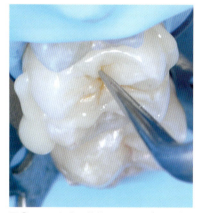
図❾ セット時の状態。フロアブルレジンにて接着している。

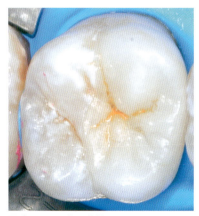
図❿ セット後の状態。

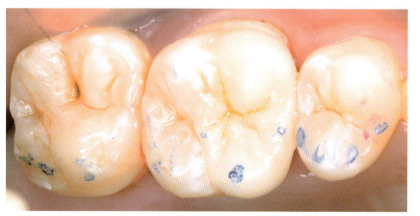
図⓫ 咬合調整後の状態（製作：歯科技工士・高瀬 直先生）。

03 隔壁法

東京都・みどりが丘歯科クリニック　稲垣伸彦

　前歯や臼歯の複雑窩洞において、隣接面などの窩洞の開放側面に一時的に壁を設けることを隔壁（マトリックス）という。また窩洞を単純窩洞化し、充填操作の便宜を図る方法を隔壁法という。以下にその目的と注意点および材料別の種類について簡単にまとめる。

1 マトリックスの目的

- 複雑窩洞の単純化
- 充填操作の容易化
- 形態付与・コンタクトの回復の容易化
- ウェッジ（くさび）と併用し、窩洞を歯肉や歯肉溝滲出液から隔離
- 窩洞形成時の隣接歯の保護

2 マトリックスの注意点

- マトリックスおよびリテーナーによる歯周組織の損傷に注意する。
- ステンレスマトリックスは基本的には光を透過しないため、光照射量が不十分になることがあるので注意する。
- プラスチックマトリックスはステンレスマトリックスよりも厚みがあるので、症例によっては歯間分離を行う。
- マトリックス下部からの充填材料の漏出防止とギャップの防止のためにウェッジなどを用いる。

3 マトリックスの種類

1）即製法

　ステンレス製やプラスチック製のテープ状ストリップスを、症例に応じて適切な長さにその都度カットし、欠損部に当てがって密接させる。手指による固定が必要なため、片手は塞がることになる。もっとも単純でシンプルな方法であり、コスト面でも経済的ではあるが、適応となる症例は隣在歯とのコンタクトを失っていないような欠損の小さな症例などに限られ、適応範囲は狭い。それ以上の欠損では、解剖学的形態を回復することは難しい（図1）。

2）既製法

　マトリックス自体に歯の豊隆に合わせた形状が付与されており、適切に設置することでコンタクトの回復が行える。ステンレス製とプラスチック製のものがあり、大小さまざまなサイズがあるので、症例に応じて選択できる。ステンレス製のものは薄くコンタクトの回復には有利ではあるが、一度変形してしまうと元の形態には戻りにくいため、設置時の力加減に注意が必要である。一方、プラスチック製のものは割と腰があり、光の透過性も有しており、コスト面においてもステンレス製のものより優れているが、ステンレス製のものよりも厚い（図2）。

3）保持器具（マトリックスリテーナー）を用いる方法

　アマルガム充填の時代から広く使われていたトッフルマイヤー型マトリックスリテーナーを用いた方法と、マトリックスを把持しつつ、歯間離開効果も備えたリング型マトリックスリテーナーを用いた方法がある（図3）。どちらの方法も、器具を用いてマトリックスを把持することで両手をフリーにすることができるという点が優れている。

4 直接修復の適応範囲の拡大

　臼歯部2級窩洞では隣接面を含むため、インレーによる間接修復処置が行われることが多かったが、現在ではコンポジットレジンによる直接修復が主流になってきている。また、前歯部においても各種マトリックスシステムが存在しており、症例に応じた選択が可能になっている。

　本稿では、臼歯部2級窩洞、前歯部3級、4級、5級窩洞に際して用いられる隔壁法（マトリックスシステム）について整理したい。

1）臼歯部2級窩洞の隔壁法

　トッフルマイヤー型マトリックスリテーナーではステンレス製マトリックスバンドを用いる。マトリックス

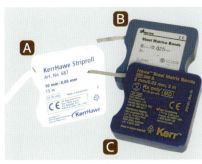
図❶ テープ状のプラスチック製（A：0.05mm）とステンレス製のマトリックス（B：0.025mm、C：0.03mm）。薄いものはコンタクトのきつい小さな欠損部に有効である。

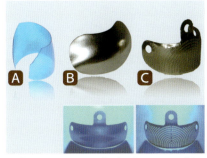
図❷ あらかじめ形状が付与された既製マトリックス。ステンレス製でも光が透過しやすく改良されているものもある（C）。

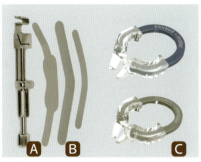
図❸ トッフルマイヤー型マトリックスリテーナー（A）、各種マトリックスバンド（B）、リング型マトリックスリテーナー（C）。

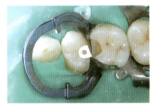
図❹ リング型マトリックスリテーナーとマトリックス、ウェッジを用いた方法。

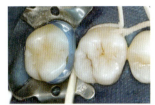
図❺ プラスチック製の既製マトリックスとウェッジを用いた方法。

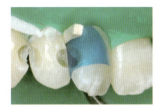
図❻ 前歯部用のプラスチック製の既製マトリックスとウェッジを用いた方法。

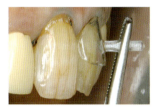
図❼ 5級窩洞に対してサービカルマトリックスを用いた一例。形態修正と研磨は短時間で完了できる。

バンドはさまざまな太さ、湾曲度が存在しているので、歯の大きさ、豊隆および窩洞開放部の位置に合わせたバンドを選択する。ただし、トッフルマイヤー型マトリックスリテーナーは歯間分離作用がなく、コンタクトを著しく失った症例などでは適切な形態や接触点の回復が困難なため不向きである。

一方でリング型マトリックスリテーナーは従来のものから改良が加わり、歯間分離作用の向上ならびにグリップ力が増し、ウェッジの挿入も容易に行えるようになった。その結果、多くの症例で応用することが可能であり、適応範囲が拡大した（**図4**）。

また、隅角やコンタクトが維持されているような範囲の狭い症例では、リテーナーを用いることなく既製のマトリックスとウェッジでの対応も可能である（**図5**）。

2）前歯部の隔壁法
①3級・4級窩洞

3級・4級窩洞などの前歯部の隔壁では、隣接面の豊隆を再現し、審美性の回復を図ることが重要である。あらかじめ豊隆が付与されている前歯部用のマトリックスも存在している。マトリックスのカントゥアーの形状は歯頸部との適合性にも優れており、頬舌的に付与されているカーブは歯肉溝への収まりもよい。そのためマトリックスの維持にも優れており、操作性がよいのが特徴である（**図6**）。このようなマトリックスを用いることで、隣接面の形態回復や豊隆を比較的容易に再現することができる。

またブラックトライアングルや正中離開などの改善にも有効なマトリックスも存在しており、あらかじめ形状が付与されたマトリックスは難易度の高かった審美的な修復処置においても、そのハードルを下げてくれるツールであるといえる。

②5級窩洞（サービカルマトリックスを用いた方法）

あらかじめ解剖学的形態が付与された柔軟性のあるプラスチック製のサービカルマトリックスを歯面にしっかりと圧接することで容易に形態の回復が図れ、形態修正はわずかな時間で完了できる（**図7**）。

5 まとめ

コンポジットレジン修復における接着システムの接着能力の向上と、色調・流動性・強度・耐摩耗性などの特徴を持ったコンポジットレジン自体の選択肢の充実、そして各種マトリックスシステムの機能・操作性の向上により、今後も直接修復処置の適応範囲は広がっていくことが予想される。

各々の術者が行える適応範囲はさまざまであると思うが、歯質の喪失程度に合わせて適切なマトリックスシステムを選択し、少しずつ適応範囲を広げていくことを最後に推奨したい。

04 ラバーダム防湿法

東京都・立川北デンタルオフィス　**櫻田博雅**

ラバーダム防湿法とマイクロスコープは相性がよく、ミラーなどで頬粘膜や舌を圧排することなく術野を明示できる。また防湿によりミラーが曇ることもなく、治療に集中することができる。さらにエヴァサクションミラー（プレミアムプラスジャパン）を使用すれば、術者1人でも注水下のマイクロスコープ治療が可能である。

修復処置のための治療環境の整備は、習慣化することで成功率を上げていくものと考える。ラバーダムは「しないよりしたほうがよい」という段階のものではなく、歯を保存したい歯科医師の愛のマナーとモラルそのものといえる。

1 ラバーダム法に使用する器具

1）ラバーダムシート

歯や歯列を隔離するためのゴム製のシートである（以下、シート／**図1**の⒜）。薄いほど装着しやすく、肌当たりも軟らかいが、破れやすいという欠点がある。厚いシートは歯面に密着し、軟組織を圧排しやすい。

2）ラバーダムパンチ

シートに小孔を開けるために使用する（**図1**の⒝）。使用時の目安は、＃1下顎前歯、＃2上顎前歯、＃3小臼歯／犬歯、＃4大臼歯、＃5 Anchor teeth（複数歯ラバーダム防湿法の際、対象歯より後方のクランプを装着する）である。

3）ラバーダムクランプ

シートを歯に固定するために使用する（以下、クランプ／**図1**の⒞および**図2、3**）。有翼型クランプ（Winged clamps）と無翼型クランプ（Wingless clamps／**図4**）がある。

使用時は、動きにくいジャストサイズを模索し試適する。大きすぎると周囲軟組織を損傷しカタつきやすく、小さすぎると不安定で手前に倒れやすい。

ソフトクランプは、歯肉への痛みも少なくクランプの閉まる力も適度であり、使いやすい部位もある。

四隅の爪（ビーク）の先端が若干しなることでフィットも生みやすい。縁上残存歯質（フェルール）獲得の難しい根面う蝕や残根の治療では、一度の診療にて根管充填まで行うことを目指し、ソフトクランプ一体型の隔壁を作りあげることもまれにある。ただし、ディスポーザブルなためコストがかかる。

4）ラバーダムクランプフォーセップス

クランプを歯に着脱するために使用する。使用時は逆手で把持する（以下、フォーセップス／**図1**の⒟）。

5）ラバーダムフレーム

シートを広げて固定するために使用する（以下、フレーム／**図1**の⒠）。フレームの向き・表裏に注意し、シートが鼻孔を塞がないように配慮する。また、上下・左右にずれたまま装着したり、眼の近くにフレームの先端を位置づけたりしないよう注意する（**図5**）。

6）ラバーダムテンプレート

シートの穿孔位置を決める際に使用する（以下、テンプレート／**図1**の⒡）。

7）ハサミ

シートの過剰部や、結紮後、治療の妨げとなるデンタルフロスを切除する際に使用する。

2 よく用いられるテクニックと術式

ラバーダムは、単独歯なら3分以内での装着を目指す。ここでは、よく用いられる4つのテクニックとその術式について解説する。

1）Winged Technique

日本ではスタンダードとされているテクニックである。口腔外で十分な準備をした上でシートを挿入するので、単独歯のラバーダム防湿ならば口腔内でのステップや所要時間が比較的少ない。

①クランプが把持できるだけの縁上残存歯質（フェルール）が存在しない場合、スプリットダム法を行うか（**図6**）、事前に健全歯質上にコンポジッ

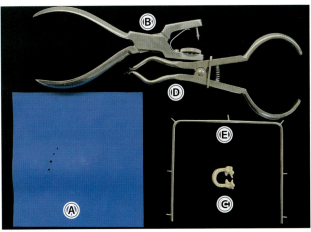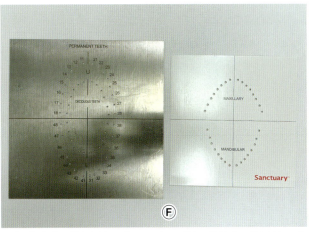

図❶ Ⓐラバーダムシートⅰ、Ⓑラバーダムパンチ、Ⓒラバーダムクランプ、Ⓓラバーダムクランプフォーセップス、Ⓔラバーダムフレーム、Ⓕラバーダムテンプレート。

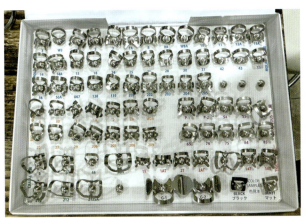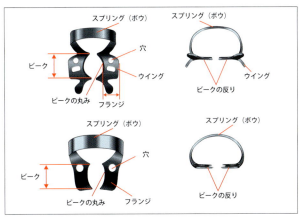

図❷ クランプの種類は豊富だが、よく使用するのは＃201、＃206、＃211、＃26の4種類である。

図❸ クランプの各部の名称。

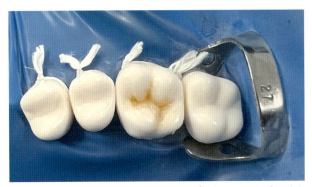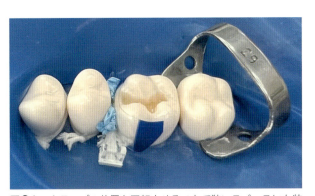

図❹a 最後臼歯部は狭いため、クランプは無翼のほうがつけやすい。

図❹b クランプの位置を回転させることで狭いスペースにも装着可能となる。

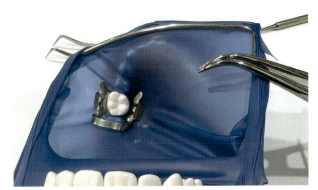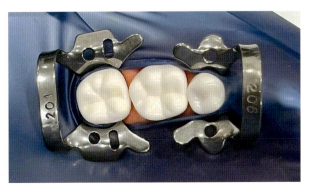

図❺ 顔・頭蓋に対してフレーム位置がずれないよう配置する。

図❻ 歯肉縁下でクランプが掛けられない時などにはスプリットダム法が便利（穴と穴を繋ぐだけ）。隔壁を作れば次回からまた密閉したラバーダムが掛けられる。

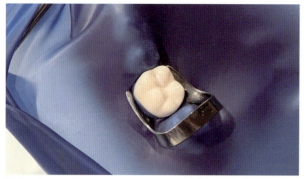

図❼　クランプでシートを挟み込むと密閉性が上がる。

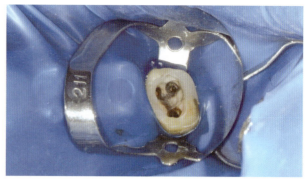

図❽　前歯様の＃211クランプは、臼歯に使用すると近心傾斜を防止できる。写真は頰側をデントダムで封鎖強化している。必ずボウが低いほうを頰側に配置する。

トレジン（CR）にて隔壁を製作し、クランプが掛かりやすい環境を整備する。有髄歯には浸潤麻酔が不可欠である。歯肉を挟むと術中・術後に痛みを伴う。

②該当歯の清掃後、クランプを選択し、歯に試適する。4点の爪がずれない安定した位置を探し出す。爪の幅が広いほど安定する位置を見つけるのが難しい。CR隔壁にクランプが閉じる過度な力が加われば当然破折を招くので、極力クランプは残存歯質に掛ける。電気メスや半導体レーザーなどで歯肉切除を行えば、クランプが掛けやすくなることもある。

③テンプレートにシートを重ね、穿孔部位を決定し、ラバーダムパンチにて穿孔する。

④穿孔部位にクランプの翼部を挿入し、事前にフレームもはめておく。フォーセップスの先端部をクランプの両孔に挿入し、②で見つけた安定した位置に装着する。

⑤フレームにはめておいたシートを、均等なテンションが掛かるように広げ直し固定する。クランプ翼部からシートを外し、歯頸部に適合させる。この時、探針やピンセットなど先端が鋭利な器具はシートを裂開させるので使用しない。ストッパーや練成充塡器などで慎重に外す。

⑥フォーセップスで翼部をわずかに広げ、歯頸部にフィットしたシート自体を挟み込む。これにより安定感が上がり、防湿レベルが高くなる（図7）。歯肉退縮などにより歯根形態が複雑でクランプ周囲の封鎖が得られない場合や、クランプによる把持に十分なフェルールが存在しない際は、光重合型レジン封鎖材（デントダム／フィード／図8）やシリコーンゴム系封鎖材（オラシールJコーキング＆パテ／ウルトラデント）などで補助的に防湿を強化する。

⑦歯間部への装着時は、シートの厚みや歯との摩擦度に応じて、歯やシート内面に水溶性ワセリンを塗布すると入りやすくなる。シートが隣接面とのコンタクトポイントを通過しにくい際は、ワックスフロスで上からシートを2度押し込む。近心面だけでなくボウのある遠心側も忘れないように押し込む。デンタルフロスが入りにくい場合やコンタクトを開けた処置がしたい場合は、事前に前歯ならアイボリー、臼歯ならエリオットのセパレーターを用いて歯間離開を行うこともある。

【Loop Floss Technique】

⑧コンタクトが緊密、またはシートが厚い場合はデンタルフロスをループ状にして交差する。シートを傷つけないよう、デンタルフロスの両端を頰側から丁寧に引き抜く。

シングルループとダブルループがあるが、ダブルループのほうが強い結紮が可能である。余剰デンタルフロスは、邪魔にならないようフレームに巻きつけるかハサミでカットする。エラスティックコードで代用もできる。

⑨歯頸部シートの反転

歯頸部の防湿をするために、圧排用器具（ガムリトラクターなど）や探針とエアブローにて、シートの端を歯肉溝に押し込む。歯肉溝内が陰圧になり、シートが入りやすくなる。

反転が困難な場合は、圧排糸を挟んだりデンタル

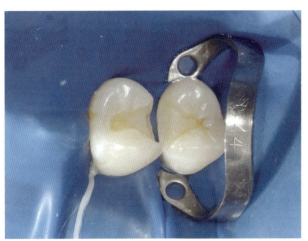

図❾ Clamp First Technique。

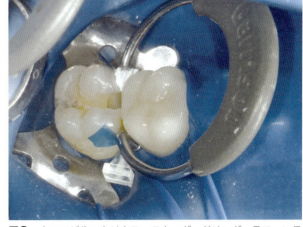

図❿ ウェッジやマトリクス、スタンダードリング、テフロンテープを駆使すると、臼歯部の2級窩洞も修復しやすい環境を構築することができる。

フロス結紮などを補助的に用いたりする。

2）Clamp First Technique

　視野の確保がしやすい前歯部で用いられる（単独歯・複数歯を問わない）方法である（図9）。高齢者・小児などラバーダム装着が可能か否か判断が難しい症例で、まずクランプだけ装着し、問題がなさそうであればシートを追加装着する、といった使い方もできる。伸びのよいシートと、ボウの小さいクランプであれば、有翼タイプでも可能である。

　ただし、無理な力を掛けるとシートが破れやすいので、慣れるまで時間がかかる。

①両側のAnchor teethに#B4を装着する
②処置対象歯から最低1歯以上離すと、術野が確保でき歯も確認しやすい。破れないよう丁寧にクランプのボウをパンチングした穴に通す。反対側のクランプを通す際に、穴の順番を間違えやすいので注意する。
③各歯間に2回ずつ、デンタルフロスを用いてシートを通す。必要に応じてエラスティックコードやデンタルフロスの結紮を追加する。

3）The Floss Ligature Technique

　歯頸部にシートが反転しにくい場合や、クランプ固定では充填しにくくなる場合は、ワックスフロスやPTFE製のテープフロスで結紮すると操作性が向上する。

4）Bow Technique

　シートを口腔内に挿入する前に、無翼クランプのボウに伸ばして装着する方法である。クランプを対象歯またはAnchor teethに取り付けてから、シートを前方の歯へと順に被せていく。

①シートの穴に、無翼型クランプをボウだけ露出するように押し込む。
②フォーセップスにクランプを装着する。
③ボウを包むようにシートをまとめる。
④シートをまとめたまま、Anchor teethにクランプを掛ける。
⑤指・デンタルフロス・充填器などで慎重にクランプを出す。
⑥デンタルフロスやコードを間に通して、残りの歯も露出させる。

3　ラバーダム除去の手順

①デンタルフロスやWEDJETSなどコードを外す。
　☞強く結紮したデンタルフロスやコンタクトを通したシートは、歯肉や口唇に配慮し（口腔前庭に指を挿入して歯間部のシートを横方向に引っ張り、軟組織から離す）、ハサミなどでカットすると除去しやすい。
②フォーセップスでクランプを外す。
③フレームを取り外す。
④シートを除去する。
⑤唾液を吸引し、患者の口をすすぐ。
⑥患者の口周りを拭く。

―― 謝辞 ――
原稿作成にあたって、ADIの二宮祐介先生・榊 航利先生、ならびに馬場 聖先生のご協力に感謝申し上げます。

05 簡易的防湿法 —ZOO—

千葉県・尾崎歯科医院　尾崎 聡

1 ZOOとは

口腔内の治療において防湿を行いながら進めることは大変重要であり、治療の成功に影響する。日々の臨床ではロールワッテによる簡易防湿やラバーダム防湿が行われていることが多いが、筆者はZOO（APT／図1）を利用した防湿も比較的多く行っている。

ZOOはバキュームにセットして使用する。1本のチューブがループし、先端付近には数か所の穴が開いており、その穴から唾液や水分を吸引して患歯を防湿する。ZOOは数種類用意されており、小児用、成人用、また根管治療時に根管内を細いチップで吸引するためのチューブを備えているものもある。

2 ZOOの特徴

ZOOの特徴として以下の4つがあげられる。

1）着脱が容易である

チューブ内にワイヤーが通っており自由に形態を付与できるため、あらかじめ形態を整え、口腔内に挿入するだけで使用することができる。

2）防湿効果が高い

図2に示すように、コットンロールによる簡易防湿では口腔内湿度は100％のままだが、ZOOは開始早々に湿度を50％までコントロールでき、その状態はZOO撤去時まで維持することができる。防湿効果はラバーダム防湿と比較しても大差がない。

3）クランプが掛からない状況でも使用できる

筆者は図3のようにクランプが掛からない歯の隔壁を製作する際にZOOを多様している。また、萌出不全の歯に対してもとても有効である。

4）開口器としての役割を備えている

ZOO自体に開口器の役割があるため、別途バイトブロックなどを使用する必要がない（図4）。

＊　＊　＊

他にも、下顎の治療の際にはZOOで舌も比較的排除でき、形成時に舌下部を誤って傷つけるリスクを少なくすることができる。また、患者は自ら開口する必要がなく、治療時の負担軽減につながり、患者からも「治療が楽」という評価が多い。

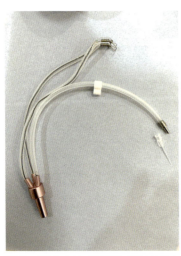

図❶　ZOO本体（根管治療用のサクションが使用できるタイプ）。

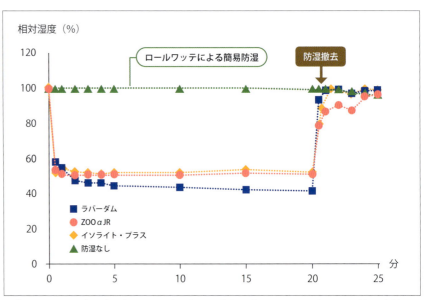

図❷　ZOOとラバーダム防湿では、防湿効果に大きな差はないことがわかる（有限会社ATPのHPより引用）。

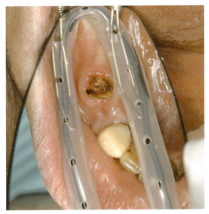
図❸ 歯肉辺縁まで歯質がなくクランプが掛けられない症例にも使用できる。

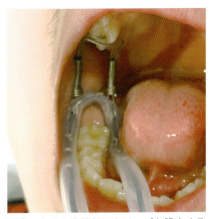
図❹ 上顎の歯間部にクリップを設定すると安定しやすい。

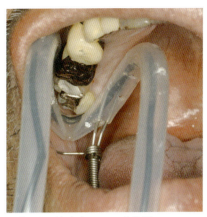
図❺ 上顎治療時のZOO装着例。

ZOO使用症例

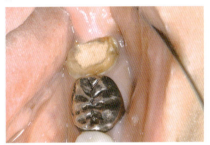
図❻a クランプが掛けにくい状態の歯の防湿にはZOOはかなり有効である。

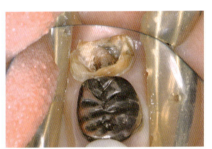
図❻b ZOOを使用することによりほぼ完全に防湿ができ、接着操作も的確に行える。

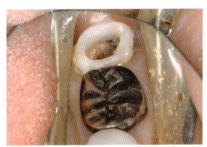
図❻c コンポジットレジンにて隔壁を作ることができ、今後の治療ではラバーダムの使用も可能となる。

3 ZOO使用時の留意点

ZOOは、装着も簡易的で便利な治療補助器具ではあるが、いくつか留意点もある。

1）完全な吸引ができない

修復処置においてエッチング操作は必須だが、ZOOは完全な吸引はできないため、水洗時に薬剤が口腔内に残留する可能性がある。そのため筆者は外科用サクションも併用し、注意深く使用している。

2）急な体動には対応できない

舌や粘膜をある程度排除できるが、ラバーダム防湿と異なり、急な体動時の切削器具による口腔内の損傷などを完全には防ぐことはできない。そのため、筆者は使用対象を小学生の高学年以降で体動がない患者に限定している。

3）開口障害がある患者には不向き

ZOOによる開口量は比較的大きく、調整ができないため、開口量が小さい患者に対しては顎関節の疼痛に繋がりかねない。クリップを前方歯（小臼歯）付近に設定することにより多少は開口量を調整することができるが、治療がしにくくなるため、この使用法は限られる。したがって筆者は、一度装着し、すぐに撤去して「装着した状態で治療を進めても大丈夫か」と確認した上で再装着ならびに治療を進めるようにしている。

4）上顎の治療には不向き

上顎の治療時にも使用は可能だが、チューブによって治療操作がかなり規制されてしまうため、筆者は症例を選んで使用している（図5）。

＊　＊　＊

筆者は、患歯の状態に応じてZOOやラバーダム防湿を使い分けることにより防湿操作の簡略化を図り、質の高い治療を行うことを心がけている。事前に使用目的や効果を説明することにより患者の協力が得やすくなるので、必ず説明をしてから使用することを推奨する。

06 修復処置における歯肉排除法（Gingival retraction）

東京都・星野デンタルクリニック　星野修平

　歯肉排除法は修復前準備の1つであり、歯肉縁下に及ぶう蝕の除去や硬組織欠損の形成、充填および印象採得を容易にすることである。

　日常臨床において、アブフラクションが原因で歯頸部に実質欠損を生じたケースや歯頸部う蝕、進行した隣接面う蝕では、歯肉縁下まで病変が及んでいることが多い。その際、歯肉排除を行わないと患部を明瞭に確認できないため、適合性の高い修復処置を行うためにはなくてはならない基本手技である。

　歯肉排除法の具体的な方法には、

- 圧排コード（図1）
- ウェッジ（図2）
- ジンジバルリトラクター（図3）
- 電気メス（図4）
- ラバーダム防湿法（図5）、
- 歯肉圧排ペースト（図6）

などがある。

　修復部位が歯肉縁下に及ぶ要因としては、歯肉の要因と歯の要因が考えられる。歯肉が要因の場合は、歯周基本治療にて炎症をコントロールしてから修復

症例1：圧排コードによる歯肉排除法

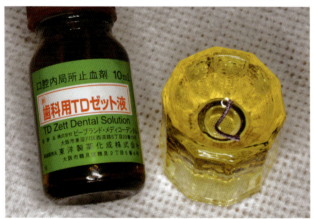

図❶　塩化アルミニウム含有圧排糸による歯肉排除によりマージンが明瞭となる。圧排糸の太さは一般的に1.0mm前後だが、歯肉のフェノタイプと歯肉溝の深さをプローブで確認し、適切な太さを選択する。

症例2：ウェッジによる歯肉排除法

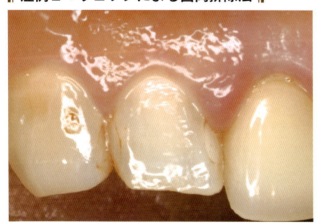
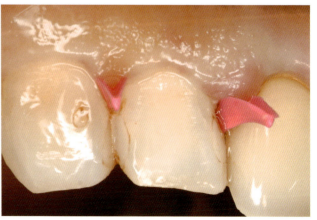

図❷　上顎側切歯に不適合修復物による歯肉の炎症を認める。プレウェッジテクニックにて歯肉縁下の不良修復物を明瞭化し、形態修正を行い清掃性を改善した。

症例3：ジンジバルリトラクターによる歯肉排除法

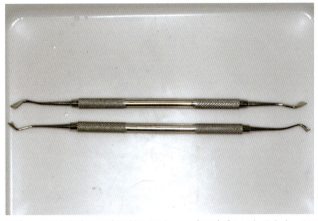

図❸ 上顎小臼歯に二次う蝕を認める。ジンジバルリトラクターにて一次的に歯肉排除し、う蝕除去時や窩洞形成時に辺縁歯肉の損傷を防止することで、修復処置が容易になる。

症例4：電気メスによる歯肉排除法

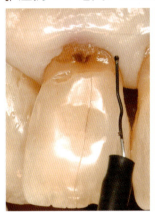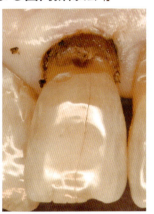

図❹ 上顎中切歯に歯肉縁下う蝕を認める。局所麻酔下で電気メスにて歯肉切除を行うと、出血も少なく歯肉縁下う蝕を明瞭化することができ、修復処置が容易になる。

症例5：ラバーダム防湿法による歯肉排除法

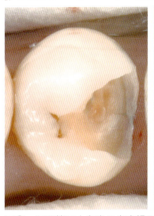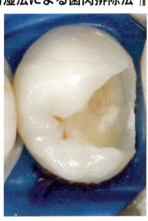

図❺ 下顎第二小臼歯に歯肉縁下う蝕を認める。修復前準備の1つであるラバーダム防湿法は歯肉排除効果もあり、前項でも述べられているように修復処置において欠かせない方法である。

症例6：歯肉圧排ペーストによる歯肉排除法

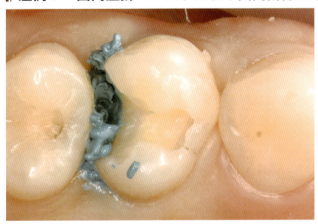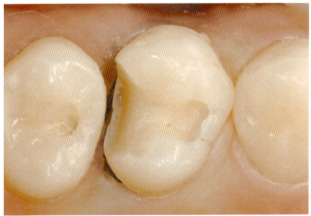

図❻ 塩化アルミニウム含有の圧排ペーストは簡易的に歯肉排除ができ、かつ止血効果もあるため、インレー修復の印象採得時に有効なこともある。

処置に移行する。その際、炎症が消失した患者に対しては、圧排コードやラバーダム防湿または両者を併用し、歯肉排除を行う。歯周基本治療にて改善しない場合は、歯の要因と考え、ウェッジにて形態修正を行い歯肉炎の改善を行ってから修復処置に移行したり、電気メスやレーザーにて歯肉整形を行い修復処置へ移行する。

接着修復が主流となりつつある現在、接着阻害因子である出血や歯肉溝滲出液のコントロールをするにあたり、歯肉排除法は重要な修復前処置と考える。

07 歯間分離法

東京都・はやし歯科・矯正歯科　林 直也

　隣接面の修復を行う際に、おもに隣接面の接触を回復させることを目的として歯間分離法が用いられる。また、隣接面う蝕の切削にあたって考慮すべき点の1つに、患歯の隣接歯にバーが接触しないことがあげられる。そのため隣接面の切削の際には切削前に歯間分離法を行うこともある。
　歯間分離法の目的として図1があげられる。また、その方法として図2のものが用いられることが多い。
　歯間分離法の目的や歯の状態により、さまざまな方法や材料がある。材料に関しては実際に使用することで使いやすいものが見つかることもあるため、症例ごとに使用感や術後の状態を評価し、自分の臨床に活かすことが大切だと考える。

- 隣接面を的確に診査できるようにする。
- 窩洞形成、填塞、仕上げ研磨を行いやすくする。
- 隣接歯の接触の回復を容易にする。
- 隔壁の使用やラバーダム法を行いやすくする。

図❶　歯間分離法の目的。

- くさび状木片（木製（ウッド）ウェッジ）　☞症例1参照
- プラスチック製ウェッジ　☞症例2参照
- セパレーター　☞症例3参照
- モジュール　☞症例4参照
- その他（ストッピング、結紮線）

図❷　歯間分離法の方法。

症例1：くさび状木片（木製（ウッド）ウェッジ）の使用例

【使い分け】下部鼓形空隙が大きく、手持ちのプラスチック製ウェッジでは緩い場合に使用することがある。
【特徴】即時分離法に用いる。

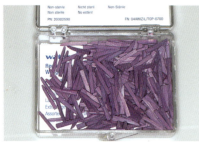 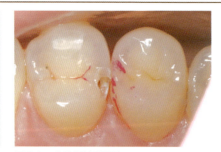 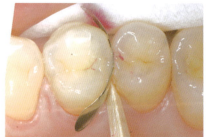

図❸a　くさび状木片（木製（ウッド）ウェッジ）。　　図❸b　う蝕部位確認時。　　図❸c　充填時。

症例2：プラスチック製ウェッジの使用例

【使い分け】さまざまな大きさがあるため、下部鼓形空隙の大きさに合わせやすい。
【特徴】即時分離法に用いる。ウッドウェッジに比較して使用時にやや緩みやすい場合がある。

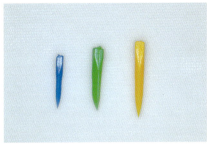
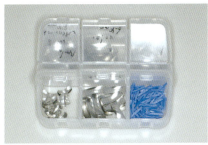
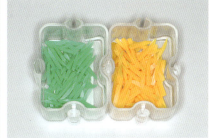

図❹a　プラスチック製ウェッジの例。隣接面の幅、下部鼓形空隙の大きさによって数種類のウェッジを準備しておき、使い分ける必要がある。そのため、大・中・小など取り揃えておくと便利である。

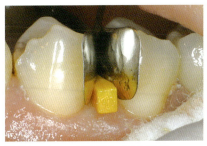
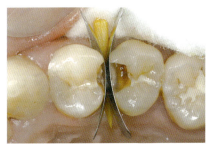

図❹b　ウェッジ装着時（側方面観）。
図❹c　ウェッジ装着時（咬合面観）。

症例3：セパレーターの使用例

【使い分け】デンタルエックス線写真と併用して隣接面のう蝕の診査に使用する。
【特徴】即時分離法に用いる。充填時には各種ウェッジを使用する。

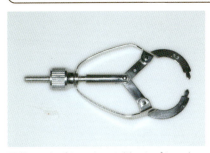
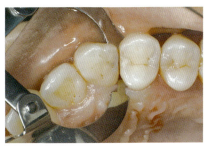
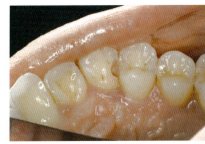

図❺a　セパレーターの例。セパレーターは隣接面の診査を行いやすくする際に用いる。充填時にはウェッジを使用する。
図❺b　セパレーター設置時。
図❺c　う蝕部位確認時。

症例4：モジュールの使用例

【使い分け】隣接面の診査に使用する。
【特徴】緩徐分離法に用いるが、歯根近接の改善などにも用いることができる。充填時には各種ウェッジを使用する。

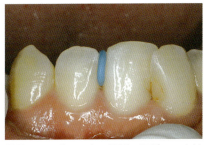
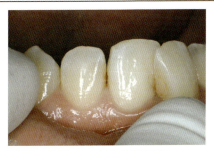
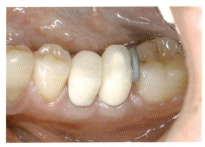

図❻a　モジュールの設置。モジュールはセパレーター同様に隣接面の診査を行いやすくする際に用いる。
図❻b　モジュールによる歯間離開。
図❻c　歯根近接の改善。歯根が近接していて隣接面形態の回復が困難な場合においてもモジュールが用いられる。

08 何でも使えるシールテープ（ISOテープ）の臨床活用

神奈川県・龍生デンタルオフィス　平野竜生

歯科用テフロンテープは、現代の歯科医療において多岐にわたる用途があり、特に修復治療やインプラント治療において非常に重要な役割を果たしている。本稿では、歯科用テフロンテープの特性、用途、利点、そして使用方法について詳述する。

1 歯科用テフロンテープの特性

テフロンテープ、正式にはポリテトラフルオロエチレン（PTFE）テープは、その非粘着性、高い耐熱性および化学的安定性で知られており、これらの特性は歯科治療において非常に有用である。

1）非粘着性
歯科用テフロンテープは非常に滑らかで、ほとんどの物質に粘着しない。この特性により、歯科用器具に巻きつけても容易に取り外すことができ、残留物が残らないため衛生的である。

2）耐熱性
歯科用テフロンテープは非常に高い耐熱性を持ち、摂氏260度までの温度に耐えることができる。このため、滅菌処理が必要な歯科治療環境でも安心して使用することができる。

3）化学的安定性
歯科用テフロンテープは多くの化学物質に対して耐性があり、腐食しにくい性質を持っている。これにより、さまざまな歯科用材料や薬剤とともに使用しても化学的な反応を引き起こしにくいという利点がある。

2 歯科用テフロンテープの用途

歯科用テフロンテープは、おもに以下のような用途で使用される。

1）インプラント治療
インプラントのアバットメントとクラウンの間のスペースに歯科用テフロンテープを詰めることで、セメントの漏れを防ぎ、清掃を容易にする。また、インプラントのネジを固定する際に、歯科用テフロンテープを巻きつけることでネジの緩みを防ぐことができる。

2）修復治療
歯科用テフロンテープは、コンポジットレジン充填時に隣接する歯を保護するための隔壁として使用される（図1）。また、修復を施す前に歯の形状を保持するための一時的な充填材としても役立つことがある。

3）歯科器具の保護
歯科用テフロンテープは、特定の器具や装置を保

修復治療での使用例

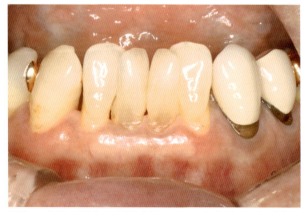

図❶a　術前の状態。下顎前歯部へのコンポジットレジン充填を行う。

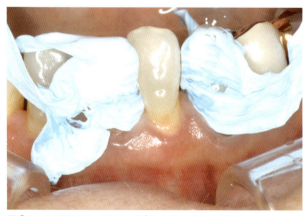

図❶b　両隣接歯をISOテープによりマスキングした。

護するためにも使用される。例えば、ドリルビットやプローブなどの鋭利な器具に巻きつけて、患者の口腔内を傷つけないようにすることができる。

3 歯科用テフロンテープの利点

歯科用テフロンテープを使用する利点は多岐にわたる。

1）操作性の向上

歯科用テフロンテープは非常に扱いやすく、歯科医師が迅速かつ正確に処置を行うことができる。また、非粘着性により必要な時に簡単に取り外すことができるため、治療の効率が向上する。

2）患者の快適性

歯科用テフロンテープは非常に柔軟で滑らかであるため、患者の口腔内に挿入しても不快感を与えない。また、アレルギー反応がほとんどないため、ほぼすべての患者に安全に使用できる。

3）衛生面の改善

歯科用テフロンテープは化学的に安定しており、バクテリアやウイルスが付着しにくいため、感染リスクを低減できる。また、使用後のテープは簡単に取り除くことができ、器具の衛生を保つことが容易である。

4 歯科用テフロンテープの使用方法

歯科用テフロンテープを効果的に使用するためには、以下の手順を守ることが重要である。

1）適切なサイズでの使用

歯科用テフロンテープを使用する前に、必要な長さにカットする。使用する部位や目的に応じて、適切な長さと幅を選ぶことが重要である。

2）清潔な環境での使用

歯科用テフロンテープを取り扱う際は、清潔なグローブを着用し、滅菌された器具を使用することが推奨される。これにより、感染リスクを最小限に抑えることができる。

3）適切な巻きつけ

歯科用テフロンテープを使用する部位に丁寧に巻きつける。例えばインプラントのネジに使用する場合は、均等に巻きつけることで緩みを防ぐことができる。修復治療に使用する場合は、隣接する歯を保護するように配置する。

4）端を少し外に出しておく

歯科用テフロンテープを使用した後は、簡単に取り外せるように設置する。テープの端を少し外に出しておくことで、後で簡単に取り外すことができる。

＊　＊　＊

歯科用テフロンテープは、その優れた物理的および化学的特性により、歯科治療において非常に有用なツールである。インプラント治療や修復治療、器具の保護など、多岐にわたる用途で使用されるこのテープは、操作性の向上、患者の快適性、衛生面の改善など、多くの利点を提供できる。正しい使用方法を遵守することで、歯科医師は効果的に歯科用テフロンテープを活用でき、患者に対してより高品質な治療を提供することができる。

歯科用テフロンテープの利用は、現代の歯科医療における重要な技術の1つであり、その使用は今後も広がり続けると考えられる。

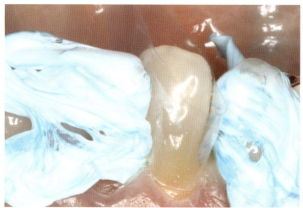

図❶c　ISOテープによりマスキングをしていても、マトリックステープも十分に挿入できる。

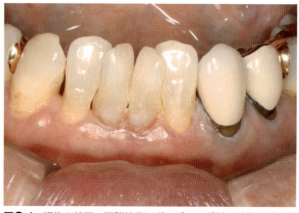

図❶d　術後の状態。両隣接歯にボンディング材の付着などは認めない。

第3章 参考文献一覧

▶02 ラバーダム防湿の必要性と臨床的意義

1） 淺井知宏，三橋 晃，林 誠，坂東 信，古澤成博，前田英史．歯内療法におけるラバーダム防湿に関する調査．—2019-2020—．日歯内療誌 2021;42(3):166-173.

2） 陸田明智，千葉康史，坪田圭司，渡邉珠代，山本 明，安藤 進，宮崎真至，松崎辰男．環境湿度条件がシングルステップシステムの象牙質接着性に及ぼす影響．日歯保存誌 2006;49(4):510-515.

3） Falacho RI, Melo EA, Marques JA, Ramos JC, Guerra F, Blatz MB. Clinical *in-situ* evaluation of the effect of rubber dam isolation on bond strength to enamel. J Esthet Restor Dent 2023;35(1):48-55.

4） Alqarni MA, Mathew VB, Alsalhi IYA, Alasmari ASF. Rubber dam isolation in clinical adhesive dentistry: The prevalence and assessment of associated radiolucencies. Journal of Dental Research and Review 2019;6(4):97-101.

第4章

コンポジットレジン修復

- ▶ 01 コンポジットレジンの進歩とこれから
- ▶ 02 接着材料の進歩とこれから
- ▶ 03 接着システムの分類と特徴①
  ―接着操作の簡略化がもたらすもの―
- ▶ 04 接着システムの分類と特徴②
  ―ユニバーサルアドヒーシブ―
- ▶ 05 良好な接着を得るために：
  接着阻害因子とその清掃
- ▶ 06 CRインジェクションテクニック
- ▶ 07 良好な接着を得るための前処置：
  アクティブ処置
- ▶ 08 コンポジットレジン修復における
  感染歯質の除去法および探知・検知法
- ▶ 09 窩洞形成における
  ベベルの有無、前歯・臼歯の違い
- ▶ 10 前歯部コンポジットレジンの
  シェードテイク
- ▶ 11 ユニバーサルシェードコンセプト

- ▶ 12 ユニバーサルシェード型コンポジット
  レジンを用いた充填
  ①4級窩洞症例
- ▶ 13 ユニバーサルシェード型コンポジット
  レジンを用いた充填
  ②ホリゾンタルスロット窩洞症例
- ▶ 14 光照射器
- ▶ 15 臼歯1級窩洞への充填
- ▶ 16 複雑窩洞充填時の歯間分離の方法
- ▶ 17 臼歯2級窩洞への充填①
- ▶ 18 臼歯2級窩洞への充填②
- ▶ 19 臼歯部充填時の解剖学的形態の付与
- ▶ 20 5級窩洞・NCCLsへの充填
- ▶ 21 前歯3級窩洞の充填
- ▶ 22 前歯4級窩洞の充填①
- ▶ 23 前歯4級窩洞の充填②
- ▶ 24 正中離開へのダイレクトボンディング
- ▶ 25 形態修正と研磨法
- ▶ 26 ダイレクトベニアへの応用

01 コンポジットレジンの進歩とこれから

日本大学歯学部保存学教室修復学講座　髙見澤俊樹

1 組成の変遷

コンポジットレジンは、これまでさまざまな改良およびイノベーションによって進化してきた（**図1**）。開発初期におけるエポックメイキングは、Bowenが開発したBis-GMAをレジンモノマーに採用したことにある。このレジンモノマーは現在でも多くのレジン材料に使用されており、Bowenの歯科界への功績は計り知れない。またBis-GMA以外のレジンモノマーの開発も継続的に行われ、粘性および吸水性の改善あるいは重合収縮の抑制を図ったレジンモノマーの開発とともに、さまざまなレジンモノマーをブレンドすることで最適化が行われている。

また、含有されるフィラーの形態、粒径、分散性、含有量およびシランカップリング法は、コンポジットレジンの機械的性質、重合特性、研磨性、審美性、耐摩耗性などに影響を及ぼす重要な因子である。そのため、各製造者も独自の技術を駆使してさまざまなフィラーを開発してきた（**図2**）。

2 重合様式の変遷

重合様式の変更も重要な転換点といえる。初期では化学重合様式が採用されていたものの、操作性の観点から紫外線によってオンデマンドで重合硬化するコンポジットレジンが開発された。しかし、浅い重合深度、発がん性、眼への障害などの問題から、可視光線で重合硬化する様式に取って代わった。一般的に*dl*-camphorquinone（CQ）が可視光領域で励起される重合開始剤として重合促進剤の第3級アミンとともに採用されている。また、PPD（1-phenyl-1, 2-propanedione）あるいはLucirin TPO（monoacylphosphine oxide）なども一部のレジン材料で重合開始剤として採用されており、CQに比較して黄色みが少なく、色調安定性が優れているとされる[1]。

3 フロアブルレジンの開発

レジンペーストの流動性および粘性は、操作性のみならず窩壁適合性および付形性に影響を与える。1990年代に開発されたフロアブルレジンは、粘性の低下によってフロー性を高めたコンポジットレジンである。

フロアブルレジンは狭小な窩洞への充塡や積層充塡を簡便にするとともに、窩洞のライナー材として気泡の混入が少ないなどの利点を有している。開発当初のフロアブルレジンは、機械的性質の観点から[2]、ライナー材としておもに使用されていたが、さまざまな改良を経て機械的性質および耐摩耗性が向上し（**図3**）、今日では臼歯部咬合面などの咬合圧負担領域でも使用可能である[3]。

4 バルクフィルコンポジットレジン

バルクフィルコンポジットレジンは、4mm以上の窩洞に対して一括充塡を可能にしたコンポジットレジンである。初期のバルクフィルコンポジットレジンは、レジンモノマーの屈折率の調整とともに大きなガラスフィラーを採用することで光線透過性の向上を図った。しかし、機械的性質および遮蔽性の問題から審美的には妥協を強いられた製品もあった。現在ではこれらの欠点を改善した製品も臨床応用されている。

5 シングルシェードコンポジットレジン

審美的な修復を行う際の臨床技法としてレイヤリングテクニックがある。このテクニックは、異なる色調のレジンペーストを積層することで色調適合性を得るものである。しかし、最終的な色調予想が難しく、術者の経験や技術が必要とされる。近年では、単一シェードで歯質の色調に対応可能なシングルシェードコンポジットレジンが開発、臨床応用されている。

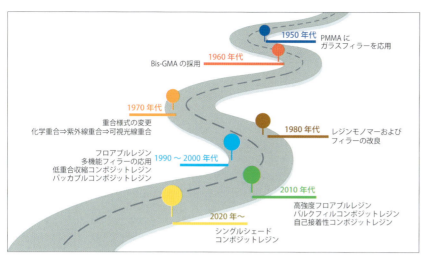

図❶　コンポジットレジンの変遷。

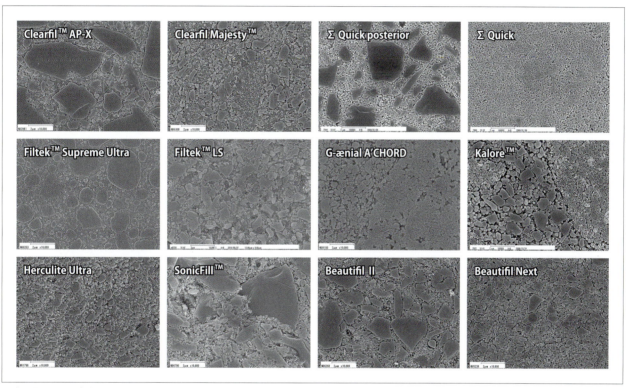

図❷　各種コンポジットレジンに含有されているフィラーのSEM像。

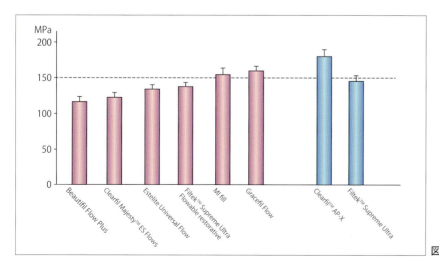

図❸　フロアブルレジンの曲げ強さ。

69

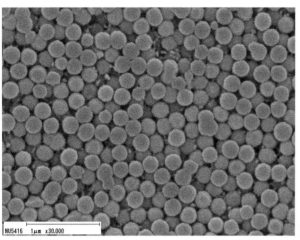

図❹ 構造色を応用したコンポジットレジンにおける球状のフィラー。

シングルシェードコンポジットレジンの色調適合性の獲得には2つのコンセプトがある。①光透過性および拡散性の調整とともに透明性・遮蔽性・彩度の最適化によって色調の調和を得るものと、②構造色のコンセプトを応用したものである。構造色を応用したコンポジットレジンは、260nmの球状フィラーが均一に充塡された微細構造を形成している（図4）。歯の色は赤色から黄色の範囲に分布しており、窩洞からの反射光とコンポジットレジンが発する構造色が混ざることで、窩洞の色調に同化した色調適合性が得られるというものである[5]。しかし、大型窩洞、吹き抜け窩洞、周囲歯質の色調が極端に明るいもしくは暗い症例については、このコンポジットレジンのみでは対応できない場合もある。

6 次世代コンポジットレジン

次世代コンポジットレジンの開発は、臨床術式の簡略化を軸に今後も開発が進められていくものと考えられる。例えば自己接着性機能を具備しつつ、重合収縮を生じないコンポジットレジンが実現できれば、接着材フリーの修復処置が可能となる。可逆的な付加−開裂連鎖移動（RAFT）重合メカニズムを応用したコンポジットレジンと光線深達性の高い照射器の組み合わせは、照射時間の短縮が可能となる。

一方、修復歯の耐久性の向上には、咬合負荷を緩衝するマテリアルの開発も必要であり、ショートファイバーを利用したコンポジットレジンの臨床応用も今後期待される。

02 接着材料の進歩とこれから

日本大学歯学部保存学教室修復学講座　髙見澤俊樹

1　エナメル質へのリン酸エッチング

歯質接着に基づく歯冠修復の幕開けは、1955年にBuonocoreがエナメル質に対してリン酸エッチングを行い、アクリルレジンを充填する方法を提唱したところに端を発している。その後、エナメル質にはリン酸エッチングを行い、象牙質にはNPG-GMAモノマーを応用したシステムが第1世代と考えられている（図1）。

2　象牙質プライマーの開発

エナメル質接着はリン酸エッチングによって優れた接着性の獲得が可能になったものの、象牙質接着は課題も多かった。象牙質は親水性の組織であるため、ボンディング材の開発とともに象牙質とボンディング材の親和性を高める処理剤が必要となった。親水性モノマーのHEMAを象牙質プライマーの成分に採用することで、いわゆるエッチング、プライミング、ボンディングという3ステップエッチ＆リンス（ER）接着システムの原型となる第3世代の接着システムが完成した。

3　トータルエッチング

象牙質へのリン酸エッチングは、保護層として考えられていたスミヤー層を完全に除去するため、術後の知覚過敏の発生や長期的な象牙質へのダメージが生じる可能性から避けられていた。

東京医科歯科大学の総山は、当時開発された接着性モノマーを応用することで、エナメル質および象牙質を同時にリン酸エッチングするトータルエッチング法を提唱した。しかし、このトータルエッチング法の発表には前述の理由から否定的な意見も多かった。最終的には、トータルエッチング法のもたらす臨床的簡便性と妥当性、および象牙質にもレジ

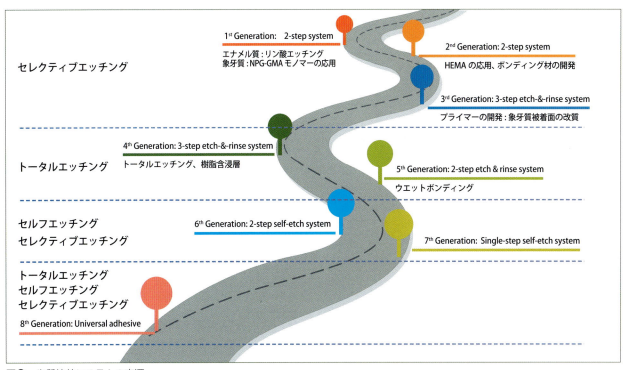

図❶　歯質接着システムの変遷。

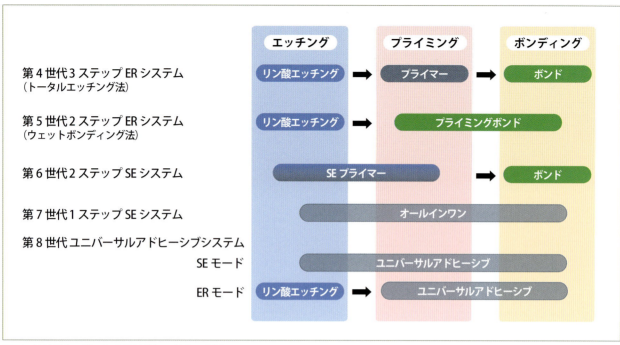

図❷ 接着操作の違いによる接着システムの分類。

ンタグおよび樹脂含浸層の形成からなる機械的嵌合力の獲得といった理論背景からも受け入れられるようになった。このトータルエッチングによる3ステップ接着システムを第4世代とし、う蝕検知液などの開発と相まって、現在のMI修復の基となる接着修復が体系化された。

4 2ステップER接着システム

接着システムの開発初期では接着性能の向上に重きが置かれていた。臨床的にも十分なレベルの接着システムが普及するようになり、開発の目標は接着操作の簡略化に焦点が当てられた。2ステップERシステムは、3ステップERシステムの術式のうち、プライミングとボンディングを同時に行うことでプライミングの操作ステップを省略した接着システムである（**図2**）。

リン酸エッチング後の象牙質へのプライミングは、脱灰部にレジンモノマーを浸透させるために象牙質表面の改質を目的としている。リン酸エッチング後の露出コラーゲン線維は、水洗・乾燥によって萎縮が生じるため、レジンモノマーの浸透を妨げることになる。そのため象牙質プライマーの役割は、萎縮したコラーゲン線維を膨潤させ、レジンモノマーの浸透性を高めることにある。

プライミングを省略した2ステップERシステムでは、リン酸エッチング後の表面を改質する必要から、水洗後の象牙質に水分を残した状態にするウエットボンディング法が提唱された[1]。しかし、ウエットボンディング法はテクニックセンシティブであるとともに、長期接着耐久性の観点からも問題点が指摘されている。

5 2ステップSE接着システム

2ステップセルフエッチング（SE）システムは、リン酸エッチングのステップを省略した接着システムである。SEプライマーに含有される機能性モノマーは、歯質の脱灰とともにハイドロキシアパタイト（HAp）とカルシム塩を形成することで化学的に接着する[2]。SEプライマーはエッチング能がマイルドであるため、スミヤー層およびスミヤープラグの一部は脱灰せず残留する（**図3**）。エナメル質への接着性能はERシステムに比較すると劣っているものの、簡便な操作性とテクニックセンシティブ因子が少ないことなどの理由から本邦での使用頻度は高く、世界的にも徐々に受け入れられた接着システムである。

6 1ステップSE接着システム

1ステップSE接着システムは、エッチング、プライミングおよびボンディングを同時に行う接着シ

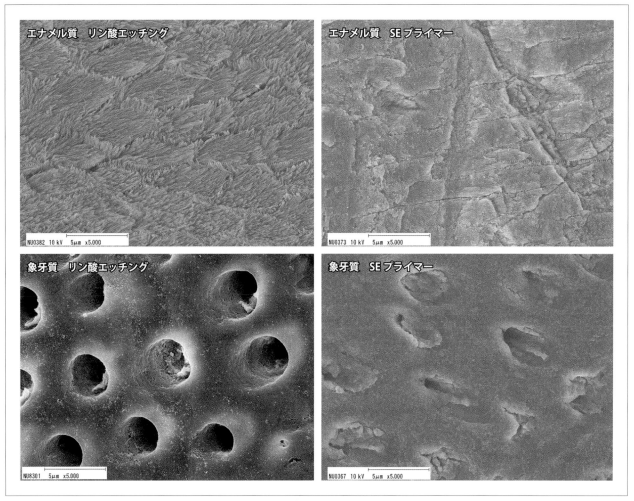

図❸ 処理法の違いがエナメル質および象牙質の微細構造に及ぼす影響。

ステムである。この接着システムは、歯質の脱灰と同時に HAp と反応することで化学的に歯質と接着する。一方、アドヒーシブ塗布後にはボンディング層として機能する必要もあるところから、光重合開始剤および促進剤が含有され、操作の簡略化に反して含有成分は複雑である。また、この接着システムは他の接着システムに比較してエナメル質への接着性能が低いため、エナメル質に限局したセレクティブエッチングが推奨されている。そこで第8世代として ER モード、SE モードあるいはセレクティブエッチングモードのいずれのモードにおいても使用できるユニバーサルアドヒーシブが開発され[3]、現在使用されている。

7 次世代接着システム

次世代接着システムの開発は、操作ステップの簡略化、多機能化および汎用性の向上を軸に今後も開発が進められていくものと考えられる。現在でも、光照射のステップを省略した接着システムあるいは塗布時間の短縮を図った接着システムなどは存在しているが、これらの接着システムの機能をさらに向上した接着システムが今後も求められるだろう。

また、直接法としての使用のみならずコア用レジンおよびレジンセメントのプライマーとしても併用できる接着システムの開発は、歯科医院で使用する接着材料のダウンサイジングを可能とし、接着システム使用時の混乱が少なくなるものと考えられる。

03 接着システムの分類と特徴①
—接着操作の簡略化がもたらすもの—

日本大学歯学部保存学教室修復学講座 **髙見澤俊樹**

1 接着システムの分類

　歯質接着システムは、接着性能の向上と操作ステップの簡略化を目的に開発がなされてきた。接着術式の簡略化は術者および患者にとっては望ましいことではあるが、これを達成するにはさまざまな技術革新があったことは想像に難くない。現在の接着システムは、エッチ＆リンス（ER）接着システムおよびセルフエッチング（SE）接着システムに大別でき、それぞれの接着システムを操作ステップで分類すると、ER接着システムでは3ステップおよび2ステップに、SE接着システムでは2ステップおよび1ステップとなる。いずれの接着システムもそれぞれに特徴があり、接着メカニズムおよび接着術式も異なっている（**表1、2**）。

2 エナメル質および象牙質の違い

　窩洞の多くはエナメル質と象牙質から構成されている。組成においては、エナメル質では約95％が無機質であるものの、象牙質では60〜65％の無機質、約20％の有機質と15〜20％の水分を含有している。いずれの組織の無機質もハイドロキシアパタイト（HAp）を主成分とするものの、その含有量、結晶の大きさおよび形状は異なっている。特にHApの結晶構造は、エナメル質では六角柱構造を呈しているが象牙質では小板状構造を呈しており、大きさもエナメル質のそれと比較してかなり小さいものとなる（**図1**）。これらの結晶構造の差異は、それぞれの歯質の無機質含有量の違いと相まって脱灰性および機能性モノマーとの親和性などに影響を与える[1]。

表❶ 各接着システムの特徴

接着システム	ER接着システム	SE接着システム
操作ステップ	3ステップエッチ＆リンス接着システム（エッチング、プライミング、ボンディング） 2ステップエッチ＆リンス接着システム（エッチング、ボンディング）	2ステップ接着システム（プライミング、ボンディング） 1ステップ接着システム（オールインワン）
おもな接着メカニズム	エナメル質： 　マイクロメカニカルな投錨効果 象牙質： 　樹脂含浸層＋レジンタグ	エナメル質： 　機能性モノマーによる化学的接着 　＋機械的嵌合力 象牙質： 　機能性モノマーによる化学的接着 　＋機械的嵌合力
	機械的嵌合力＞化学的接着	機械的嵌合力＜化学的接着
エッチングパターン	明瞭	不明瞭
象牙質樹脂含浸層	明瞭	**2ステップ**：（一部明瞭） **1ステップ**：（形成されない）
ボンド層の厚み	**3ステップ**：40〜60μm **2ステップ**：10〜20μm	**2ステップ**：30〜60μm **1ステップ**：10μm以下

表❷ 接着システムによる操作ステップの違い

3ステップER接着システム	2ステップER接着システム	2ステップSE接着システム	1ステップSE接着システム
エッチング（リン酸処理）↓	エッチング（リン酸処理）↓	SEプライマー塗布↓	1ステップSEアドヒーシブ塗布↓
水洗・エアブロー↓	水洗・ブロットドライ↓		
プライマー塗布↓	プライミングアドヒーシブ塗布↓	マイルドエアブロー↓	
エアブロー↓			
ボンディング材塗布↓		ボンディング材塗布↓	
マイルドエアブロー↓	マイルドエアブロー↓	マイルドエアブロー↓	エアブロー(製品によって異なる)↓
光照射	光照射	光照射	光照射 or 照射なし

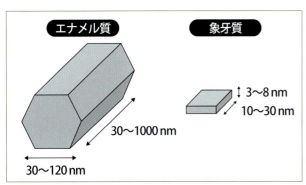

図❶ アパタイト結晶構造の違い。エナメル質のハイドロキシアパタイトの結晶構造は六角柱を、象牙質では小板状を呈している。

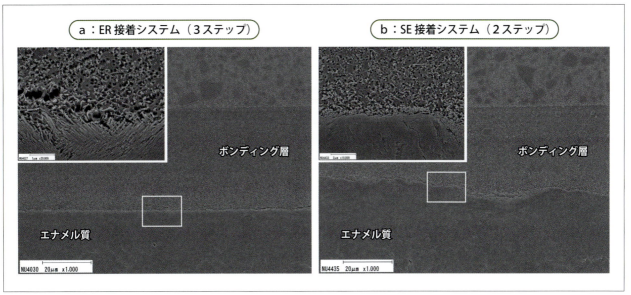

図❷ 異なる接着システムのエナメル質接着界面（SEM像）。

3 異なる接着メカニズム

　ER接着システムにおけるエナメル質への接着メカニズムは、リン酸エッチングによって粗造となった表面にレジンモノマーが浸透することによって形成される強固な投錨効果によるものである（図2a）。一方、SE接着システムは脱灰能がマイルドであるためマイクロメカニカルな嵌合力には依存せず、含有される機能性モノマーとHApによって形成される化学的接着が主体となる（図2b）。

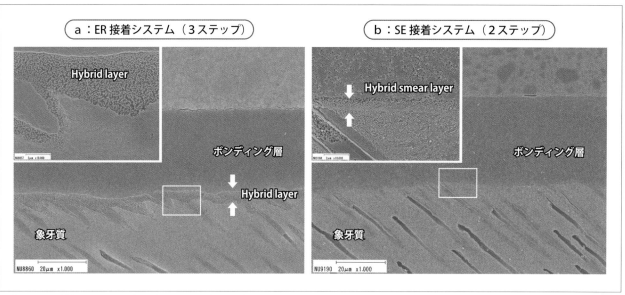

図❸ 異なる接着システムの象牙質接着界面（SEM像）。ER接着システムにおいてはHybrid layer（白矢印）が観察される。SE接着システムでは、機能性モノマーがスミヤー層を取り込んだHybrid smear layer（白矢印）が観察される。

　象牙質においては、ER接着システムの接着メカニズムは樹脂含浸層および象牙細管内に形成されるレジンタグによる機械的嵌合力が主体となる（図3 a）。SE接着システムでは、樹脂含浸層およびレジンタグ形成はわずかであり、その接着メカニズムはエナメル質同様、化学的接着である。特に機能性モノマーとHApの親和性は、エナメル質のそれと比較して象牙質で高いとされ[1,2]、機能性モノマーと歯質との化学的接着を裏づける象牙質表層のスミヤー層を取り込んだと考えられている移行層あるいはHybrid smear layerが観察される（図3 b）。

4 機能性モノマーについて

　SE接着システムの接着性能は、含有される酸性機能性モノマーに影響を受ける。この酸性機能性モノマーは、歯質の脱灰とともにカルシムと塩を形成し、強固に接着する。酸性機能性モノマーには、リン酸基あるいはカルボキシル基を持つ機能性モノマーがあり、さまざまな種類の機能性モノマーがこれまで開発・臨床応用されてきた。その中でもリン酸エステル系機能性モノマーのMDP（10-methacryloyloxydecyl dihydrogen phosphate）は代表的な機能性モノマーとして、歯質のみならず金属やジルコニアに対しても高い接着強さを示す。MDPによって形成されたカルシウム塩は水に不溶性を示し、長期接着耐久性にも優れている。また、このMDPに抗菌性の機能を付加したMDPBを含有した製品も臨床応用され、多機能化を図った接着システムも存在する。

　現在、このMDPはさまざまな接着システムに含有されるとともに、汚染物質の除去剤および修復・補綴装置内面の前処理剤にも使用されている。

5 2ステップから1ステップに

　本邦では、その簡便性と接着性能の高さから、2ステップSE接着システムの使用頻度は開発当初から高いものがあった。その後、さらなる術式の簡略化を目的に、2000年代初頭には1ステップSE接着システムが開発された。この接着システムは、エッチング、プライミングおよびボンディングを一度の操作で可能としたことを特徴としている。この画期的な接着システムにも機能性モノマーが含有されているが、この機能性モノマーを酸として機能させるためには水が必要となり、この水の存在がこの接着システムの構成を複雑にしている。すなわち、この接着システムのアドヒーシブは、ボンディング材としても機能する必要から、水分の残留はアドヒーシブの重合阻害を招き、硬化ボンディング剤層の機械的性質が低下する。そのため、各製造者は水分の揮発を促進するための溶媒を添加、あるいはアドヒーシブ塗布時のエアブローを工夫している。したがって、アドヒーシブへの不十分なエアブローは術後の不快事項の発生や予後不良となる可能性があるため注意が必要である[3]。

04 接着システムの分類と特徴②
―ユニバーサルアドヒーシブ―

日本大学歯学部保存学教室修復学講座　髙見澤俊樹

1 ユニバーサルアドヒーシブの開発

ユニバーサルアドヒーシブは、その組成および臨床術式の観点から広義においては1ステップセルフエッチング（SE）接着システムに分類される。一方、このユニバーサルアドヒーシブはエナメル質および象牙質を同時にリン酸エッチングするエッチ＆リンス（ER）モード、従来の1ステップSE接着システムと同様な使い方であるSEモード、あるいはエナメル質のみにリン酸エッチングを行うセレクティブエッチングモードのいずれのモードでも使用できる[1, 2]。したがって、この接着システムの特徴はエッチングモードの違いによって異なる（**表1**）。また、組成中にMDP、シランカップリング剤あるいは金属接着性モノマーを含有することで、前処理の必要なくさまざまな被着体に接着性を有する。

2 エッチングモード

1ステップSE接着システムと同様にユニバーサルアドヒーシブの歯質脱灰能は低いため、エナメル質接着に関してはリン酸エッチングの併用が有効とされる[3, 4]。一方、象牙質へのリン酸エッチングはSE接着システムではこれを行わないのが一般的である。しかし、ユニバーサルアドヒーシブの象牙質接着性においては、リン酸エッチングが及ぼす影響は少ないとされている。接着試験の結果においても、1ステップSE接着システムと異なり、ユニバーサルアドヒーシブのERモードとSEモードでは有意差は認められなかった（**次ページ図1**）。

したがってユニバーサルアドヒーシブの臨床使用に際しては、窩洞の状態に合わせてエッチングモードを選択することで最適な結果が得られるものと考

表❶ ユニバーサルアドヒーシブの特徴

エッチングモード	ERモード（トータルエッチ）	SEモード	セレクティブエッチモード
操作ステップ	2ステップER接着システムに類似（リン酸エッチング後にアドヒーシブの塗布）	1ステップSE接着システムと同じ（アドヒーシブの塗布のみ）	エナメル質に限局したエッチング＋窩洞全体へのアドヒーシブ塗布
接着メカニズム	エナメル質：エッチングパターン＋機能性モノマーによる化学的接着 象牙質：樹脂含浸層＋レジンタグ＋機能性モノマーによる化学的接着	エナメル質：機能性モノマーによる化学的接着 象牙質：機能性モノマーによる化学的接着	エナメル質：エッチングパターン＋機能性モノマーによる化学的接着 象牙質：機能性モノマーによる化学的接着
	機械的嵌合力＋化学的接着	機械的嵌合力＜化学的接着	機械的嵌合力＋化学的接着
エッチングパターン	明瞭	不明瞭	明瞭
象牙質樹脂含浸層	明瞭	形成されない	形成されない
アドヒーシブ層の厚み	10μm以下	10μm以下	10μm以下

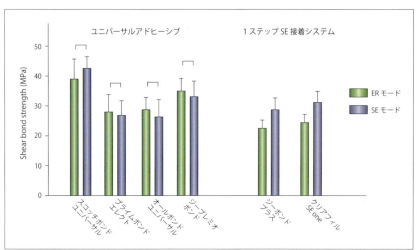

図❶ エッチングモードの違いがユニバーサルアドヒーシブの象牙質接着強さに及ぼす影響(24時間)。

トータルエッチングによるコンポジットレジン修復処置

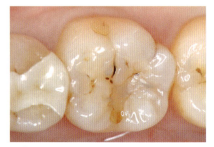

図❷ a 術前の状態。

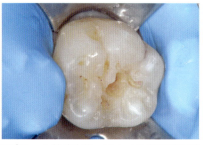

図❷ b う蝕除去後。エナメル質の残存が多い。

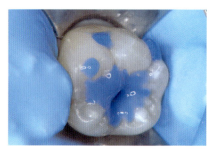

図❷ c トータルエッチングを行った。

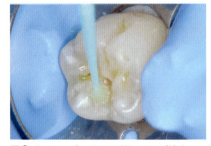

図❷ d ユニバーサルアドヒーシブ塗布。

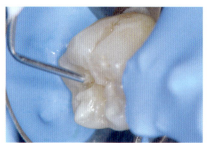

図❷ e フロアブルレジン充塡。

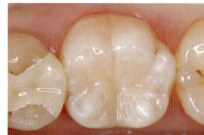

図❷ f 術後の状態。

えられる。図2に示す症例は、旧コンポジットレジンおよびう蝕を除去したところ、窩洞の多くがエナメル質で構成されていたため、トータルエッチングによるERモードを選択して修復を行った。

3 エナメル質接着メカニズム

　ユニバーサルアドヒーシブの接着メカニズムはエッチングモードによって異なる。すなわち、エナメル質接着では2ステップER接着システムに類似したメカニズムである。しかし、ユニバーサルアドヒーシブは組成に機能性モノマーを含有しているため、リン酸エッチングから得られる投錨効果とともに機能性モノマーによって得られる化学的接着能も期待できる(図3a)。一方、SEモードでは従来の1ステップSE接着システムに類似したメカニズムによって接着性を得ている。すなわち、SEモードでの歯質脱灰能はそれほど高くないため、化学的接着がメインとなる(図3b)。

4 象牙質接着メカニズム

　象牙質接着メカニズムにおいても、エッチングモードによってその接着メカニズムは大きく異なる。
　ERモードでは、リン酸エッチングによって脱灰した象牙質にレジンモノマーが浸透することで、形

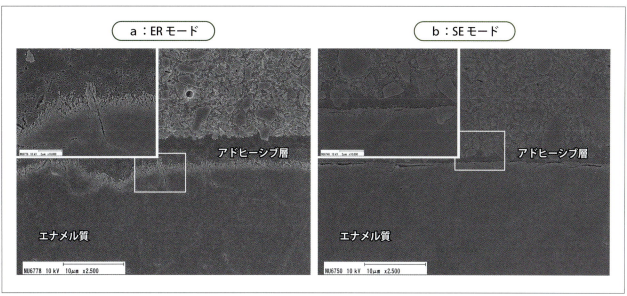

図❸ 異なるエッチングモードでのユニバーサルアドヒーシブエナメル質接着界面（SEM像）。

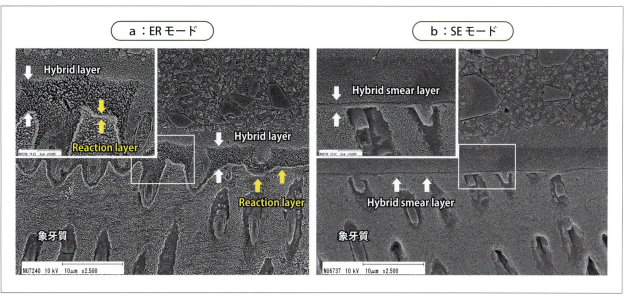

図❹ 異なるエッチングモードでのユニバーサルアドヒーシブ象牙質接着界面（SEM像）。ERモードにおいては、樹脂含浸層（白矢印）直下に機能性モノマーと歯質の反応層であるReaction layer（黄色矢印）が観察される。SEモードでは、機能性モノマーがスミヤー層を取り込んだHybrid smear layer（白矢印）が観察される。

成される樹脂含浸層（**図4aの白矢印**）と象牙細管内のレジンタグが機械的嵌合力を発揮する。加えて、機能性モノマーの存在および組成の最適化によって化学的な接着も形成される。このことは、樹脂含浸層直下に観察される密度の高い層（**図4aの黄色矢印／Reaction layer**）の存在からも支持される[5、6]。

一方、SEモードにおける接着メカニズムは、1ステップSE接着システムと同様に残留したスミヤー層内部およびスミヤー層直下の象牙質までレジンモノマーが浸透し、Hybrid smear layerあるいは移行層と呼ばれる反応層を形成することで、化学的な接着性を示している（**図4b**）。

5 第2世代ユニバーサルアドヒーシブ

最初のユニバーサルアドヒーシブが臨床使用されてから約10年が経過している。この間、ユニバーサルアドヒーシブはさらなる進化を遂げてきた。例えば、塗布時間の短縮、湿潤下での使用あるいは光照射の省略を可能とするなどのさまざまな改良がなされてきた。これら第2世代のユニバーサルアドヒーシブに加えて、最近では2ステップ接着システムあるいはレジンセメントのプライマーとしてユニバーサルアドヒーシブを応用した製品も登場し、直接法、間接法を問わずユニバーサルアドヒーシブの汎用性はますます高まっている。

良好な接着を得るために
：接着阻害因子とその清掃

京都府・宮地歯科医院　宮地秀彦

温度変化がある高湿度の口腔内環境下において、エナメル質だけでなく有機質と水分に富んだ象牙質に対して強力な接着を安定して得ることは容易ではなく、血液や唾液などが窩洞内や支台歯表面に侵入・汚染（コンタミネーション）することも少なくない。加えて間接法の場合は、試適・装着前の表面に仮着材やプラークが付着していることから、接着操作前の表面清掃が欠かせない。その他、いわゆる「接着阻害因子」となり得るものは数多く存在する[1]。

1 患者由来の接着阻害因子

患者由来の接着阻害因子として代表的なものは、唾液と血液である。その中でも唾液は接着操作の開始前なら水洗・乾燥を十分に行えば問題ないとされているが、酸処理やセルフエッチングプライマー処理後に唾液が付着した場合、接着性能が経時的に著しく低下し、水洗や再処理しても汚染前の状態までは回復しないことが報告されている。

また、被着面に血液が付着すると水洗後もタンパク質や脂質といった成分が残留し、レジンモノマーの脱灰象牙質への浸透および重合を阻害することや、血液汚染後、物理的除去を行わずに再度酸処理を行っても、接着耐久性は回復しないことが報告されている[2]（図1）。しかし、接着修復の適応範囲が拡大した現在、偶発露髄が生じた深い窩洞、歯肉縁に近い根面部の修復や歯内治療前の隔壁製作時において、接着操作前に止血処置が必要なことは多い。その際、圧排糸や薬剤・高周波メス・レーザーなどが用いられるが、薬液の場合は組織の収斂作用とともに血液成分と凝固反応を起こす金属塩系薬剤（硫酸鉄や塩化アルミニウムなど）と、血管収縮作用によって止血効果を示すアドレナリン（ボスミン）がある（図2）。止血効果自体は前者のほうが高いとされているが、血液との凝塊や残留薬剤が接着面を汚染し、歯質との接着やレジンの硬化を阻害するおそれがあることから、止血効果はやや劣るものの接

着操作に際しては後者を用いて圧迫止血後、十分な水洗・乾燥を行うことが推奨される[3]。

2 材料・薬剤に由来する接着阻害因子

一方、材料・薬剤に由来する接着阻害因子も数多く存在する。例えばユージノールはセメントやシーラーの原材料として古くから用いられているが、接触するレジンモノマーの重合を阻害することはよく知られている[4]。近年、根管充填には非ユージノール系シーラーが多用されているが、支台築造時における根管内窩洞の形成時には、被着面からの可及的シーラー除去と新生面露出が必須である。

フッ化ジアンミン銀（サホライド）も、象牙質に塗布すると細管内のタンパク質が凝固し、石灰化促進作用により象牙細管が狭窄することから、プライマーおよびボンディングレジンの浸透が阻害され接着性能が低下する[5]。

また次亜塩素酸ナトリウム水溶液やホワイトニング材などラジカル放出によって消毒・漂白作用を発揮する薬剤を使用した直後は、被着面に大量のラジカルが残留しており、水洗しても歯質への接着性能が低下する[6]。一定期間が経過すればほぼ元に回復するが[7]、早期に接着性能を回復させる必要がある場合にはスルフィン酸塩などの還元剤を用いるのも手である[8]。

他にも、エアータービンやマイクロモーターの潤滑剤に由来する切削時のオイルミストや、間接修復時の仮着材、調整・研磨時の研磨材もまた、被着面に残留していれば接着性能に悪影響を及ぼす[9]。

3 接着阻害因子への対策

こういった阻害因子への対策としては、因子となりうる材料・薬剤の可及的回避はもちろん、使用した場合は接着操作前に被着面や周囲の徹底的な清掃を行い、呼気による湿度の影響や操作中の汚染を避けるためにもラバーダム防湿下における接着処理が

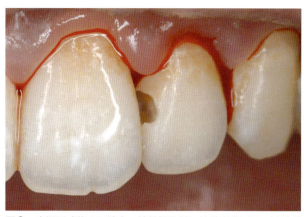
図❶ 窩洞形成後の口腔内。接着操作前に接着阻害因子の排除が必須である。

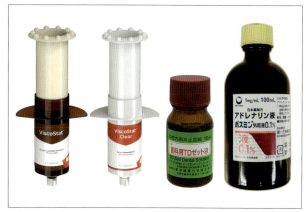
図❷ 修復治療で用いられる止血剤の一覧。

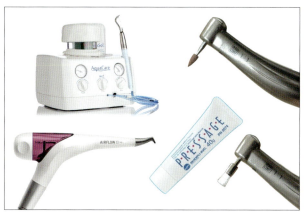
図❸ 機械的清掃器具・研磨材の一例。

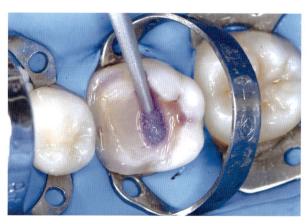
図❹ カタナ®クリーナー（クラレノリタケデンタル）による窩洞清掃。

推奨される。

被着面清掃については、手用器具だけでなく超音波スケーラーやマイクロモーター（ブラシポイントやシリコーンポイントなどカップを装着）、エアアブレージョン（サンドブラスト）などによる機械的清掃が近年の主流である。研磨材を併用する場合には、清掃後に除去しやすく、フッ素など接着処理に影響する成分が非含有の製品を選択する（**図3**）。近年では、界面活性作用のある清掃材もいくつか登場し、製品によっては間接修復物の内面だけでなく口腔内でも使用可能で、被着面に残留した仮着材だけでなく唾液成分や血漿成分による汚染除去にも有効であると報告されている[10]（**図4**）。

また、ラバーダム防湿が困難な場合には、ロールコットンなどによる簡易防湿だけでなく排唾管や口腔内バキュームを併用することで口腔内の換気を促進し、温度・湿度の改善を図る。

歯肉縁部の場合は、歯肉溝滲出液を考慮し、歯肉圧排や薬剤による収斂などを併用する。それでも接着操作の途中に汚染が生じた場合には、操作を中止し、汚染面を物理的に一層除去し、新生面を露出させた上で改めて最初から接着操作を再度行うのが原則である。

支台歯や窩洞側はもちろん、間接法の場合は修復物内面にも同様の配慮と清掃を欠かしてはならない。

＊　＊　＊

いずれにせよ、口腔内での接着操作において接着性材料が設計どおりに性能を発揮することは難しい。そもそも接着操作自体がテクニックセンシティブであり、術者の手技などに大きく左右されてしまいがちである。そして臨床における接着の不備は、治療直後よりも時間が経過してから脱離や褐線の発生、歯髄の不快症状や誘発痛などといった形で発覚することが多い。その際に後悔することのないよう、手間を惜しむことなく清掃などの前処理を経て、常に使用説明書に記載されている術式を忠実に守り、一連の接着操作を丁寧に行うことが肝要である。

06 CRインジェクションテクニック

岐阜県・松波歯科医院 **棟方里花**

直接法によるコンポジットレジン（CR）修復は、接着材やCR自体の性質が向上したことにより適応範囲が拡大し、歯科臨床において重要な修復方法である。適応範囲の拡大により、歯質の部分修復だけでなくラミネートベニアやダイレクトクラウン、ダイレクトブリッジなど、歯冠形態を大きく変更する症例にも応用されている[1,2]。しかし、直接法のCR修復は歯冠形態の付与をフリーハンドで行うことが多いため、最終的な歯冠形態は術者の技量に依存し、加えて治療時間が長くなる傾向があった。本稿では、それらの欠点を改善した《CR充塡用の治具》を用いたコンポジットレジン修復法「CRインジェクションテクニック」を紹介する（2024年現在、この術式における用語が統一されていないため、本稿では便宜的に《CRを充塡するために用いる治具》を《インデックス》と呼称する）。

1 CRインジェクションテクニックとは

CRインジェクションテクニック（クリアインデックステクニックと呼称されることもある）とは、術前に製作したインデックスにCRを注入して形態付与を行う、直接法CR修復における術式の1つである。インデックスを用いることで短時間で歯の解剖学的形態を正確に再現可能で、CR修復における築盛・形態付与時の術者による技量依存性を軽減し、審美性を向上させる[3]。

2014年にTerry DAより「Predictable Resin Composite Injection Technique」と紹介され[4]、その後、同様の術式を用いたさまざまな報告がなされている。インデックス製作方法の違いで、石膏模型上にワックスアップを行い透明の印象材でインデックスを製作する方法と、口腔内スキャナーを用いて光学印象で得たデータを元にデジタルワックスアップを行い、3Dプリンタでインデックスを製作するデジタルを応用した方法に大別され、どちらも臨床

応用されている[2,3]。

2 デジタル応用CRインジェクションテクニック参考症例

3Dプリンタで製作したインデックスを用いたCRインジェクションテクニック症例を**図1**に示す。2|2の矮小歯に対して、最小限の侵襲（Minimal intervention）で審美性を改善することを目的として行われた。

3 利点と注意点

CRインジェクションテクニックを用いて修復した形態は、術前に設計した形態と差がほとんどなかったという報告がある[5,6]。そのため、CRインジェクションテクニックは最終形態の予測が可能な充塡法といえる。また、インデックスを保管することで、術後に修理が必要となった際に再び同じ形態を再現することが可能な利点がある。間接法と比較して通院回数が少なく、フリーハンドの充塡法よりも治療時間が短縮されたため、小児に対しても有用とされる[5]。その他、直接法のブリッジやラミネートベニア、矯正治療後の歯間スペース閉鎖、中間段階処置（Interim prosthesis）としてプロトタイプやプロビジョナルレストレーションとしても応用されている[1,4,7]。CRインジェクションテクニックは、おもにフリーハンドで再現することが難しい歯冠形態を大きく変更する症例に有用とされる。

一方で、CRの種類（稠度や重合収縮率の違い）や、インデックスの材質や厚み（ショア硬さや剛性の違い）が最終修復物の形態再現性に影響するという知見がある[8,9]。そのため、選択する器材には注意が必要である。CRインジェクションテクニックはバルク充塡となるため、審美性の観点からCRの色調は構造色を有したものやユニバーサルタイプが扱いやすいと推察されるが、繊細な色調再現は難しいと考えられる。CRを硬化させる際はインデックス外

デジタル応用CRインジェクションテクニック参考症例

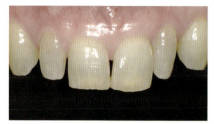
図❶a 術前の状態。2|2は矮小歯であった。

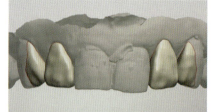
図❶b デジタルワックスアップ。審美的調和を考慮し、3|3近心にも形態付与を行う設計とした。

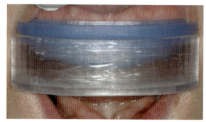
図❶c インデックスの試適。内層の粘弾性を有する3Dプリントインデックスと、外層の粘弾性を有さないスタビライゼーションホルダーからなる。

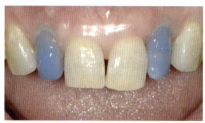
図❶d 歯肉圧排とエッチング処理（3|3は既に修復されている状態）。

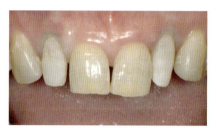
図❶e 水洗、乾燥、接着処理。

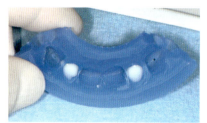
図❶f インデックス内にフロアブルレジンを注入。

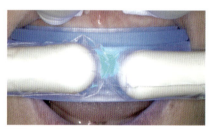
図❶g 口腔内にインデックスを圧接し、光照射。

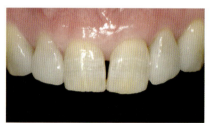
図❶h インデックスを撤去。形態を確認しバリの除去、研磨を行い完了。短時間で歯冠形態を再現した。

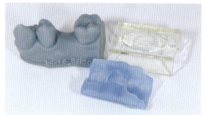
図❶i 3Dプリンタで製作された練習用模型とインデックス（Amidex社より提供）。

から光照射を行うため、光源からの距離が長くなる。そのため、通常より照射時間を延長することや、インデックス撤去後にも追加照射を行うことが望ましい。

また、CRインジェクションテクニックは歯頸部や隣接部などにバリが生じることや、隣接面の形態付与が困難な課題がある。バリや気泡が生じた場合に修正が不可能な部位への応用は避けたほうがよいと考える。さらに、良好な予後のためには定期的なメインテナンスや研磨だけでなく、症例によりバイトガード・ナイトガードなどの利用を勧めることも必要である。その他、術前の診断、防湿、歯質に対する前処理や接着操作など、修復物の寿命に影響する因子は多数考えられ、良好な長期予後を達成するためには他項で述べられている事項にも留意が必要である。

4 まとめ

CRインジェクションテクニックは、直接法CR修復における充填操作を簡略化し、治療時間の短縮と術者の技量依存性を低減した。CRインジェクションテクニックは、最終修復としてだけでなく間接法修復、補綴装置への移行も可能で、治療の中間段階処置としても有用な修復方法である。

臨床家と患者の双方に有用なこの術式は、接着修復におけるオプションの1つとして今後も応用が拡大されていく可能性がある。

謝辞
掲載した症例は田代浩史先生とAmidex社に資料をご提供いただきました。ここに深謝いたします。

01 良好な接着を得るための前処置：アクティブ処置

神奈川県・北久里浜矯正歯科　**林 明賢**

　企業パンフレットなどに記載されている材料評価データのほとんどは、温度や湿度がコントロールされた環境下の実験室にて接着試験が行われており、汚染のないフラットな窩洞面を対象に接着操作、充填操作のもと作成されるサンプルが用いられている。しかしながら、臨床においては複雑な窩洞形態、さまざまな歯質の状態、不安定な口腔内環境の中で接着操作を行わなければならない。

　本稿では、筆者が接着修復を行う際に『良好な接着を得るために行っている手法』について、実際の症例を交えて解説する。

1 湿度、温度、汚染のコントロール

　唾液や歯肉溝滲出液、プラーク、歯石そして血液などの汚染は接着を阻害する因子として知られており、一部の止血剤や歯質と化学的に結合した仮封材も接着阻害因子となる[1～3]。接着処理前の歯面清掃における汚染物を除去する手段として、歯磨剤をつけたブラシ（フッ化物無配合のもの）[4]やパウダーフロー（グリシン）が推奨される[5]が、術中における汚染からの隔離手段としてはラバーダム防湿法がもっとも有効な手段である[6]。

　そして、視覚的に確認することが難しいすでに付着した唾液や血液タンパク、そして仮封材の成分は、化学的な洗浄材（カタナ®クリーナー／クラレノリタケデンタル）を用いることで健全歯質を削除することなく除去することが可能となった[7]（図1）。

2 Smear Layer Deproteinizing Pretreatment (SLDP)

　う蝕除去において、筆者は Minimal intervention (MI) の観点からう蝕象牙質外層のみを除去し、再石灰化能を持つう蝕象牙質内層を残存させる選択的

症例1 （40代女性）

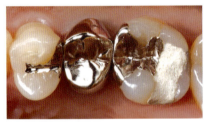

図1 a　6 メタルインレー辺縁にう蝕が認められたため、初診時に一部インレーを除去し、う蝕除去後、ハイ-ボンドテンポラリーセメント・ハード（松風）で仮封した。

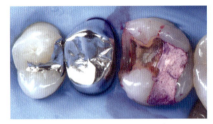

図1 b　インレー除去、ラバーダム防湿後（Nic-Tone ラバーダム／モリムラ）、プラーク染色液で汚染の染め出しを行い、パウダーフロー（グリシン）を使用して歯面清掃を行った。

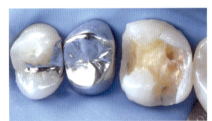

図1 c　歯面清掃、仮封材除去、う蝕除去後の状態。

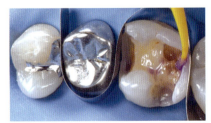

図1 d　カタナ®クリーナー（クラレノリタケデンタル）を10秒間擦り塗り、水洗、乾燥した。

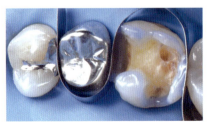

図1 e　接着処理（エナメル質へのセレクティブエッチング、プライミング、ボンディング）を行った。

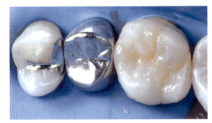

図1 f　充填後の状態。

な除去方法を臨床応用している[8]。

この方法は、象牙細管内での結晶沈着の認められる透明象牙質を温存することができるため、術後性知覚過敏を防止することができるが、う蝕象牙質内層は健全象牙質と比較すると接着は劣ってしまう[9]。その理由としては、う蝕象牙質内層はミネラル含有量が低いことや、選択的なう蝕除去中に発生したスミヤー内には有機質が多く残っており、スミヤーを除去するための接着性（酸性）レジンモノマーによる脱灰や浸潤が十分に行われないためである。そのため、有機質を除去するための手段として次亜塩素酸ナトリウム（NaOCl）を使用して接着を有利に行う必要がある[10]。

この方法はSLDPと呼ばれ、具体的には、接着処理前に6％のNaOClを30秒間象牙質に塗布し、水洗、乾燥後、還元剤（アクセル®／サンメディカル）を塗布し、水洗はせず乾燥のみを行い接着操作に入るといった方法である（図2）。

症例2（41歳女性）

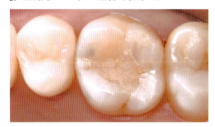

図❷a ｜6 近心に不顕性う蝕を認めたため処置を行うこととした。

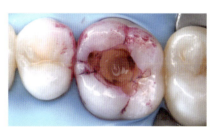

図❷b ラバーダム防湿後、プラーク染色液を用いて染め出しを行いプラークを可視化した状態で歯面清掃を行った。

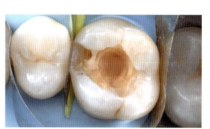

図❷c 旧コンポジットレジン、う蝕除去後。生活歯であったため、う蝕象牙質外層までを除去した。

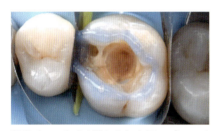

図❷d エナメル質にセレクティブエッチングを行った。

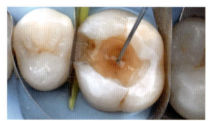

図❷e 6％のNaOClを30秒間塗布、水洗、乾燥を行った。

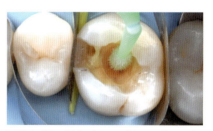

図❷f 還元剤（アクセル／サンメディカル）を10秒間塗布、水洗はせず乾燥のみを行った。

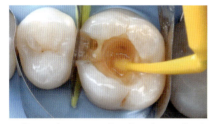

図❷g プライミング、ボンディング、光重合を行った。

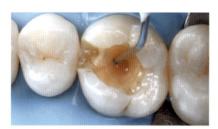

図❷h バルクフィルレジン（オムニクロマバルク／トクヤマデンタル）を用いて薄く一層ライニングを行い、光重合を行った。

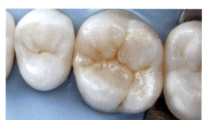

図❷i 隣接面を回復し、デンティンレジン（エステライトユニバーサルフローA3.5／トクヤマデンタル）、エナメルレジン（ア・ウーノ フロー／YAMAKIN）を1mmずつ積層充填した。

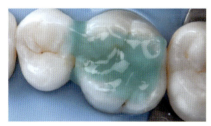

図❷j エアバリア（オキシガード®2／クラレノリタケデンタル）を塗布して再度光重合を行うことで表層の重合度を上げた。

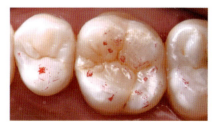

図❷k 咬合調整までを行い、別日に研磨した。

謝辞

稿を終えるにあたり、筆者の大学院時代に接着に関する知識を授けてくださった田上順次先生、保坂啓一先生、執筆のご推薦をくださった大谷一紀先生をはじめ関係各位の方々に深謝いたします。

08 コンポジットレジン修復における 感染歯質の除去法および探知・検知法

千葉県・岩井デンタルオフィス **岩井泰伸**

1 う蝕の除去法

　う蝕の除去法（選択的除去、非選択的除去）を選択するには、まず術前診断が重要である。Stepwase excavation や Atraumatic indirect pulp capping （AIPC）に代表される選択的う蝕除去は、非選択的う蝕除去（完全う蝕除去）と比較し露髄リスクが49％下がると Ricketts らは報告しており、無症状または軽微で、かつ可逆性歯髄炎に適応する。一方、臨床症状を認める場合や、感染歯質を残し状態が悪化する可能性がある場合は、非選択的う蝕除去を適応する。

　しかし、感染歯質を残すことは接着修復において接着力の著しい低下を招くため、確実なう蝕除去を行い、仮に歯髄に近接もしくは露髄した際には Vital pulp therapy （VPT）を適応する。

2 う蝕除去の指標

　う蝕の進行度を Furrer らは6つの層（多菌層、寡菌層、先駆菌層、混濁層、透明層、生活反応層）に分類しており、細菌の侵入は先駆菌層まで認めるが、臨床的に層の境界は不明瞭で判断しかねる[1]。

　う蝕除去の指標として、Schwendicke らのコンセンサス[2]では「硬さ」が重要としており、日本歯科保存学会の『う蝕治療ガイドライン（第2版）』ではスプーンエキスカベーターまたは低速回転のラウンドバーを用いて「硬さ」や「色」を基準に除去することを推奨している。

　筆者は、この「硬さ」は患者の歯質により多少異なり、術者の感覚によっても異なると考えるため、う蝕検知液を併用し、術者自身が同一機材を同一条件下で用いてう蝕除去を行うことで、指標を総合的に設けるしかないと考えている。筆者のう蝕除去の

① シェード・咬合接触部位の確認

② ラバーダム防湿

③ 歯面清掃

④ 窩洞開口部エナメル質をダイヤモンドバーにて最小限の除去

⑤ う蝕象牙質を低速回転ラウンドバーにて可及的に除去

⑥ う蝕検知液にて染色

⑦ 歯髄の遠隔う蝕象牙質から低速回転ラウンドバーにて可及的に除去

⑧ 窩洞のアンダーカットによりう蝕象牙質を除去しきれない場合はエナメル質を最小限の範囲で除去

⑨ ⑥⑦⑧を繰り返す

⑩ エナメル象牙境の残存う蝕象牙質を低速回転ラウンドバー小にて可及的に除去

図❶ 筆者のう蝕除去の手順。

手順を**図1**に示す。

　健全エナメル質のアンダーカットが深い場合、大きい径のラウンドバーのほうが深くまで到達するため、う蝕除去が容易である（**図2a**）。また、歯面との接触面積が広がり穿通力が弱くなるため、歯髄に近接する場合にも適する。しかし、エナメル象牙境のう蝕を大きい径のラウンドバーで除去することは、周囲健全歯質を過剰に切削し、エナメルクラックが入るリスクを上げる。そこで、小さい径のラウンドバーを用いてエナメル象牙境をなぞるように切削するほうがよいと考えている（**図2b**）。

　またう蝕の取り残しの多い遠心側は、ミラーテクニックによりさまざまな角度から窩洞を観察し、ラウンドバーのサイズを適宜変更してう蝕を除去する（**図2c**）。

ラウンドバーによるう蝕除去の実際

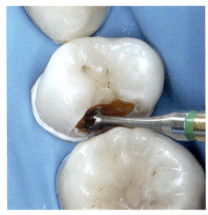 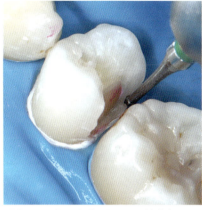 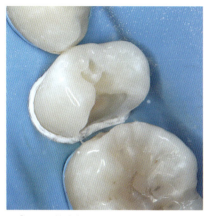

図❷ a　ラウンドバー大でのう蝕除去。　　図❷ b　ラウンドバー小でのう蝕除去。　　図❷ c　う蝕除去後の状態。

う蝕検知液と併用することでより確実なう蝕除去が可能となる機器

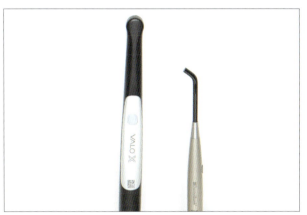

図❸ a　400nmの波長を有するDBカリエスハンター（右：DentalBank）とVALO™ X（左：ウルトラデント）のブラックライトモード。

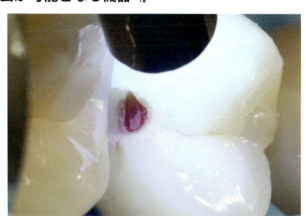

図❸ b　DBカリエスハンター照射時。

3　検知法

う蝕検知液は、多菌層〜先駆菌層を濃染色し混濁層〜生活反応層を淡染色する1％アシッドレッドプロピレングリコール溶液と、多菌層〜先駆菌層に濃染色する1％アシッドレッドポリプロピレングリコール溶液の2つがおもに用いられる。濃淡の見分けは術者による感覚が反映されてしまうため、筆者は後者のニシカカリエスチェック（日本歯科薬品）を好んで用いている。歯髄へ近接する部位は、レッドではなくブルーのう蝕検知液を用いることで、ピンクスポットとの判別が容易となる。

さらにDBカリエスハンター（DentalBank）やVALO™ X（ウルトラデント）を用いる（図3）ことでう蝕部位や光重合材料が明瞭になるため、検知液と

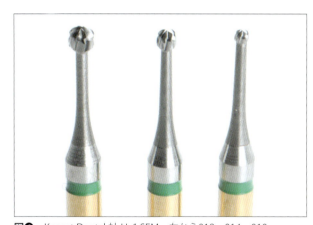

図❹　Komet Dental社 H 1 SEM。左から018、014、010。

併用することでより確実なう蝕除去が可能となる。

筆者がう蝕除去の際に好んで使用するラウンドバーを図4に示す。

09 窩洞形成における ベベルの有無、前歯・臼歯の違い

埼玉県・青島デンタルオフィス　青島徹児

　日本歯科保存学会のう蝕治療ガイドライン[1]によると、「臼歯コンポジットレジン（以下CR）修復窩洞において、咬合面のベベルの有無によって臨床成績に差は認められず、ベベルによる問題点も指摘されている。よって、MIの概念に基づき、健全歯質の削除と窩洞幅径の増大を伴うベベル付与は行わないよう推奨する。」となっている。しかし筆者の臨床では、前歯・臼歯を問わず意識してベベル形成を行っている。
　筆者の考える前歯・臼歯に対する窩洞形成におけるベベルの目的は以下のとおりである。
　①エナメル小柱断面の獲得（前歯・臼歯ともに）
　②エナメル質微小クラックや遊離エナメルの除去（臼歯）
　③グラデーション効果の獲得とレイヤリング時のボーダーラインの明瞭化（前歯）
　④唇側におけるデンティンへのベベル付与（前歯）
　本稿では、それぞれの目的に対する詳細を、症例や図を用いて解説する。

1　エナメル小柱断面の獲得（前歯・臼歯ともに）

　エナメル小柱の断面の獲得は接着力の向上のためである。CRの接着面がエナメル小柱に対し垂直であれば、水平時よりも接着力が約40％向上する[2]。
　咬合面におけるエナメル小柱の走行は、咬頭頂付近では立ち上がり、中心窩に近づくにしたがって内側に傾斜していく。咬合面に垂直に窩洞形成した場合、窩洞の幅が狭ければ窩洞軸面でエナメル小柱の断面が獲得されるため（図1a）、自然とベベル形成をしたことになる。逆に窩洞の幅が広くなると、窩洞軸面とエナメル小柱の走行は平行になりやすい（図1b）。
　窩洞軸面がエナメル小柱の走行と平行になると、CRの重合収縮応力によりエナメル小柱間でクラックが生じ、ホワイトラインの原因となる（図2a）。そのホワイトラインが咬合接触点近辺にあると、経年的にエナメル質の脱落に繋がる可能性がある（図2b）。
　1級窩洞において頬舌よりも近遠心部にホワイト

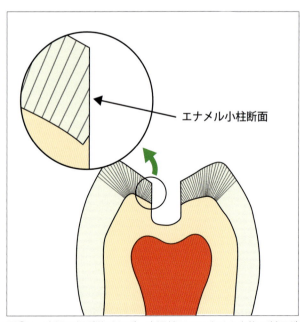

図❶a　窩洞の幅が狭ければ、窩洞軸面でエナメル小柱の断面が獲得される。

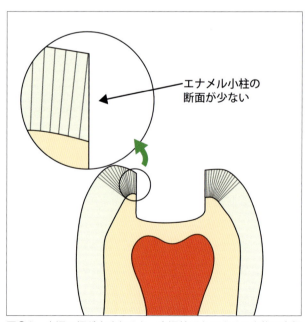

図❶b　窩洞の幅が広くなると、窩洞軸面とエナメル小柱の走行は平行になりやすい。

咬合接触点付近のホワイトライン部が脱落した症例

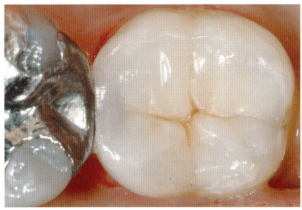

図❷a　2級CR修復終了後、頬側機能咬頭部にホワイトラインが出現。

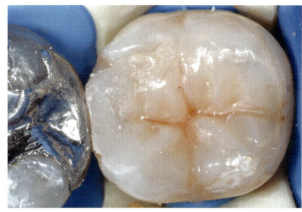

図❷b　術後2年の状態。近心頬側のホワイトライン外側エナメル質が脱落している。

1級CR修復において形成軸面とエナメル小柱の走行が平行になっていた症例

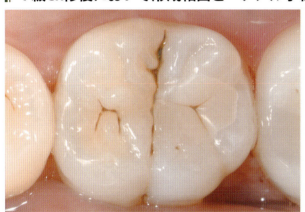

図❸a　1級CR修復研磨終了時の状態。遠心辺縁隆線付近にホワイトラインが出現。

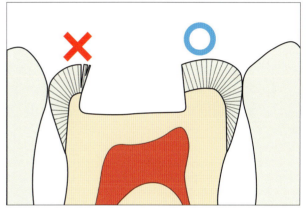

図❸b　辺縁隆線部のエナメル小柱の走行も立っているため、窩洞軸面とエナメル小柱の走行は平行になりやすい。

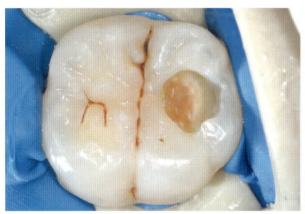

図❸c　1級窩洞形成終了時を見返してみると、窩洞遠心マージンが遠心辺縁隆線のトップに位置しており、形成軸面とエナメル小柱の走行が平行になっている。

ラインが出ることが多いが（図3a）、それは隣接部を残したいがためであり、隣接部の辺縁隆線部も咬頭頂付近同様エナメル小柱の走行が立っているため（図3b）、形成軸面とエナメル小柱の走行が平行になりやすいからだと考えられる（図3c）。

術前の遊離エナメルの存在により術後エナメル質の脱落が生じた症例

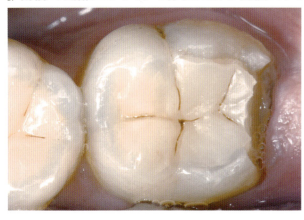

図❹a　CR修復終了後2年弱の状態。頬側機能咬頭エナメル質は抜け落ち、遠心面もろとも脱離していた。

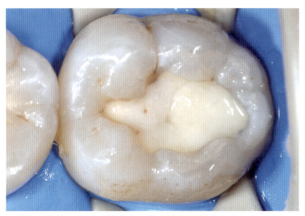

図❹b　直前の写真を観察すると、遠心頬側咬頭部にホワイトラインのようなクラックラインが存在する。

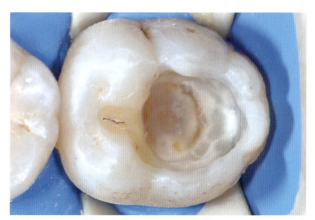

図❹c　窩洞形成後の写真を確認すると、窩洞はかなり深く、遠心面はほぼ遊離エナメルとなっている。

2 エナメル質微小クラックや遊離エナメルの除去（臼歯）

エナメル質微小クラックや遊離エナメルの除去は、それらを残しておくと、経年的にその部位のエナメル質の脱離に繋がる可能性が高いからである（図4）。

3 グラデーション効果の獲得とレイヤリング時のボーダーラインの明瞭化（前歯）

グラデーション効果の獲得とレイヤリング時のボーダーラインの明瞭化は、審美的な要求の高い前歯部において色調適合性の向上に繋がる。筆者は、よりよいグラデーション効果を得るために、遠浅の砂浜のようなイメージで、歯面に対して約30°ならびに約1.5mmの幅でベベル形成を行っている。

4 唇側におけるデンティンへのベベル付与（前歯）

唇側におけるデンティンへのベベル付与とは、
- CRのデンティン層への充塡時にもグラデーション効果を得るため
- デンティンシェードのCRはデンティン層へ、エナメルシェードのCRはエナメル層へ充塡するため

である。なぜそのようにするのかというと、近年のCRは透明性や光の屈折率を天然歯に限りなく近づけているため、エナメル質にしかベベルがないと、デンティンと同じ不透明性を持ったCRが、残存歯のエナメル質の表層に乗ってしまうからである。するとその影が接合部に出てきてしまい、審美的に影響が生じる可能性がある（図5a）。約1.5mm幅の中でデンティンエナメルジャンクションをまたいだベベル形成をすることで、デンティンへのベベル形成ができ、CR充塡時のボーダーが明瞭になって適正な部位に充塡することができる（図5b、図6）。

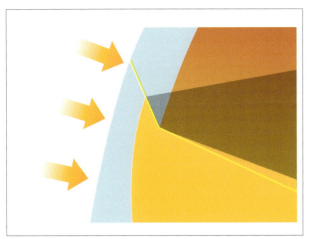

図❺ a　ベベルがエナメル質のみではCRのデンティンがエナメル質の表層に乗ってしまいがちで、その不透明性で唇側からの光が影を生み、審美的に影響を与える。

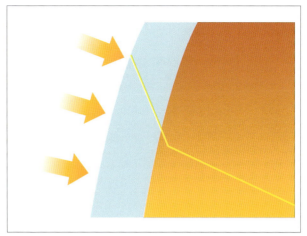

図❺ b　デンティンにもベベルが付与されると、CRのデンティンのグラデーション効果も生まれ、接合部に影も出にくい。

デンティンに形成したベベルにより歯とCRの接合部の影の発生を防いだ症例

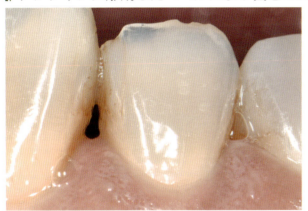

図❻ a　術前の状態。患者は接縁部のエナメル質破折の治療を希望した。上顎右側側切歯近心部に旧CRが充填されている。

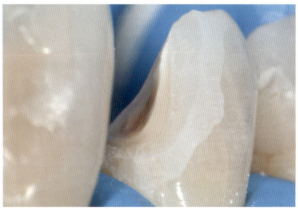

図❻ b　ベベル形成後の状態。ベベルがデンティンエナメルジャンクションをまたぎ、デンティンにも0.5mm程度のベベルが形成されていることがわかる。

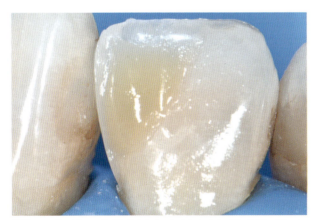

図❻ c　デンティンに形成されたベベルの上にCRのデンティンを充填する。

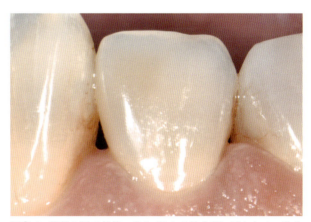

図❻ d　術後2週の状態。歯とCRとの接合部に影もなく一体化している。

10 前歯部コンポジットレジンのシェードテイク

東京都・大谷歯科クリニック　**大谷一紀**

　審美領域における修復治療は、臼歯部に比較して高い審美性が要求されるため、直接修復治療であるコンポジットレジン（CR）修復においても高い自然感が求められることが多い。特に大きな3級あるいは4級窩洞では、患者から高い審美性が要求される。

　CR材料の性能が進化した現在では、明度を調和させ、適切な形態付与および表面性状の調和を達成することで自然感のある修復が可能となった。本稿では、前歯部CR修復時のシェードテイクのポイントについて解説する。

1 明度について

　CR修復における色再現においては、まず明度・彩度・色相など、いわゆる一般的な色彩学の基礎的な知識を得ておくことが非常に重要であるが、自然感のある術後とするためには明度の調和を達成させることを優先する。明度とは明るさのことであり、白に近いほど明度が高く、黒に近いほど明度が低いといわれる。つまり、黄色や茶色という色味を無視した白黒での色の概念ということである（**図1**）。

　これまでの筆者の臨床において、患者から術後の補綴装置や充填物の色についてクレームを言われたことがあるが、そのほとんどが「暗い」「くすんでいる」「黄ばんでいる」という内容であった。これらクレームを受けた症例の術後の口腔内写真を省みると、そのほとんどが明度が低いことに起因していることが多かった（**図2**）。このことから、CR修復の色の調和においてもっとも優先すべきことは隣在歯や残存歯質との明度の調和であり、これを達成することで術後の患者満足を得ることができると考えている。

2 シェードの選択について

1）シェード選択の方法とタイミング

　CR修復を行うにあたって、残存歯（質）の色を観察し、それに応じて行うCRのシェード選択は、当然のことながら最終的な色再現の良し悪しを決定

する大きな要素である[1]。

　シェードの選択はシェードガイドを用い、目視で残存歯（質）と比色して決定するという簡便な方法が一般的である。しかし、時間をかけて入念に観察しても、複雑な色を呈した歯を正確に把握することは難しい。またCR修復において、シェード選択のタイミングと行程のコンセンサスは意外にも得られていない。したがって、以下に代表的なシェード選択の方法を解説する。

①窩洞形成後の充填を行う直前、あるいは充填を開始してから、シェードガイドを用いて口腔内を目視で比色する方法

　歯は開口すると徐々に乾燥し色が変化していくため、この方法による適切なシェード選択は非常に困難である。

②窩洞形成を行う前（歯が乾燥していない状態）に、シェードガイドを用いて口腔内を目視で比色する方法

　歯の乾燥にさえ留意すれば正しいシェード選択が行える場合もあるが、特に患者が高いレベルの自然感を求めている場合には、マメロン、インサイザルハローあるいは白帯の観察など、細かな表現を目視のみで解析するのは難しいと思われる。しかし、患者の時間的制約や希望する修復レベルの程度によっては否定されるものではない（**図3a**）。

③シェードガイドと一緒に撮影した口腔内写真をモニター上で比色する方法

　筆者が日頃用いている方法である。患者の歯が乾燥していない状態で撮影することが重要である。

　モニター上で観察することの利点は、観察したい歯を拡大したり、彩度をすべて落として白黒の状態にしたりと、色はもちろん形態や表面性状の確認などが簡単に行えることである（**図3b**）。

＊　＊　＊

　その他のシェード選択の方法として、歯科用分光光度計を用い、その指示（表示）に従うという方法もある。これを用いることで大きな色の不調和を起

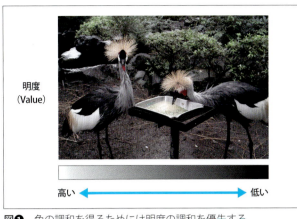
図❶ 色の調和を得るためには明度の調和を優先する。

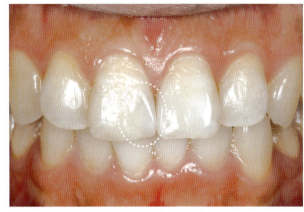
図❷ 充填した点線部の明度が低い（暗い）。

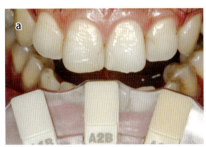
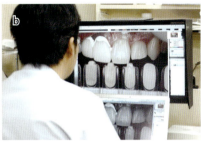
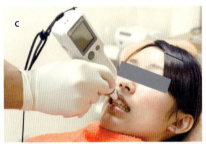
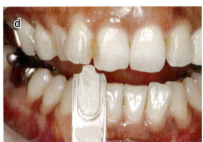

図❸a シェードガイドによる目視での比色。
図❸b モニター上での比色は精度が高い。
図❸c 歯科用分光光度計を用いた比色。
図❸d CRで製作したカスタムシェードガイドによる比色。

こすことは確実に避けられ、非常に有用である。しかし、患者の持つ歯の個性を正確に把握し、指示してくれるわけではない。そのため、使用するのであれば③との併用が望ましいと考えられる（図3c）。

2）適切なシェード選択を可能にするカスタムシェードガイド

先述したいずれの手法を用いてシェード選択を行うにしても、残存歯（質）の観察に必ず必要になるのがカスタムシェードガイドである。これは、いくつかのシェードのCRと残存歯（質）を比色し、残存歯（質）の色にもっとも近いシェードを選択する方法である。

シェードガイドはCR材料に付属している製品もあるが、実際に使用するCRで製作されていないものが多く、正確な色の判断が難しい。また、表面が滑沢に仕上げられていることで外部光の反射が強く、適切なシェード選択ができないことがある。そのため、実際に使用するCRを用いてカスタムシェードガイドを製作し、シェード選択を行うことで、より正確な比色が可能となる（図3d）。

3 シェードテイク時に行う歯の観察項目

1）切縁の磨耗の有無・程度（透明度の観察）

若年者や磨耗が少ない歯は切縁部の透明度が高いことが多いため、このような歯の4級窩洞や歯冠破折症例のCR修復では、明度の高いCRと透明度の高いCRを使用することで、より自然感のある修復が可能となる。

2）褐線や白斑・白帯の有無・程度

白斑や白帯の強い歯にCR修復を行う場合には、その程度により模倣の必要がある。そのため、基本のベースシェード以外にもこれらキャラクターの観察をしておくべきである。

* * *

本稿ではCR修復における明度の調和の重要性と、それを達成するために必要なシェードテイクのポイントについて簡単に解説した。今後の前歯CR修復時の参考になれば幸いである。

11 ユニバーサルシェードコンセプト

京都府・宮地歯科医院　**宮地秀彦**

ヒトの歯における象牙質とエナメル質は、組成や構造だけでなくそれぞれ異なった透過光特性や屈折率を有し、それは年齢や歯種、部位などによっても異なる。しかも重なって構成されていることから、天然歯の色調や見え方は非常に複雑であり、固有の色調や質感を直接コンポジットレジン（CR）修復で再現することは簡単ではない。色調を周囲歯質に合わせられなかったり、マージンラインがはっきりと浮かび上がってしまったりする。

1 審美性の高い直接 CR 修復における従来の考え方

これまで、視覚的に審美性の高い直接 CR 修復を行うためには、さまざまな色調の CR（およびカラー材）を用意して何層にも積層充塡（Multi-shade layering）を行う必要があり、多種のシェード（色調）を揃えた構成の製品が数多く登場してきた。いずれも基本的には、明度や彩度をデンティン（ボディ）シェードで、透過度や質感をエナメルシェードの築盛量と形態、表面性状で表現するというものであり、使いこなすには手技の熟練はもちろん、シェードや質感などの表現性が求められた[1]。

また、さまざまな材料を買い揃え、多くの在庫を抱えることは敬遠されがちである。仮に購入しても、それらをすべて使い切ることは非常に難しく、中には使わないまま使用期限を迎えてしまうことも少なくなかった。

2 ユニバーサルシェードとは

近年、「ユニバーサルシェード」と呼ばれるコンセプトのもとに設計された CR が各社から登場している（図1）。以前より、複数（3〜5）の色調ごとに1シェードでの対応を狙った Simplified shade コンセプトともいえる製品群は存在していたが、近年のトレンドは1種類のシェードで VITA クラシカルシェードにおける16色すべてへの対応を謳っている Single shade コンセプトである[2]（ちなみに元来「Universal composites」とは「前歯・臼歯両用コンポジットレジン」のことを指す。ゆえに海外では混同を避けるため「Single-shade composite」と称される）。

もともとコンポジットレジンは半透明であり、その色調は製品によって異なるが、厚みによって変化してくる。薄い場合だと背景色を透過することで表面での色調は大きく影響を受けるが、厚みを増すほどに不透明となり、CR固有の色調が強調されてくる。しかし、本来天然歯のエナメル質は色相をほとんど持たず透過性も高いのに対し、象牙質は透過性が小さい代わりに光拡散性が高い（図2）。そこで光透過性が高く、かつ光拡散性も高い CR を実現するため研究開発が重ねられてきた経緯がある。ユニバーサルシェードの実現にあたっては、これら光透過性と光拡散性の向上に伴い、一般的にカメレオン効果と呼ばれる周囲の色調を反映した色調変位が CR と歯質、特にエナメル質と相互に起きやすくなった成果が大きく寄与している[3]。

また天然歯の色調は、一般的に明度の高い歯では黄色が強く低彩度で、明度が低い歯では赤みが加わり彩度が高くなるものの、色空間の中では明度はともかく非常に狭い色相範囲内にある。加えて人間の色調認識能力は、明度に比べ彩度についてはそれほど鋭敏ではない[4]。それらの点を踏まえ、ユニバーサルシェード型 CR では各社ごとに技術と工夫が凝らされている。具体的には、顔料の配合を最適化することで、充塡時に周囲エナメル質の色調反映が起きやすくしたタイプと、顔料配合なしにフィラーの構造色を利用して、CR 自身が色調変位を起こすタイプがある。

3 ユニバーサルシェードの適応症

実際の臨床でユニバーサルシェードの特性を発揮しやすいのは内側性窩洞で、かつ窩洞内と周囲歯質の色調差がない場合であり、浅く小さい窩洞ほど窩壁の色調を充塡部に反映しやすい[5]。例えば1級・

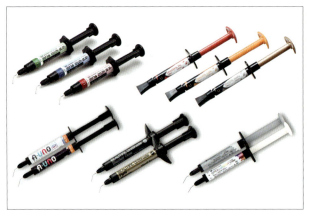

図❶ ユニバーサルシェード型CRの製品例（各社より画像提供）。

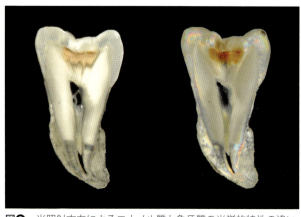

図❷ 光照射方向によるエナメル質と象牙質の光学的特性の違い。

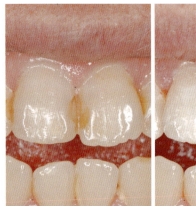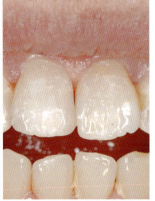

図❸ 実際の修復例。1|近心は背景透過の影響を受けている。

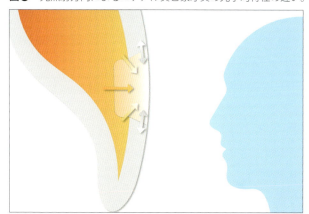

図❹ カメレオン効果（相互的色調変位）のイメージ図。

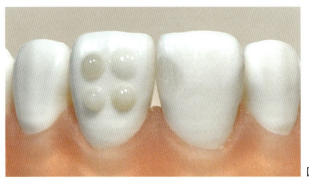

図❺ 充塡前のCR試適（イメージ）。

３級窩洞や、高精度なシェードマッチングを要求されない症例であれば非常に有用である。また、これまでのCR修復で時折あった、充塡後の吸水や経時的変化、ホワイトニングによる色調変化に対応できず再修復を余儀なくされる事態を、ユニバーサルシェードでは極端な変化でないかぎり回避しやすい。

その一方で、窩洞内の色調が周囲歯質よりも濃く暗く見える深い窩洞や、唇舌的に貫通した窩洞、大きな４級窩洞は、歯質の裏打ちがないことから背景の色調の影響を受けやすい[5]（図３）。その対策として、背景色の遮蔽効果が高く光拡散性の高いCRをブロッカーとして背面に充塡し、色調をコントロールしてからユニバーサルシェードを充塡するのもよい。そして窩縁全周に厚いエナメル質がある症例では、ベベルを付与することでエナメル質とCR相

互に色調変位が発生し、色が馴染みやすい（図４）。

ただし、極端に白い歯や著しい変色歯などの場合には、期待したほどの色調親和性が得られない場合もある。また、製品によっては重合前と重合後で色調変化するものもあるので、不安な場合は、あらかじめ少量を窩洞外に乗せて色調親和の程度を試適・確認するのも手である（図５）。

* * *

最後に、コンポジットレジン修復の臨床においては、①本来の形態の回復、②残存歯質との色調の調和、③エナメル質様の質感の付与、という３つの事項を満たすことが求められる[2]。ユニバーサルシェードの効果は、あくまで②の色調調和に限ったものであり、他の２つについては術者の技量を研鑽によって向上させなければならない。

12 ユニバーサルシェード型コンポジットレジンを用いた充塡 ①４級窩洞症例

東京都・大谷歯科　**市村秀規**

　近年、単色のみで歯の色調を再現できるユニバーサルシェード型コンポジットレジン（CR）が注目を浴びている。従来のCR修復であれば複雑な積層充塡を行い、歯冠部の形態と色調を回復する必要があり、術者の治療技術に大きく依存していたが、ユニバーサルシェードの登場により前歯・臼歯部の比較的大きな窩洞であってもシュードマッチングを簡略化できるような症例も多い。

　本稿ではユニバーサルシェードで修復する際の考慮事項について、症例を用いて解説する。

1 シェードテイキング

　審美性が求められる治療において、色調適合で悩む場面が多々ある。充塡部の色調は多様であることが多いが、ユニバーサルシェードを用いることで単色シェードでも色の調和を得ることができる。しかしながら、変色歯・ホワイトニングシェード・窩洞に歯質の裏打ちのない症例などに対するシェードマッチングは容易ではないことが多いので注意が必要である。

2 窩洞形成（ベベル）

　前歯部の色の調和を得るためには、唇側面に幅1.0mm以上のストレートベベルを付与し、カメレオン効果による色調移行性を考慮する必要がある（**図1**）。また、機械的維持の向上を目的として口蓋側にも同様にベベルの付与を行い、窩洞形成後にパウダークリーニングにて機械的歯面清掃を行う（**図2、3**）。

3 充塡操作

　本症例では４級窩洞であったが、歯質の明度や切縁付近のインサイザルハローなど色調再現性に問題がないと判断し、ユニバーサルシェード型CRのみで充塡を行った（**図4〜6**）。ユニバーサルシェード型CRは製品によりそれぞれ材料特性に違いがあるため、その差を十分に把握しておく必要がある。

　そこで、メーカーごとの明度の違いを検証するた

め、人工歯に４級窩洞を形成し（**図7**）、左からア・ウーノ フロー ベーシック（YAMAKIN）、ユニバーサルシェード型CR-A、ユニバーサルシェード型CR-BをそれぞれCR充塡した（**図8**）。

　今回の検証では、

- ユニバーサルシェード型CR-Aは明度が高く、人工歯との色調の差が明瞭
- ユニバーサルシェード型CR-Bでは、明度が低く歯質の裏打ちがないと色調の調和がとれない
- ア・ウーノ フローベーシックでは裏打ちがない窩洞でも比較的高い明度の調和が得られた

ことがわかった。

　また**図9**は、明度を比較するためにグレースケール（モノクロ）に変換した写真である。写真を無彩色のグレースケールに変換することで、彩度を除外し余計な色に惑わされずに明るさのみを比較しやすくなる。

4 乾燥による色調変化

　歯は乾燥により短時間で明度が上がりやすく、乾燥前の色に戻るにはかなりの時間がかかる。そのため、充塡直後には充塡部位が少し暗く見える症例も多いため、これらについて患者への説明が重要になる。

　本症例では、４級窩洞の中でも比較的窩洞が大きく、CR充塡部位が少し暗くなってしまった。このような症例ではデンティン相当部に明度の高いCRを充塡し、明度をコントロールすることで、より高い色の調和を得ることができる。

＊　＊　＊

　切歯切縁側１/３に観察されるエナメル質の透明感やインサイザルハロー、マメロンなどをCRにて正確に再現するには、マルチレイヤリングが必要なことが多い。しかしながら、適切な症例選択を行い、正しい解剖学的形態を付与することで、ユニバーサルシェード型CRでも患者満足度の高いCR充塡は可能であると考える。

症例

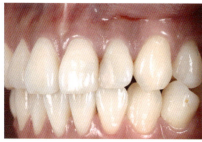

図❶ 術前。|2近心切縁隅角を含むう蝕が確認された。

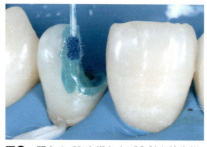

図❷ 既存のCR充填およびう蝕を除去後、幅1.0mm程のストレートベベルを付与した。

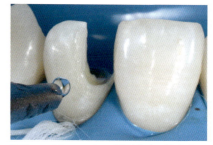

図❸ エアフローにて機械的歯面清掃後、接着処理を行った。

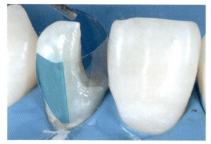

図❹ クリアマトリックスとア・ウーノ（YAMAKIN）を使用した。

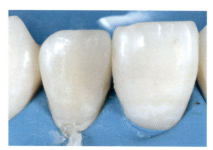

図❺ 形態修正・研磨後。

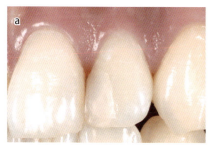
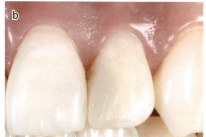

図❻ 術前（a）と術後（b）。CRと歯質との移行的な色の調和を獲得することができた。

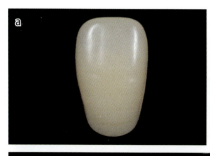
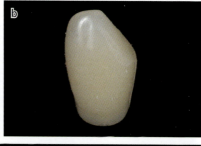

図❼ 同一製品のA3人工歯3本にそれぞれ4級窩洞を形成した。aは形成前、bは形成後。

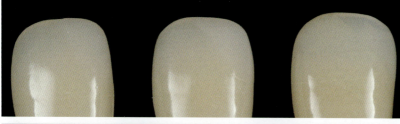

図❽ 人工歯にCR充填した写真（左：ア・ウーノ、中：ユニバーサルシェード型CR-A、右：ユニバーサルシェード型CR-B）。

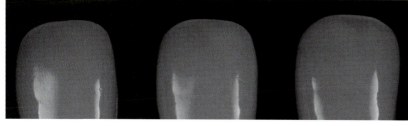

図❾ 明度を比較しやすいように、図8の写真をグレースケールに変換した写真。

13 ユニバーサルシェード型コンポジットレジンを用いた充塡 ②ホリゾンタルスロット窩洞症例

大阪府・吉田歯科医院 **吉田健二**

1 ユニバーサルシェード型コンポジットレジンの適応症

ユニバーサルシェード型コンポジットレジン（CR）の登場から数年が経過した。この間にフロータイプも発売され、現在まで各社からペーストタイプとフロータイプのさまざまな商品が販売されている。

これらの製品を使用する利点として、臨床の現場でシェードを選択するひと手間がなくなるということが第一にあげられる。それだけでなく、歯科医院で準備しておくCRのシェードの本数や種類を少なくできることは、歯科医院の経営的にも運営的にも有利に働く可能性がある。具体的な例として、多くの種類のシェードを揃えている場合には、使用期限までに消費しきれないシェードが発生し、破棄しなければならない事態が起こりうる。歯科医院で材料の管理をする上でも、レジンの種類や本数は少ない方がスタッフの仕事は減り、発注忘れによる在庫切れなどのミスは減るだろう。

しかし、ユニバーサルシェード型CRのみでは残存歯質に対して繊細な色合わせはできない。すなわち「合格点は取れるが満点は狙えない材料」であると筆者は考えている。そんなユニバーサルシェード型CRの適応症と考えているのは、臼歯部1級窩洞、小さな2級窩洞、唇舌的に抜けていない小さな3級窩洞などである。また、今回示す審美領域でない臼歯部のホリゾンタルスロット窩洞も最適な症例であると考えている。

2 症例

患者は24歳の女性で、4̲の遠心にう蝕を認めた（**図1**）。咬翼法エックス線写真（**図2**）によって象牙質に到達する透過像が確認できたため、修復治療を行うこととした。

咬合面からう蝕を除去すると、エックス線写真で見られたう蝕の拡がりから、咬合接触点を切削してしまう可能性が高いと判断した（**図3**）。また、咬合面遠心辺縁隆線のエナメル質には顕著な崩壊を認めなかったため、ホリゾンタルスロット窩洞で対処することとした。

歯面清掃後にラバーダム防湿を行うと、遠心頬側にう窩が開口していることを認めたため（**図4**）、頬側からホリゾンタルスロット窩洞を形成していくこととした。頬側エナメル質をダイヤモンドポイントで必要最小限に開拡し、4̲遠心面の脱灰エナメル質に対しては、半円形のダイヤモンド付き超音波チップを使用し丁寧に切削した（**図5**）。このチップの平坦な面にはダイヤモンド砥粒が付着していないため、5̲近心面を傷つける心配が少ない。その後、軟化象牙質を完全に除去し、窩洞フィニッシュラインの仕上げには、隣接歯を傷つけないよう注意しながら ff ダイヤモンドポイントを使用した（**図6**）。

う蝕除去後に咬合面遠心辺縁隆線を確認すると、うっすらとしたクラックが確認できたが（**図7**）、咬合面エナメル質は約1mmの厚みが残っているため問題ないと判断し、充塡操作へと移った。

充塡後にラバーダムを除去した直後では、乾燥による脱水状態のため周囲のエナメル質は白濁しており、充塡部位の色調が浮いて見えていた（**図8**）。2週間後に確認した際には、よく見れば充塡部位の境界は確認できるが、問題のない程度に周囲と馴染んでいることが確認できた（**図9**）。

このように、シェード選択に時間を取られずに合格点の結果を得られることは、先にも述べたようにユニバーサルシェード型CRの臨床上の大きな利点であると考えている。

ユニバーサルシェード型コンポジットレジンで充填を行った症例（24歳女性）

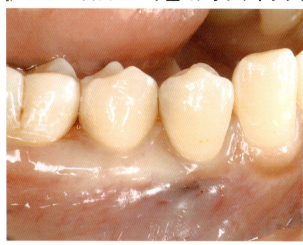

図❶ 術前の口腔内の頰側面観。4┘遠心のう蝕が黒く透けた状態が確認できた。

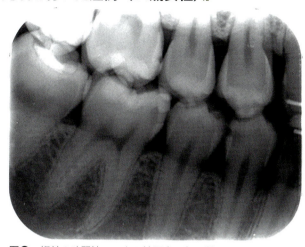

図❷ 術前の咬翼法エックス線写真。象牙質の厚みの1/3程度まで透過像が進行していた。

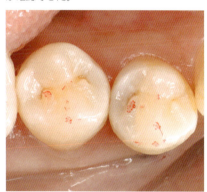

図❸ 咬合紙で印記させた咬合面観。咬合面から窩洞形成すると、4┘遠心副隆線上の咬合接触点が失われる可能性が高いと判断した。

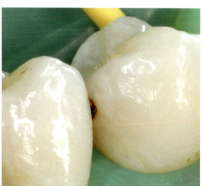

図❹ ラバーダム防湿を行った状態。4┘遠心頰側にう窩の開口を認めた。

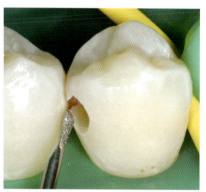

図❺ 4┘遠心の脱灰エナメル質の除去には超音波チップを使用した。

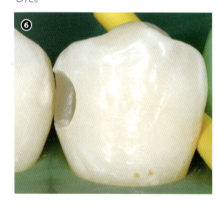

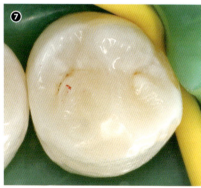

図❻ ホリゾンタルスロット窩洞の形成終了時の頰側面観。遠心辺縁隆線部エナメル質の厚みは約1mm残っていた。

図❼ 同咬合面観。遠心辺縁隆線には微細なクラックラインを認めた。

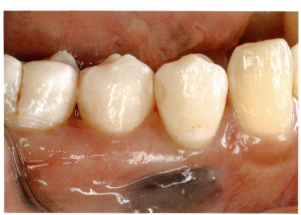

図❽ 充填後、ラバーダムを除去した直後。周囲のエナメル質が白濁しており充填部位が目立っていた。

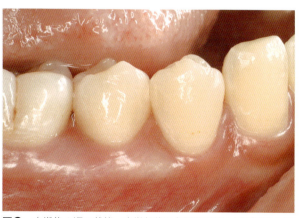

図❾ 充填後2週の状態。充填部位の色調は周囲とほぼ馴染んでいた。

14 光照射器

山口県・むくのき歯科医院／徳島大学大学院医歯薬学研究部再生歯科治療学分野　椋 由理子

コンポジットレジン（以下CR）修復では確実な光照射が重要である。光照射を的確に行うことでCRとボンドの双方が重合硬化し十分な接着が得られる。失敗が目に見えにくい光照射だからこそ、その理論をよく理解した上で実践することが大切である。

1 光照射器の歴史

光照射器からCRやボンドの中に含まれる光重合開始剤が吸収できる光が届くことで、はじめて重合が始まる。光重合開始剤にはそれぞれが吸収し活性化する波長が存在しており、吸収波長に対応した波長域を持つ光照射器が開発されてきた（**図1**）[1]。約50年前は400～500nmと広い波長域を持ったハロゲン照射器が主流だった。その後LEDを光源とした第1世代LED照射器が開発されたが、その照射強度は十分なものではなく、程なくして照射強度を大幅に向上した第2世代LED照射器が開発された。460nm付近に波長のピークを持つ青色LEDを搭載した第2世代LED照射器は、ハロゲン照射器と比較して高い光強度を持ち、小型で電力消費が少ない上に長寿命なことから一気に主流となった。そして近年、青色LEDに加え410nm付近に波長のピークのある紫色LEDを加えた複数のピーク波長を持つ第3世代LED照射器が登場した。より均一な光をより遠くまで到達させるべく技術革新が行われ、光照射だけではなく診断をサポートするなど多彩な機能を持ったものも見られる。

また現在、LEDに代わり集光性が高く高エネルギーなレーザー光を用いた光照射器も出てきている。

2 光照射器の選択

現在、CRやボンドにはさまざまな光重合開始剤が配合されているため、現状における光照射器の選択は、複数のピーク波長を持ちより広い波長域をカバーできる第3世代LED照射器となる。しかし光の波長を複数持つため、第2世代LED照射器より

も青色の光量は相対的に減弱している。また、紫色の光は波長が短く深部には到達しにくいこと[1]や安定性に欠けること[2]なども報告されており、照射時間を長めに設定するなど、慎重に光照射を行う必要がある。

なお、各メーカーでの接着試験は同じメーカーの光照射器を使って行われており、その組み合わせで最適な硬化を追求している。よって自分の使用するCRと光照射器のメーカーを揃えるという方法もある。

3 実際の手技

1）必要な光エネルギー量を知る

CRやボンドを硬化させるために必要な光エネルギー量は添付文書から知ることができる。

一般的に光エネルギー量は、

光エネルギー（J/cm^2）
　＝照射強度（mW/cm^2）×照射時間（S）

の式で求められる。具体的な照射方法が添付文書には掲載されているが、実際の光照射時にはさまざまな要因により、必ずしもこの式のとおりにはならないことも多い。

2）照射強度

さまざまなモードがある照射強度だが、光重合が進んでいくには一定の時間が必要なため、高出力・短時間での照射は推奨されていない。$500mW/cm^2$の照射強度で10秒間照射した場合と、$5,000W/cm^2$照射強度で1秒間照射した場合では、どちらの光エネルギー量も理論上では同等であるが、CRやボンドの硬化様式は異なるのである。照射強度が$1,500mW/cm^2$以上の高出力LED照射器ではCRの収縮応力が大きくなるという報告[3]や、発熱による粘膜や歯髄の損傷の懸念もあり、注意すべきである。また、光照射器の使用状況によっては照射強度が低下していることもあり、定期的に計測器を用いてそれぞれのモードにおける照射強度を確認することも大切である。

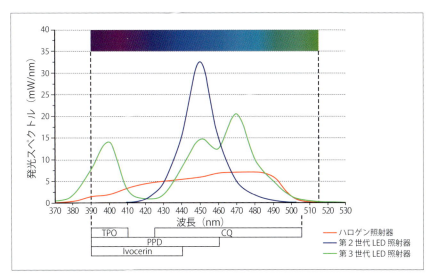

図❶ 各照射器の発光スペクトル（Price RB, Rueggeberg FA. 6 - Light Curing of Restorative Materials. In: Ritter AV, Boushell LW, Walter R. Sturdevant's Art and Science of Operative Dentistry. 7th edition. St. Luis: Mosby, 2019:170-199. より引用改変）。

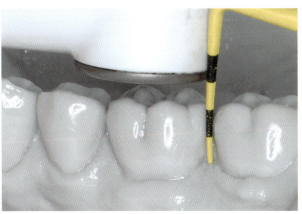

図❷ 臼歯部咬合面に向けて光を照射した場合、隣接面の最下底部までは案外距離がある。チップはなるべく対象に接近させることが大切である。

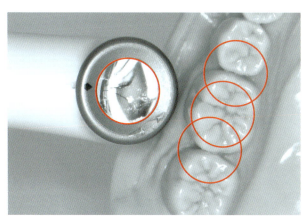

図❸ 歯冠幅の大きな大臼歯は1本の歯に複数回の照射が必要な場合がある。照射器のヘッドの大きさとチップの大きさは異なるので注意する。

3）照射時間

照射器からの光量は、距離に反比例して減弱していく。臼歯部咬合面に向けて光照射した場合、隣接面の最下底部までは思いのほか距離がある（図2）。照射距離が長くなればなるほど到達する光量は減弱するため、照射時間は必要に応じて延長しなければならない。光照射器の中にはレンズに工夫をし、集光することによって光量の減弱を抑えたものもある。

また、使用するCRのシェードによっても照射された光の到達度は変化するため、明度が低いCRを使用する際にはより長めの照射時間を設けることも重要である。

4）その他の注意点

照射器のチップの直径と対象歯の歯冠幅を比較すると、特に歯冠幅の大きな大臼歯は1本の歯に複数回の照射が必要な場合がある（図3）。また、チップから満遍なく照射光が均等に照射されているわけではなく、光軸の辺縁の光量は弱い傾向にあり、照射分布は不均一なことが多い。そして、照射対象の部位には必ず死角ができ、影になった部分は光が届かないので光重合率が低下する。そのため照射中はチップを一方向から静止させるのではなく、さまざまな方向からゆっくりと動かしながら照射するとよい。

また臼歯部は照射方向が対象から外れてしまうことも多いため、必ず目でチップの位置を確認しながら照射する。その際はアイプロテクターなどを使用し、目の保護を行うことが必要である。

4 まとめ

- 自分が使用するCRやボンドの特性を知り、それに合った光照射器を選択する。
- 低出力で時間をかけ、対象物を確認しながらさまざまな方向から照射する。

15 臼歯1級窩洞への充塡

東北大学分子・再生歯科補綴学分野／宮城県・北四番丁神田歯科・矯正歯科　河阪幸宏

1 いかに自然に馴染ませるか？

　スペイン北東部ボルハでは、2012年にある1枚のイエス・キリストの壁画が『修復』作業によって大きく改変され、世界的な話題を呼んだ。教会の柱に100年ほど前に描かれたキリストのフレスコ画『Ecce Homo（この人を見よ）』は地元の高齢女性の手によって修復されたが、そのあまりに元画から逸脱した仕上がりに世界中から「猿のキリスト」と揶揄される結果となってしまった（図1）。

　ダイレクトレストレーションも、このような絵画の『修復』と似ていると感じる。う蝕によって喪失した歯の一部分に対して、もともとの形態や色調を想像し、周囲の歯質と調和するようにそれを再現していかなければならない。天然歯が常に歯牙模型のような理想的な状態でないように、それぞれの症例で歯の個性を捉える必要がある。

　筆者が考える目指すべきゴールは、ワンパターンの"かっこいい"咬合面ではなく、あくまでも"自然感のある"咬合面を作ることである。本稿では1級窩洞の充塡を例に、いかにして自然感のある『修復』を行うのかを解説する。

2 基本の型を知る！

　う蝕の範囲がごく小規模で、もともとの形態や色調が明らかな場合を除いて、術者自らが何かしらの意図を持って最終的な歯牙形態を決定することになる。その際、まずは基本的な解剖学的形態の『型』を押さえておかなければならない。天然歯牙形態にはある一定のルールが存在する（☞**第4章 19 臼歯部充塡時の解剖学的形態の付与**を参照）。

　大臼歯の場合は咬頭数や裂溝のパターンがいくつか存在するが、残存歯質の状態やそれらの発生割合の統計データなども活用して、もっとも妥当であろうと思われる形態を選択するとよい。その他にも、窩底部に残存する着色や、対側同名歯の形態を参考にすることもできる。

　ルールからあまりにも逸脱した充塡を行うと、審美的な違和感が生じるだけでなく、充塡後の咬合調整量が増える傾向にあるので注意が必要である。

3 周囲の観察が成功の鍵！

　周囲の歯に自然に馴染ませたいなら、窩洞周囲の入念な観察が何よりも重要になるだろう。ダイレクトレストレーションはステップ数も多く、1つ1つの作業に時間がかかるので常に時間との戦いであるが、まずは一呼吸おいて処置部位周辺を広く見渡してみよう。そこには修復のヒントになる情報がたくさん隠れている。例えば、前後の歯に何か特徴はないだろうか。主隆線の高さや副隆線の発達の程度、歯質の白濁や裂溝の着色など、一般的な解剖学的知識を超えた先の『歯の個性』を探してみてほしい。図2は、筆者がコンポジットレジン（CR）充塡時にチェックする項目である。これらの情報を充塡前に押さえることで、自然と窩洞の中に1つの正解が見えてくるだろう。

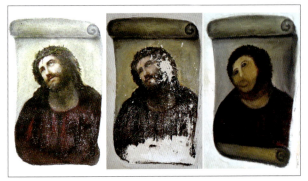

図❶　修復に失敗した例。左：元画、中央：修復前、右：修復後。

隆線・副隆線の発達の程度	ウェアーの程度
特徴的な構造物	色調の特徴・変色
裂溝の着色	裂溝パターン

図❷ 充填時のチェック項目の一例。

症例1　6| CR不適症例

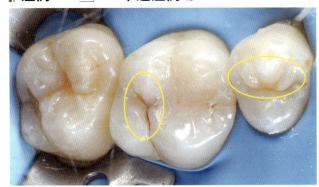

隆線・副隆線の発達の程度	高
ウェアーの程度	低
特徴的な構造物	斜走隆線
色調の特徴・変色	なし
裂溝の着色	濃茶
裂溝パターン	4型

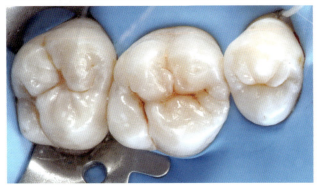

図❸　はじめに中心窩を解剖学的に適当と思われる位置に設定した。経験的には、固有咬合面の中心からやや近心頰側にずれた位置に中心窩が存在することが多い。そこから続く裂溝の走行は前後の天然歯を参考に決定した。第一小臼歯に認められた顕著な副隆線を参考に、頰側咬頭にも同様の雰囲気の副隆線を付与し、裂溝には濃いめのブラウンでのステインを入れた。

症例2　|6 咬合面う蝕症例

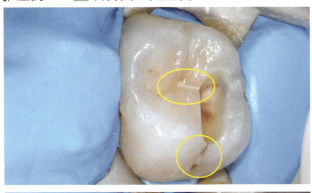

隆線・副隆線の発達の程度	中
ウェアーの程度	低
特徴的な構造物	斜走隆線
色調の特徴・変色	なし
裂溝の着色	濃茶、シーラント
裂溝パターン	4型

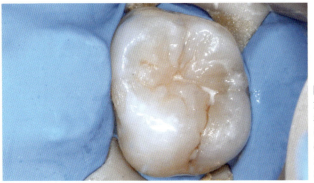

図❹　上顎大臼歯に典型的に認められる斜走隆線を再現することを念頭において充填を進めた。上顎第一大臼歯にもっとも多く認められる4型ではDL咬頭の近遠心径がML咬頭の約半分になる。裂溝にはシーラントが施されていたため、一度ブラウンのステインで裂溝の着色を再現した後に、その上からホワイトステインを置きシーラントを再現した。決して見えるところではないが、その遊び心が日々の診療を楽しくするはずである。

症例3　6̲ 咬合面メタルインレー不適症例

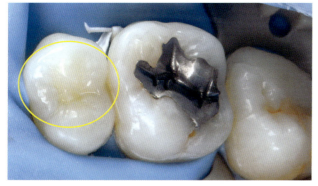

隆線・副隆線の発達の程度	高
ウェアーの程度	低
特徴的な構造物	斜走隆線
色調の特徴・変色	ホワイトニング
裂溝の着色	なし
裂溝パターン	4型

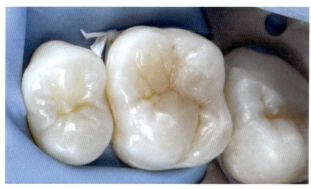

図❺　咬合面の広範囲に及ぶ充填では、窩洞周囲に残された構造のヒントが少なくなることで形態再現の難易度が増す。その分、周囲の歯の観察を入念に行い、あり得そうな形を再現する必要がある。本症例では5̲の形態が特徴的で、丸みを帯びた厚い隆線が観察された。6̲には解剖学的に適当な咬頭のバランスを遵守した上でモコモコとした厚みある副隆線を付与することで、自然感のある形態に仕上がった。

症例4　4̲、6̲咬合面メタルインレー不適症例

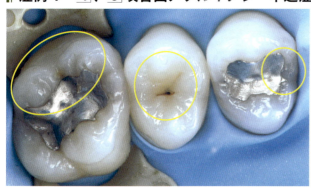

隆線・副隆線の発達の程度	低〜中
ウェアーの程度	低
特徴的な構造物	斜走隆線、介在結節
色調の特徴・変色	ホワイトニング
裂溝の着色	なし
裂溝パターン	4型

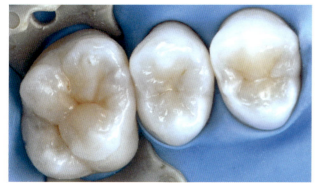

図❻　複数歯の充填を同時に行う際は、なるべくスピーディに充填を仕上げるために、術前に形態をよくイメージしておいたほうがよい。第一小臼歯の介在結節や第一大臼歯の斜走隆線など、重要なランドマークを適切に配置して歯列としてのバランスを整えていく。本症例ではほとんど裂溝のステインを入れていないが、レジンの積層を正しく行うことで、色調の抑揚も出て立体感が表現できた。

症例5　6̲|咬合面 CR 不適症例

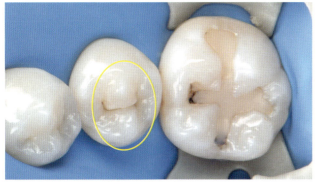

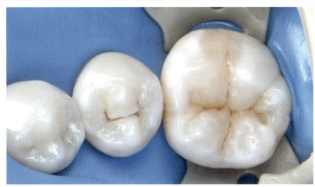

隆線・副隆線の発達の程度	中〜高
ウェアーの程度	低
特徴的な構造物	なし
色調の特徴・変色	なし
裂溝の着色	薄茶〜濃茶
裂溝パターン	Y_5

図❼　下顎大臼歯の充填の肝は裂溝パターンの決定である。下顎第一大臼歯の約6割は Y_5 型（ドリオピテクスパターン）、約3割が $+_5$ 型であると報告されている。本症例では咬頭数と残存している裂溝の位置からどちらの裂溝パターンも適当であると考えられたため、より割合の多い Y_5 型を選択した。裂溝のステインは小臼歯を参考に、濃淡の抑揚のあるブラウンを付与した。

症例6　6̲|、7̲|咬合面 CR 不適症例

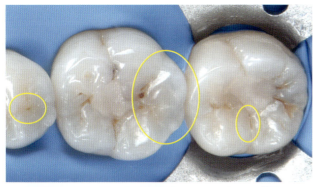

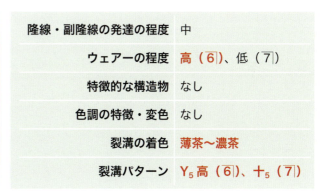

隆線・副隆線の発達の程度	中
ウェアーの程度	高（6̲|）、低（7̲|）
特徴的な構造物	なし
色調の特徴・変色	なし
裂溝の着色	薄茶〜濃茶
裂溝パターン	Y_5 高（6̲|）、$+_5$（7̲|）

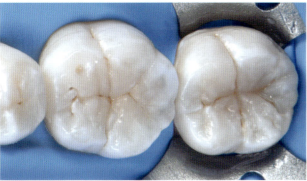

図❽　6̲|遠心は咬合面のウェアーが部分的に進行しており、遠心の裂溝もかなり浅くなっているのがわかる。CR 除去後の窩洞も浅く、充填スペースが限られた症例であったが、ステインによる視覚効果をうまく活用することで、立体的な仕上がりになっている。

105

16 複雑窩洞充塡時の歯間分離の方法

京都府・宮地歯科医院　宮地秀彦

接触点を含む隣接面う蝕は、視診やエックス線写真撮影でも進行状態の確認が難しいため、しばしば発見が遅れがちである。う蝕を発見しても歯間が緊密な場合では、隣接歯の損傷を回避するために健全歯質の便宜的開放切削が避けられない。特に上顎前歯部の場合、窩縁を目立ちやすい唇側面か前方滑走運動時に強く関与する舌側面のいずれか、あるいは双方に設定せざるを得ない。また直接コンポジットレジン（CR）修復時には、隣在歯との分離と充塡部の賦形が課題でもある。それらの場合に隣接歯同士を一時的に離開し接触点間の分離を図る方法を、歯間分離と総称する[1]。

1 歯間分離を行うことのメリット

歯間分離によって、隣接面う蝕の診査はもちろん、う蝕除去・窩洞形成といった歯質の削除、バンドなどの隔壁やラバーダムなどの挿入・装着、修復材料の塡塞、仕上げ研磨などといった操作を容易化できる。隔壁を用いた修復を行う場合にも、それ自体の厚みや操作によって数10～数100μm以上の隙間が生じる分を見越してあらかじめ補正することで、隣接面間における点接触および接触圧の確実な回復が見込める。

また、隣接面を含むう窩の長期放置や不正確な形態の修復処置によって、隣接歯との接触関係が崩壊している例は少なくない。このまま再修復で接触点を回復しようとすれば、封鎖不良による二次う蝕の発生や食片圧入などによる周囲組織の破壊をきたすため、まず歯間分離などによって隣接歯同士の位置関係を正常化した上で、あらためて解剖学的かつ機能的に適切な形態となるよう修復しなければならない（図1）。

2 歯間分離の方法

歯間分離の方法は、緩徐分離と即時分離の2つに大別され、年齢や歯の部位、骨植の状態、歯周組織の抵抗性の他、患者の感受性や必要な分離量、施術時間の長短などを考慮した上で方法を選択する。

1）緩徐分離

緩徐分離は、軽微な力で数日かけて徐々に歯間を分離させる方法である。かつては歯間に挿入した木片やストッピングなどの吸水膨張や咬合圧を利用するか、矯正治療用の金属線やデンタルフロスを接触点に強く結紮する方法が用いられたが[2]、現在では高弾性で復元力の高い輪状のゴムなどを挿入し、歯間離開を待つ方法が主流である。

患者に疼痛をあまり与えず、周囲組織への被害も少ないのが利点であるが、症例によっては日数がかかりすぎ、途中で器具が脱離するなどして不確実であるといった欠点がある（図2）。

2）即時分離

即時分離は、文字どおり必要に応じてただちに行う方法である。使用する器具としては、ウェッジ（楔）やセパレーター（分離器）が一般的である。

ウェッジは木片やプラスチック、ゴム製で、歯間に挿入し、その圧力で歯間分離を行う。歯間乳頭の保護や隔壁の保持、歯面への密着性なども考慮したさまざまなタイプがあって手軽に用いることができ、ウェッジの形態も削って自由に調整可能な一方で、歯間から脱落して誤嚥する危険もあるので注意が必要である。

セパレーターはアイボリー（Ivory）型やエリオット（Elliot）型のWedging（楔形）タイプが一般的であり、前者は主として前歯部に、後者は臼歯部に用いられる。いずれも嘴状の突端を歯間の唇（頰）舌側双方から挿入し、ネジで締めつけることで歯間を分離させる。嘴部が歯肉に食い込んで出血損傷しやすく、弓部や柄部が視界を妨げ、他の器具装着の妨げになりやすい欠点はあるが、使用自体は簡単である。また歯列の状態などによっては維持が不安定なこともあるので、その際はモデリングコンパウンドや咬合採得用シリコーン印象材などで補助固定する必要がある（図3）。

Traction（牽引）タイプとしては、もともと臼歯

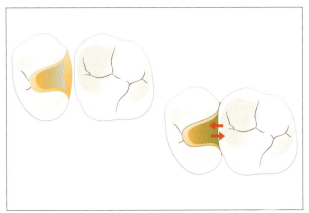

図❶ 長期放置などによる歯の位置異常。

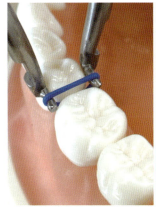

図❷ 歯間ゴム挿入時の状態。

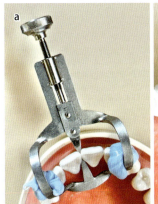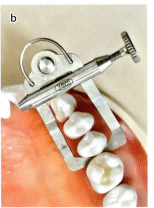

図❸ a：アイボリーセパレーター、b：エリオットセパレーター。

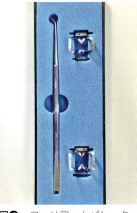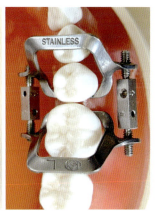

図❹ フェリアーセパレーター。

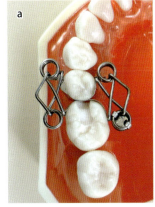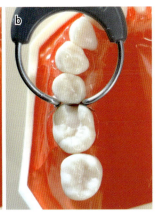

図❺ a：ワルサーマトリックス、b：リング状リテーナーとコンタクトマトリックス（コンポジタイトマトリックス）。

部用として設計されたフェリアー（Ferrior）型などがある。専用のレンチを用いてネジを締めることから、Wedgingタイプに比べ分離力は強いものの、機構がやや複雑であり、形状から歯種や歯列によっては適用しづらい（図4）。

他には、2級修復時に隔壁設置と歯間分離を同時に行うよう設計された器具もある（図5）。もともとアマルガム修復が主流の頃より登場していたが、直接CR修復の歯質接着力や機械的強度が飛躍的に向上した1990年初頭頃から多用されるようになった。さらに近年、マイクロスコープ（歯科用手術用顕微鏡）の普及に伴い、隔壁を設置せず歯間分離のみで生じた術野内で、フロアブルレジンの表面張力を利用して充塡・賦形するテクニックも登場してきている[3]。

いずれの器具も、使用時には患者の疼痛はもちろん患部を不要に傷害しないよう十分に配慮した上で用いなければならない。特に局所麻酔下では、患者からの反応がないまま過度に分離し、歯質（エナメル質・セメント質）や歯髄の損傷、歯周線維の断裂などといった偶発症を引き起こすおそれがある。また重度の歯周疾患に罹患している歯は離開力によって脱臼などを惹起するおそれもある。加えて分離の器具が修復操作に支障をきたすのは本末転倒である。

大体の目安として、即時分離の場合は分離幅を最大0.5mm程度以内とし、それ以上の分離量を必要とする場合には、緩徐分離法やMTM（Minor tooth movement）の適用も検討するべきである。

17 臼歯2級窩洞への充填①

神奈川県・北久里浜矯正歯科　林 明賢

　Minimal intervarion（MI）の観点から、臼歯隣接面（2級窩洞）への修復法として、直接コンポジットレジン（CR）修復がう蝕治療ガイドライン[1]にて推奨されてから9年が経過した。現在では多くの臨床家がCR修復を第一選択として考えるようになったことは、大学や歯科医院での研究や教育、また機材・材料メーカーに携わる多くの方々の尽力あってこそのものであることを忘れてはならない。

　ただし、ガイドラインには「確実な接着操作とコンポジットレジンの填塞操作が可能であれば」と表記されていることも見落としてはならないと感じている。本稿では臼歯2級窩洞における筆者の考える填塞操作を、症例を交えて解説していく。

1 臼歯2級窩洞の充填手順

　2級窩洞への充填に際しては、汚染除去の観点からラバーダム防湿を行い、歯質への接着処理、脆弱なハイブリットレイヤーの重合率をできるかぎり上げることや窩洞への適合率を向上させるためのライニング[2]、そして隣接面形態の回復を行いデンティン相当部、エナメル質相当部を充填するという手順を踏んでいる（図1）。

　1級窩洞におけるライニングの目的は上記と同様であるが、2級窩洞では上記以外にも隔壁となるマトリックスシステムや歯間分離に用いるセパレーターなどを設置する際に、多少なりとも歯質に応力が掛かるため、ライニングを隣接面形態の回復前に行うことで脆弱なハイブリットレイヤーを物理的衝突による接着破壊から守ることもあげられる。

2 隣接面形態の付与

筆者は
- マトリックスシステムを用いる方法[3]
- セパレーターで歯間分離を行いフリーハンドで隣接面を充填する方法[4]

を、シチュエーションに応じて選択している。
　マトリックスシステムは、マトリックスに沿わせて充填を行えることから隣接面表層の酸素を遮断で

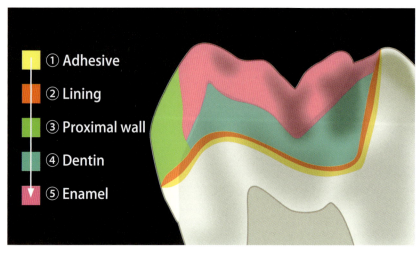

図1　充填手順。
①接着操作
②窩洞内面全体をライニング
③隣接面の立ち上げ
④象牙質相当部の充填
⑤エナメル質相当部の充填

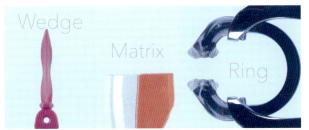

図❷a マトリックスシステム。ウェッジ（左）、マトリックス（中央）、リング（右）。

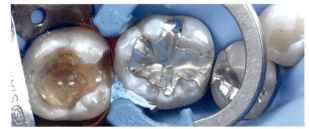

図❷b |7近心隣接面に、マトリックスシステム用いて隔壁を形成した。窩壁への適合を上げるため、テフロンテープを挿入した。

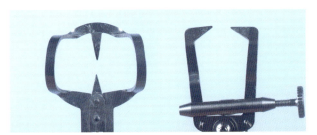

図❸a セパレーター。アイボリー（左）、エリオット（右）。

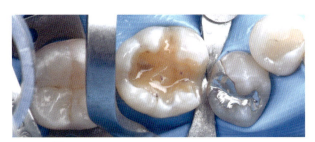

図❸b |6近心隣接面付与のためセパレーターで歯間を分離した。近心歯頸側マージンが凹である場合、マトリックスを適合させることが難しいため、フリーハンドで充塡することを選択した。

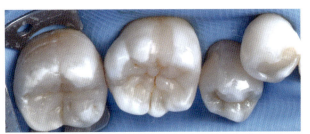

図❸c |5も同様に充塡を行った。歯列不正はあるものの、理想的な隣接面形態が再現できていることがわかる。

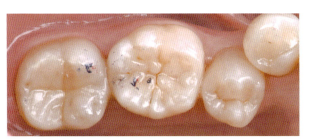

図❸d 術後1か月。コンタクト圧、咬合時・偏心位における接触状態はリコール時に毎回確認する。

き、滑沢な面を形成することが可能である（図2）。ただし、隣接面形態はマトリックスの形状に依存するため、設置の際にマトリックスの変形が生じてしまうと、理想とする形態を付与できなくなってしまう。また歯間分離をウェッジやセクショナルリングに頼るため、歯間距離が長い場合は十分な離開を行うことができず、適切なコンタクト圧を掛けることができない場合もある。さらに、隣接面における窩洞辺縁をマトリックスで確実に封鎖できていない場合、ギャップの形成やオーバーな充塡へと繋がり、二次う蝕の原因になってしまう可能性もある。

セパレーターを使用して歯間分離のみを行う方法は、歯間分離さえしっかりとできていれば、（術者の技量にもよるが）理想とする隣接面形態を付与しやすいと感じている（図3）。

3 2級窩洞の大きさに考慮したマテリアルの選択

CRなどの材料の操作性が向上し、術者の技量も高まった中、CR修復の適応範囲は広くなっていると感じる。Santiagoら[5]は小臼歯における窩洞範囲が広くなるほど咬合荷重による咬頭のたわみは増加することを報告しているが、歯冠修復材料としてレジンを使用する際に切り離せない問題として、重合時に支台となる歯質に生じる重合収縮応力の存在があげられる。これは修復時にマイクロクラックやホワイトマージンを発生させる原因となり、これらの存在が長期予後に関わる大きなファクターとなることは容易に考えられる。

そのため、窩洞の大きさや深さによっては重合収縮応力の緩和を図るために、従来のCRと比較して

旧CRを除去し修復処置を行った症例（50代女性）

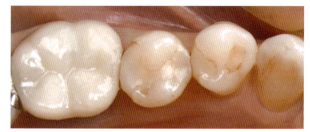

図❹a　5|付近にデンタルフロスを通すと引っ掛かることを訴え来院した。該当歯にはCRの辺縁着色ならびに適合不良が認められたため、旧CRを除去し修復処置を行うこととした。

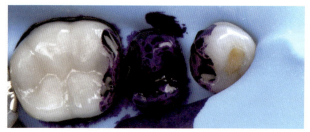

図❹b　旧CRを除去後、ラバーダム防湿を行い、染め出し液を用いてプラークを染色した。

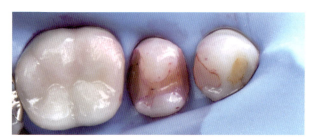

図❹c　水洗後、プラーク付着部位を確認した。

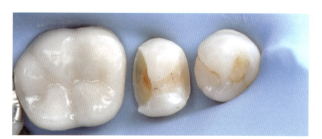

図❹d　パウダーフロー（エリスリトール）で清掃後、う蝕を除去した。

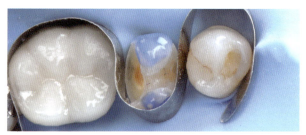

図❹e　メタルストリップスを使用して隣在歯を保護し、エナメル質のみセレクティブエッチング（KエッチャントGEL／クラレノリタケデンタル）を行った後、2ステップセルフエッチングアドヒーシブ（クリアフィル®メガボンド®2／クラレノリタケデンタル）を使用してプライミング、ボンディングを行った。

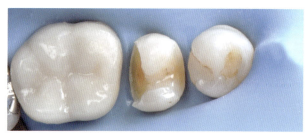

図❹f　バルクフィルレジン（SDR／デンツプライシロナ）を使用して一層ライニングを行った。

重合収縮が軽減されたバルクフィルレジン[6]やFiber-reinforced composite（FRC）、Short-fiber reinforced composite（SFRC）といった材料を使用することが推奨される。FRCは、プラズマ処理された超高分子ポリエチレン繊維（UHMWPE）であるリボンド（モリムラ）をCRにチェアサイドで組み込み窩洞内へと設置することで、重合収縮を軽減させるだけでなく物理的特性を強化し、亀裂の進展停止機構として機能する可能性のある材料である[7]。一方、SFRCの代表的なものとして製造段階においてCR内にE-glass fiverと呼ばれる140μmの短繊維が25％組み込まれた材料（everX Flow™／ジーシー）があり、FRCと比較して重合収縮はやや増加するものの、複雑な窩洞に対してもより簡便な操作で充填することが可能である[8]。

一部の報告では、深さ6mmのポストコア窩洞に対してのFRCとSFRCの組み合わせは他の充填材料と比較して有意に高い耐疲労性を示したとしている[9]。したがって、筆者は窩洞が大きい、または既根管治療歯のような深い窩洞に充填を行う場合は積極的に使用している（図4）。

謝辞

稿を終えるにあたり、執筆のご推薦をくださった大谷一紀先生、日頃よりFRCについてご教授いただいております河阪幸宏先生、柿内祐輔先生をはじめ関係各位の方々に深謝いたします。

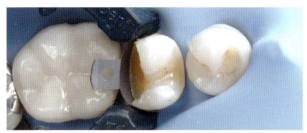

図❹g 光重合後、マトリックスシステム（パロデント プラス／デンツプライシロナ）を用いて遠心隣接面に隔壁を設置した。この時、マトリックスが隣接面窩洞辺縁に圧接されていることを確認し、フロアブルレジン（クリアフィル®マジェスティ®ES フローUniversal／クラレノリタケデンタル）で隣接面を1mmずつ積層充填した。遠心隣接面と歯髄側壁との間はSFRC（everX Flow™／ジーシー）で充填を行った。

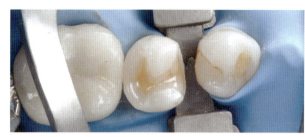

図❹h 近心隣接面はアイボリーのセパレーターを用いて歯間離開を行い、フロアブルレジンに27Gのチップを装着してフリーハンドで充填した。

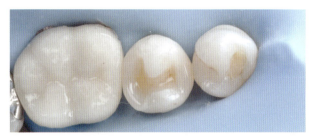

図❹i SFRCをカバーするようにフロアブルレジンを使用して象牙質相当部まで充填した。

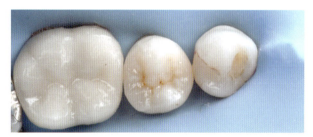

図❹j フロアブルレジンに30Gのチップを装着してエナメル質相当部を充填した。

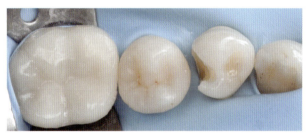

図❹k 別日に|4旧CRを除去し修復処置を行った。

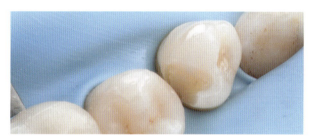

図❹l 旧CR、う蝕除去後、接着処理を行い、バルクフィルレジンを使用して薄く一層ライニング後、FRC（リボンド／モリムラ、SDR／デンツプライシロナ）を設置した。

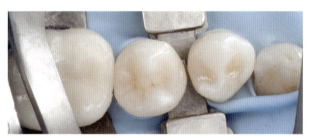

図❹m アイボリーのセパレーターを用いて歯間離開を行い、フロアブルレジンに27Gのチップを装着してフリーハンドで充填した。

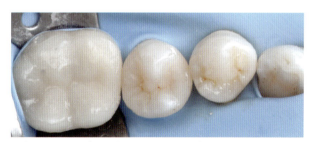

図❹n フロアブルレジンに30Gのチップを装着してエナメル相当部を充填した。

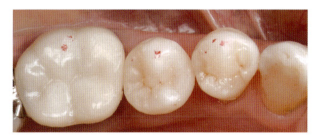

図❹o 充填当日は咬合調整まで行い、再来院時に形態修正、研磨を行った。

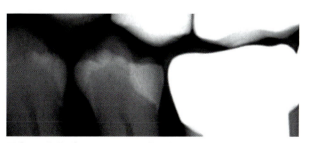

図❹p 術後デンタルエックス線画像から隣接部の移行的な立ち上がりが確認できる。UHMWPE挿入部はエックス線透過像として確認できる。

18 臼歯2級窩洞への充填②

神奈川県・カズトシデンタルオフィス　榊 航利

修復材料や充填時に用いる機材の進歩、患者のニーズ、社会的背景により、日常臨床においてコンポジットレジン（CR）修復が選択される症例は増加してきている。本稿では、臼歯2級コンポジットレジン修復について言及したい。

1 臼歯2級窩洞修復における背景

隣接部の実質欠損の原因は、
　①う蝕
　②咬合力の影響
　③医原性疾患

があげられる。③医原性疾患は、矯正治療時の過度なディスキング、隣在歯を治療する際に隣接部を損傷した症例があげられるが、これらの症例は臼歯2級コンポジットレジン修復の適応となる可能性がある。隣接部の病変の探知は、エックス線写真や視診、触診、赤外線や蛍光撮影を応用した診断機器などから慎重に行う必要があるだろう。

臼歯2級コンポジットレジン修復の耐久性は非常に安定している。Van Dijken[1] による2009年の報告によれば5年間で88％の成功率であり、1級窩洞に比較すると低い耐久性を示すが、臨床上大きな問題とはならないだろう。

2 どの修復法が臼歯2級窩洞に適しているか？

CRの選択肢としては、ペーストタイプかフロータイプがあげられる。CRはフィラー、その周囲にあるシランカップリング剤、マトリックスレジンから構成される。フロータイプはペーストタイプに比較してフィラー含有量が少ないため、物性としてはペーストタイプの方が一般的にはよいと考えられている。近年、フロータイプでも粘度を調整した製品

が開発されている。その中でも物性が優れているローフロータイプがある。同メーカー同製品において、フロータイプがペーストタイプを超える物性を持つものが近年では発売されている。

臼歯2級窩洞への治療法の選択肢は3つある。
　①ダイレクトテクニック
　②セミダイレクトテクニック
　③インダイレクトテクニック

である。術者が治療法を選択する上で基準とすべきことは、窩洞の大きさとその形態である（**図1、2**）。

隣接面を含む窩洞で、幅が広く深い窩洞はインダイレクトテクニックが推奨される。理由としては、適切な解剖学的形態の付与、術者の技術力、チェアタイムの問題、材料の物性があげられる。Magne[2] は辺縁隆線を喪失すると歯のたわみが大きくなると言及している。形成デザインに配慮し、咬頭破折を防止することができたとしても、咬合面を軟らかい材料で被覆すると、硬い材料と比較して修復物に掛かる応力は増加する。また、咬合面、隣接面における摩耗の問題を考慮しなくてはならない。エナメル質より隣接面のほうが2年間で200μm近く摩耗が大きいと言及している研究データもある。コンポジットレジンは吸水性があり、重合収縮の影響、熱膨張係数の影響を考えると、インダイレクトテクニックで用いられる強度の高いマテリアルと比較して、軟らかい材料は長期経過においてコンタクトロスや歯列の変化が生じる可能性もあるだろう。

小さく浅い窩洞においては、ダイレクトテクニック、大きく幅の広い窩洞においてはセミダイレクトテクニックやインダイレクトテクニックが適応となるだろう。

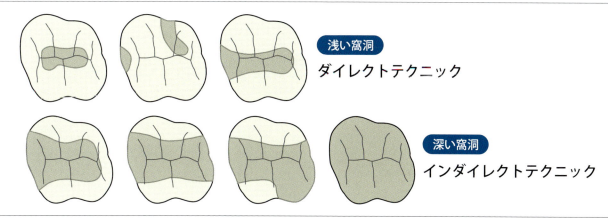

図❶ 直接修復と間接修復の適応をまとめたものを示す。窩洞が浅く狭いものは直接修復の適応である。一方、窩洞が広く深いものは間接修復の適応である。

【ダイレクトテクニック】
- 隣接面の窩洞が浅く、幅の狭い場合
  ➡ マトリックスやリングシステム、ウェッジやセパレーターなどを応用して離開させ充填する。
- 隣接面の窩洞が深い場合
  ➡ ディープマージンエレベーションやクラウンレングスニングを応用する。
- 隣接面の窩洞が幅広い場合
  ➡ 形成デザインを鼓形空隙に広げ（形成デザインを工夫する）、頬舌側からシリコーンでバックウォールを形成し、窩洞を単純化させる。

【セミダイレクトテクニック】
- アナログ法とデジタル法がある。
- ダイレクトテクニックよりやや広い窩洞に応用できる。

【インダイレクトテクニック】
- 隣接面の窩洞が深く幅の広い場合
- 根管治療歯で両側の辺縁隆線を喪失した場合

※インダイレクトテクニックの形成デザインに関しては本稿では言及を避ける。

図❷ 各テクニックと適応症。

症例1

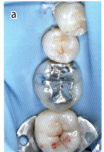
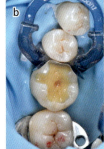
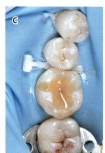
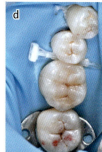

図❸a 術前の状態。6］の咬合面から隣接面にかけて幅の広いメタルインレーが装着されている。

図❸b メタルインレーとう蝕を除去し、窩洞形成後、ベベルを付与し、マトリックスとリングシステム、ウェッジを設置した。マトリックスを設置した際に、窩底部のマージンとマトリックスの適合を確認する。

図❸c 近心壁をペーストレジンとフロアブルレジンを用いて充填した。

図❸d 咬合面形態を付与した。マージンが鼓形空隙の位置に設定されると形態修正および研磨がしやすい。

症例2

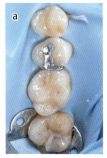
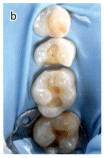
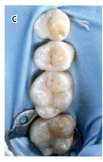
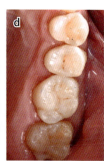

図❹a 術前の状態。｜5 6 7 に不適合修復物を認めた。

図❹b 不適合修復物とう蝕を除去し、窩洞形成後、プライマーやボンディングなどの前処理を行った。複数歯に及ぶ窩洞の場合、まとめてアプローチするとよい。

図❹c フロータイプとペーストタイプのCRを併用して充填した。

図❹d 術後の状態。

19 臼歯部充塡時の解剖学的形態の付与

岡山県・野亀歯科医院 **野亀慶訓**

1 臼歯部CR充塡において解剖学的な形態付与は必要なのか？

「臼歯部コンポジットレジン（CR）充塡に解剖学的形態を付与する必要があるのか？」と問われることがある。審美性の観点からいえば、特に上顎臼歯部咬合面などその必要はない。しかし解剖学的形態は決して審美のためにあるわけではない。歯の進化の中で、咬合咀嚼・自浄性・清掃性のために獲得してきた機能が形態に集約されている。形態を再現することはその機能を回復することに他ならず、「必要ない」と断じてしまうと、ただ窩洞をCRで埋めているだけになってしまう。形態を正しく再現することは機能の回復であり、元来の歯の形態へと戻すことで自然と審美的に仕上がる。

また「形態を再現する」とは、簡単にいえば凹んでいるべきところが凹み、出るべきところが出ているということである。凹んでいるところには対合歯の出ているところが咬合するし、出ているところは対合歯の凹みへと咬合する。つまり凹んでいるべきところが出ていると咬合調整は多くなり、出ているべきところが凹んでいると咬合せず、咀嚼効率も下がる。形態付与は咬合調整を減らし、審美的に仕上げた構造が失われることを防ぐとともに、使用感を向上させる。

2 再現すべき歯の立体的なイメージを持つ

図1は、筆者が資料なしに空で描いた臼歯部形態のスケッチである。絵が上手に描けるかは個々の画力の問題なので必ずしもこのように描ける必要はないが、歯それぞれの大まかな形が脳内でイメージできることが重要である。なぜならそのイメージはこれから修復する対象の設計図面であり、これが曖昧であるかぎり、いくら闇雲に修復しても完成度は高くならないからである。

この際、複数の方向からの見え方を観察し、覚えることが重要である。咬合面観は裂溝の走行すなわち平面的な咬頭の配置をつかむためにはよいが、それだけでは各構造の高さの関係を把握できない。造

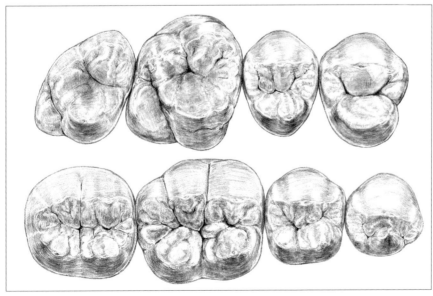

図❶ 筆者が資料を参照することなく、イメージのみで描いたスケッチ。脳内に歯の形態のイメージがあれば、それを描き出す先がCR修復でも補綴でも絵であっても、あとは技術修練の問題である。

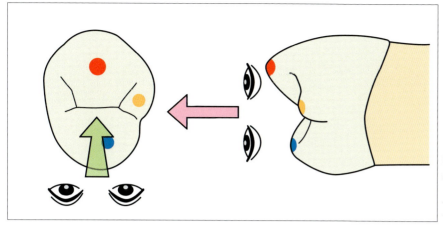

図❷ 物は一方向から見るだけでは立体感をもって認識することが難しい。多方向から観察し、構造物それぞれの位置関係、豊隆の具合を把握しておくことが大切である。

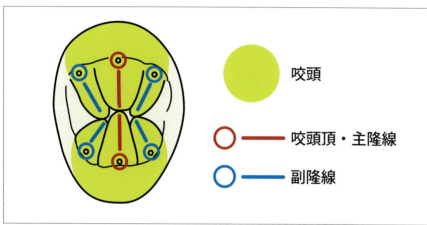

図❸ 咬頭の基本構造。咬頭頂から始まる主隆線、咬頭の両脇から始まる副隆線が中央溝に向け走行している。

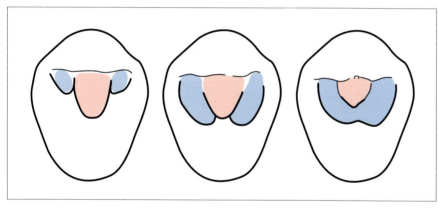

図❹ 主隆線と副隆線の関係性で溝の走行が変わり、見た目上の変化が生じるが、1つ1つの隆線はそんなに大きなものではないため、極端に歯の機能に影響は与えない。

形のための立体感をつかむには、多角的な観察が必要になる（図2）。

修復中は、実際に対象の歯を多角的に眺めながら、各方向からのイメージと合致するかを常に確認しながら行う。

それぞれの歯種について押さえておくべき形態の特徴があり、それが機能に直結している。ページの都合で各歯の詳細について言及できないのが残念であるが、次項に全臼歯に共通する原則をいくつか記す。臼歯部CR修復時の形態再現の一助になれば幸いである。

3 すべての臼歯に共通する形態の原則

1）咬頭

咬頭の内斜面、つまり咬合面には3つの隆線が走行している（図3）。咬頭のもっとも高い膨らみである咬頭頂から始まる「主隆線」と、咬頭頂の両脇に小さな膨らみが見られ、ここから始まり咬頭の縁をなす2つの「副隆線」である。主隆線と副隆線を分ける溝を「副溝」といい、裂溝ほど深くなることはないが、副隆線が発達しているとステインを伴うほど深い溝となることもある。この主隆線と副隆線の占める範囲の関係性により、咬合面の表情にバリエーションが生じる（図4）。

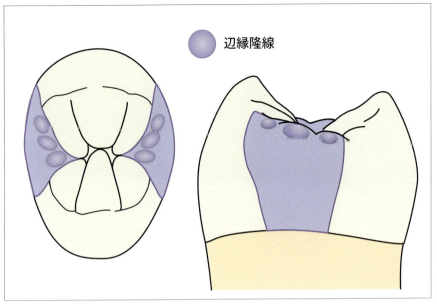

図❺ 辺縁隆線は咬頭以外の余白を形成している部分である。多くはコンタクト部に存在し隣接面を形成している。複数個のごく小さい豊隆が見られる。

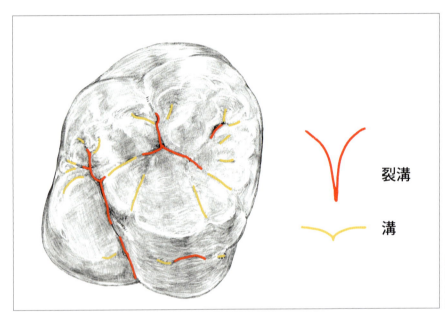

図❻ 深い裂溝と、ごく浅い溝。裂溝は歯種ごとに多少の差はあれ大体の走行位置が決まっている。溝は歯によって隆線走行が異なるため走行位置が変わりやすい。

2）辺縁隆線

辺縁隆線は隣接面をなし、頬側咬頭と舌側咬頭の間の余白を埋めている構造物である（**図5**）。

頬側咬頭の副隆線の脇に始まり、いくつかの小さな隆起をなしながら緩やかに舌側咬頭副隆線へとつながる。隣接歯同士で大体高さが揃っており、相似形をしていることで自浄性・清掃性の高い鼓形空隙をなす。

3）裂溝と溝

咬頭－咬頭間や、咬頭－辺縁隆線間に生じる深く裂けたような「裂溝」と、隆線と隆線の間のわずかな凹みである「溝」では、その深さがまったく異なる。

「裂溝」の走行は歯種により多少のバリエーションはあれど、おおまかには決まっており、咬合に深

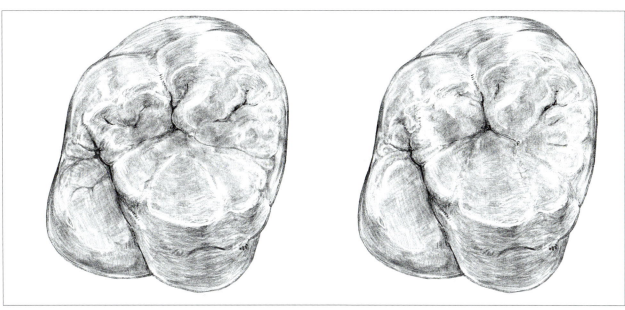

図❼ 裂溝の走行位置はほとんど変わらないが、隆線構造の関係で溝の位置が変化し表情の違いを生む。

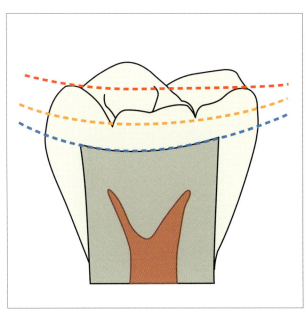

図❽ 高さの目安がわかると修復時に迷いがなく再現できるようになり、充填後の咬合調整も少なくできることから、付与した形態が失われずに済む。

く関与しているため、この走行を覚えることは大変重要である（図6）。

「溝」は咬頭が収まるような深く広い構造ではなく、わずかな凹みである。この凹みはすり鉢の櫛目のようなもので、これにより食塊を滑りにくくし、効率的に咀嚼できるよう補助する。溝は各歯の隆線の走行により様相が異なり、表情に多様性を与える（図7）。

4）各構造物の高さ

2級窩洞修復の際、歯列が整った状態で隣接歯の隣接面が残っていれば各構造物の高さの目安となり、修復は容易である。しかし歯列が乱れていたり両隣接面が失われているような場合は、修復する歯自体の解剖学的構造から逆算して求め出さないといけない。

筆者は抜去歯や歯の切片の観察から、
①隣接面の最大豊隆部は咬合面の象牙質の高さの延長線上にくる
②辺縁隆線のトップの高さは頬側咬頭副隆線の高さを超えない
③裂溝はだいたい辺縁隆線のトップと象牙質の高さの中間くらい（図8）
の3点をおおよその目安としている。

ただし、CRの機械的強度と咬合調整により付与した形態が消えてしまうことを懸念し、戦略として辺縁隆線は若干低めくらい、そして裂溝はやや深めを意識するようにしている。

20 5級窩洞・NCCLsへの充填

神奈川県・北久里浜矯正歯科　**林 明賢**

1 NCCLsとは

　NCCLsとはNon-carious cervical lesionsの略で、歯頸部に発生するう蝕を原因としない硬組織欠損のことである。日本では保険用語としても馴染みの深いWSD（Wedge-shaped defect／くさび状欠損）として知られており、その成因としては物理的または科学的なプロセスによる摩耗であると今日では説明されている[1]。

　2020年に報告された系統的レビュー[2]では、NCCLsの有病率が9.1〜93％の範囲であると報告されており、この幅広い数値はNCCLsの診断や、調査対象とした地域、年齢、人数などのサンプル特性を標準化できていないことが原因である。北迫ら[3]は東京都心部に位置する大学病院を含めた4つの歯科医療機関に来院した患者を調査した結果、60.2％の患者がNCCLsを有していたと報告しており、興味深いことに年齢が上がるにつれてNCCLsの有病率が増加することも明らかとなった。総務省統計局[4]の予測では、日本の総人口に占める高齢者人口の割合の推移から2040年には高齢化率が35.3％になると見込まれているため、我々歯科医師はNCCLsに遭遇する確率が年々高くなることがわかる。

　筆者ら[5]の調査では、NCCLsの進行は病変の深さが増すにつれて年次的な進行スピードが増すことを報告している。

2 NCCLsへの対応

　NCCLsは修復することでその進行を止めることができるのだろうか？ Kaidaら[6]はNCCLsを持つ19人の患者に対しコンポジットレジン（CR）修復を行い8年間の経過を追ったところ、年数を追うごとにさらなるNCCLsを充塡物周囲に形成した患者は約半数の10名であったと報告している。困ったことにNCCLsをいつ回復するべきかを述べたガイドラインはなく、修復治療は病変の進行を止めるための手段でないことが論文中でも述べられている[7]。

　そのため、筆者の考えとしてはまずモニタリングを行い、進行スピードの確認を行うことが優先であると考える。モニタリング方法としてはポケットプローブを用いて深さや高さを計測する方法や、現在では口腔内スキャナーを使用して抽出したSTLデータを重ね合わせ進行を確認する方法（図1）がある。

　もちろん知覚過敏を伴うNCCLsに対して知覚過敏処置材の塗布のみでは症状の改善が認められない場合、また患者の審美的要因によって修復処置が即時に必要となる場合は、モニタリングの優先度は低くなることも考えられる。

---謝辞---
稿を終えるにあたり、筆者の大学院時代にNCCLsに関する知識を授けてくださった久保至誠先生、二階堂徹先生（朝日大学教授）、高垣智博先生、執筆のご推薦をくださった大谷一紀先生をはじめ関係各位の方々に深謝いたします。

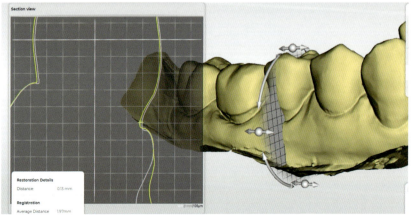

図❶　患者は50代女性。5頬側面に認めるNCCLsを口腔内スキャナーを用いて採得したSTLデータの比較（Ora Check／デンツプライシロナを使用）。深さ方向への進行は2年間で0.13mmであった。

NCCLs 患者（63歳女性）への充填

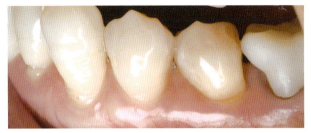

図❷a 「5頰側面に知覚過敏を伴うNCCLsを認めた。知覚過敏処置材を塗布したが、改善が認められないためCR修復を行うこととした。

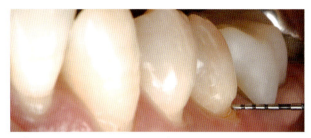

図❷b NCCLsの深さは1mm以内であった。

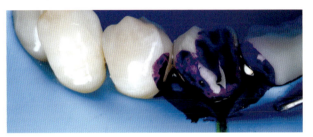

図❷c ラバーダム防湿後、プラーク染色液を塗布した（メルサージュPCペレット／松風）。

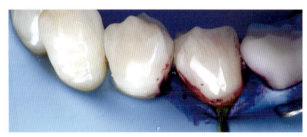

図❷d 水洗後、プラークを可視化した状態で歯面清掃を行う（エアフローハンディ3.0 Plus、ハンディーパウダーPMTC＋／モリタ）。

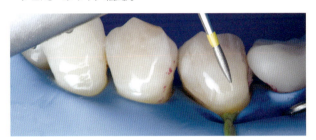

図❷e エナメル質にベベルを付与する。

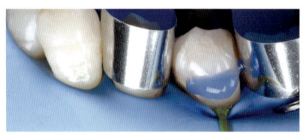

図❷f エナメル質のみリン酸エッチングを行う。

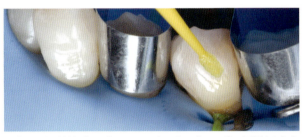

図❷g 水洗乾燥後、プライミング、ボンディング、光照射を行う。

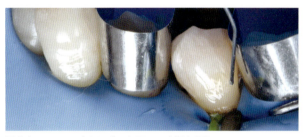

図❷h フロアブルレジンを用いて充填を行う。

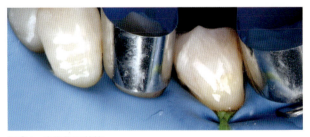

図❷i 充填後の状態。

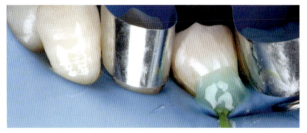

図❷j エアバリア（オキシガード®II／クラレノリタケデンタル）にて酸素を遮断し、再度光重合を行うことで表層の重合度を上げる。

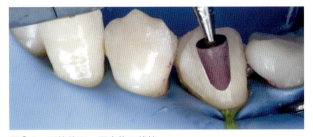

図❷k 形態修正、研磨後の状態。

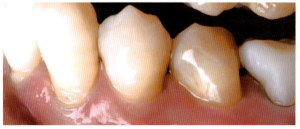

図❷l 術後2週の状態。

21 前歯3級窩洞の充塡

東京都・ネクスト・デンタル　櫻井善明

　前歯3級窩洞とは「前歯の隣接面窩洞で切縁隅角を含まない窩洞」である。つまり、う蝕としては比較的小さい場合が多い。

　また、隣接面う蝕の多くはコンタクト付近に発生したエナメルクラックが原因で、エナメル質表面にはほとんど実質欠損は認められず、エナメル－象牙境に達したところから象牙質内に向かってう蝕が広がっていることが多い（図1a）。したがって、表層のエナメル質は一層残すことが可能なことが多い。そこで窩洞形成のアプローチの仕方を考える必要がある。

　図1bに示すとおり、②の象牙質を中心にう蝕は広がっているので、①の唇側面からアプローチするのか、③の舌側（口蓋側）からアプローチするのかによって求められる技術、難易度は異なる。一般に前歯部は審美的要求が高く、①の唇側からのアプローチでは最終的に高度な形態、色調の再現が求められ、接着不良や経年劣化により段差を生じ、審美性が大きく損なわれてしまう可能性がある（図2）。それに対して③の口蓋側からのアプローチは、窩洞形成や充塡操作はやや難しくなるものの、必要以上に審美性が要求されることはない。そこで筆者は多くの場合、口蓋側からのアプローチを第一選択として考えている。

　しかしながら、う蝕が大きい場合や、すでに唇側面が削られていて、①〜③へ窩洞が貫通している場合には、口蓋側にバックウォールを作り、積層充塡後、唇側面の形態を付与する4級修復と似た術式が必要になってくる。

　本稿では、比較的小さな隣接面う蝕の治療として、口蓋側からのアプローチによるコンポジットレジン充塡を行った症例を提示する（図3）。

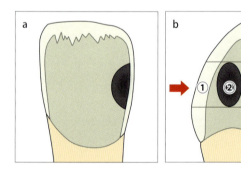

図❶a　隣接面う蝕の多くはエナメル－象牙境から象牙質内に向かってう蝕が広がっている。
図❶b　唇舌的なう蝕の広がりによってアプローチの仕方を考える必要がある。

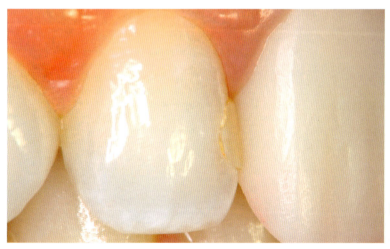

図❷　唇側からのアプローチでは審美的に問題を生じてしまうケースを散見する（写真は月潟歯科クリニック・菅原佳広先生提供）。

前歯3級窩洞修復症例

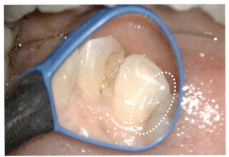

図❸ a メインテナンス時に3|の遠心面に深在性のう蝕を認めた。唇側、口蓋側ともに大きな実質欠損は認めない。

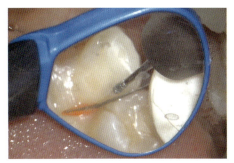

図❸ b フェンダーウェッジ・プロ（クロスフィールド）を用いて隣在歯保護を行い、MIコンセプトバー（ジーシー）にて窩洞形成を行う。

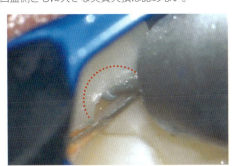

図❸ c 健康なエナメル質をできるだけ温存するため、ラウンドタイプのバーに変更し、えぐるように象牙質の感染歯質を除去する。

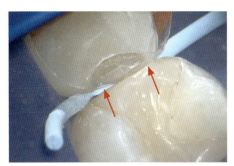

図❸ d ラバーダム防湿、マトリックス、ウェッジを設置する。この時、マトリックスの適合が重要なポイントとなる。

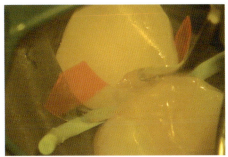

図❸ e 窩洞深在部にオペーク性の高いフローを、表層部にエナメル色でセルフシャイニングが期待できるゼロフローを積層充填する。

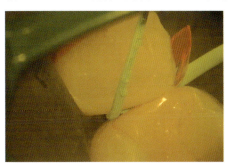

図❸ f ウェッジをピンセットで引っ張り、マトリックスを圧接しながら重合を行う。

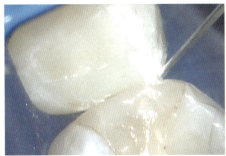

図❸ g プロフィンコントラにラミニアチップを装着し、バリとしてはみ出たコンポジットレジンの形態修正を行う。

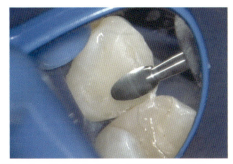

図❸ h カーバイドバーを用いて形態修正を行う。

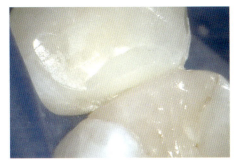

図❸ i このように歯面とレジンの色調が多少異なっていたとしても、口蓋側からのアプローチであれば審美性に大きな影響は生じない。

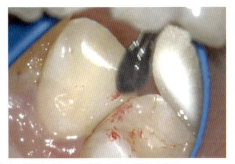

図❸ j 通法に従い、形態修正、研磨を行う。

22 前歯4級窩洞の充填①

新潟県・月潟歯科クリニック　菅原佳広

1 前歯4級窩洞の充填が難しい理由

　切縁と隣接面を含む4級窩洞は、前歯部のコンポジットレジン（CR）充填においてとても難易度の高い修復法であると思われる。3級や5級は健全歯質に囲まれているため、周囲の形態に沿わせることにより欠損部の形態再現がしやすく、また透過性のない色調であるため、単一シェードのCRで対応可能であることが多い。これに対して4級窩洞は歯の実質欠損が大きく、舌側面、隣接面、切縁、唇側面のすべてを作り上げる必要があり、解剖学的な形態再現と隣接面コンタクトの回復、咬合接触の回復のすべてを達成する必要がある。

　また、切縁付近は解剖学的な構造により（**図1**）透過性のある特徴的な色調となっており（**図2**）、不透明で彩度の高い歯頸部から切縁に向かって色調が変化するため、自然感のある修復を行うには透過性の異なるCRのシェードを、解剖学的な内部構造を模倣し複数のレイヤーで表現していく[1]必要がある（**図3**）。

2 効率よく確実な4級窩洞の充塡方法

　効率的で確実な形態再現法として、シリコーンインデックスを用いてバックウォールをつくり（**図4a**）、これを基準にすべてのレイヤーを築盛していく方法が望ましい（**図4b**）。シリコーンインデックスは模型上でワックスアップして製作する場合や、チェアサイドで直接製作する方法がある。バックウォールは咬合接触の回復と切縁、隣接面の基準となるため、辺縁を正確に製作する必要がある。

　隣接面コンタクトの回復は、マトリックステープを用いてCRペーストをバックウォールに拭いつけるようにして引き抜き、マトリックスの厚みにより生じた隙間を、ペーストの形態を整えながら隣在歯に寄せて硬化させる、いわゆるプルスルーテクニック[1]を用いると確実に行うことが可能となる（**図4c**）。隣接面コンタクトの回復と内部構造が確実に再現できれば、歯の基本的な機能は回復される（**図4d**）。

　唇側面は両隣在歯の唇側面をよく観察し、概形を整え、トランジショナルラインアングル、隅角徴、湾曲徴、表面性状を再現していく（**図4e**）。研磨の際には、付与した表面性状の程度を隣在歯に合わせて調整しながら仕上げる（**図4f**）。切縁の透明感と形態再現および表面性状の質感を再現した4級窩洞修復は、低侵襲で機能回復と審美性回復の両面において有効な修復法であると考えている（**図4g**）。

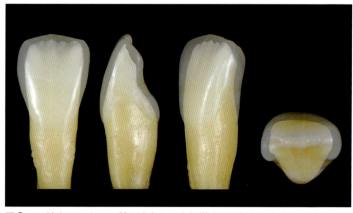

図1　天然歯のエナメル質を除去し、内部構造を可視化した状態（青木隆浩氏より提供）。

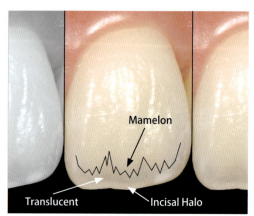

図2　天然歯の切縁の見え方。

症例（20代男性）

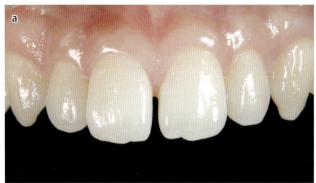
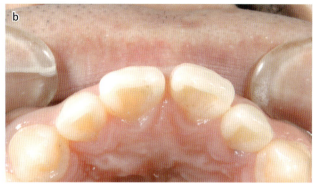

図❶ a、b　術前の状態。上顎中切歯間の隙間をなくしたいことを主訴に来院した。「できるだけ健全歯質は削りたくない」と希望したこと、ならびに離開の程度や当該歯の状態からも、ダイレクトボンディングにて対応することとした。

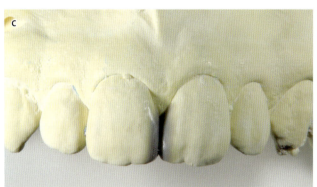
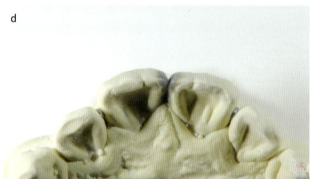

図❶ c、d　診断用ワックスアップにより治療ゴールのイメージを具現化した。切縁側からの観察では両中切歯には唇舌的に歯軸の傾斜角の差が若干見受けられるが、唇側から見た形態に患者は満足したため、LOTは行わずダイレクトボンディングのみによる治療を行うこととした。

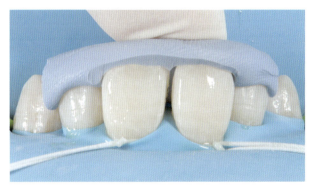
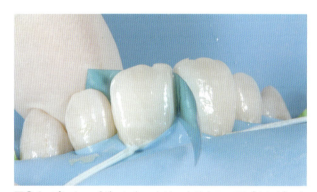

図❶ e　ラバーダム防湿を施し歯面清掃ならびに接着操作の後に、診断用ワックスアップから製作されたシリコーンインデックスを用いて切縁部分の形態を付与する。

図❶ f　プレカーブがついたマトリックスとフロアブルレジンを用いて隣接面形態を付与する。

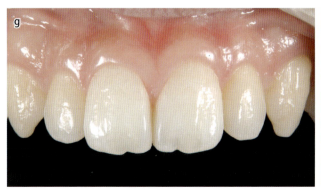
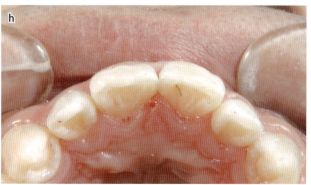

図❶ g、h　術後の状態。形態ならびに色調においても患者の審美的要求を満足させることができた。

25 形態修正と研磨法

兵庫県・高田歯科　髙田光彦

コンポジットレジン修復の仕上がりを左右するのが研磨工程である。漫然と研磨をするのではなく、形態修正・研磨・艶出しの3つのステップに分けて考えることが重要である。それぞれのステップにおける目的を明確にし、時間配分を考慮することで、効率的かつ高品質な研磨が可能となる。

1 形態修正

形態修正は研磨時間の80％を占め、治療の仕上がりを決定する重要なステップである。ここでは細かな段差やバリを除去することに重点を置く（**図1**）。

1）使用器材

- ラミニアチップ（デンタータス）& EVAコントラ（EVA04L／デンツプライシロナ）：唇側面や隣接面など凸面に適したヤスリのような器具（**図2**）。
- クロスカットのカーバイドバー（Qシリーズ／Komet）：舌側面や咬合面に適しており、エナメル質へのダメージを抑えレジンのみを選択的に切削する（**図3**）。

2）形態修正のポイント

- エナメル質の表面でバーが「跳ね」にくいクロスカットバーを選択する。
- 全体的なバリや段差がなくなり、均一にマットな質感が達成されたら終了する。
- ダイヤモンドバーは粒子が細かくてもエナメル質を切削するので使用しない。

2 研磨

研磨は、表面の質感を均一化するためのステップである。ワンステップ研磨システムでも仕上がりに差がないとの報告がある一方[1]、マルチステップの研磨が優れているとの報告[2]もある。筆者は2ステップの研磨システムを使用している。

1）使用器材

- マイジンガーラスターキットHRツイスト（ジーシー／**図4**）

2）ポイント

- ディスクは常に寝かせ、コンポジットレジンとディスクのなす角度をできるだけ鋭角に近づける（**図5**）。
- 研磨時の摩擦と発熱対策としてオキシガード®II（クラレノリタケデンタル）を併用しながら無注水で研磨する。
- 粗研磨と仕上げ研磨をそれぞれ1分以内で行う。
- 表面の光沢感に均一性が見られたら終了する。

3 艶出し

エナメル質とコンポジットレジンの光沢を一致させるステップである（**図6**）。コンポジットレジンによって屈折率は異なるため（**図7**）、研磨方法の選択を誤るとエナメル質の屈折率と乖離した仕上がりになってしまうことがある（**図8**）。

筆者はエナメル質に近い屈折率を有するコンポジットレジンを最表層に用い、徹底的に研磨して艶感がエナメル質と近くなるようにしている。

1）使用器材

- エナメライズ™（マイクロテック）と研磨ブラシ（ジーシー）（**図9**）

2）ポイント

- エナメル質の屈折率（1.63[3]）を意識しながら研磨する。
- 屈折率が高いコンポジットレジンを使用する場合は徹底的に艶出しを行う。
- 艶出し後に細かな傷や気泡を認めた場合は【形態修正】や【切削・ボンディング・充填】を再度行う。

4 まとめ

システマティックな研磨ステップを確立することで、確実な研磨が可能になる。今回紹介した内容を参考に、高品質なコンポジットレジン修復を提供できるよう、研磨技術を磨いていただきたい。

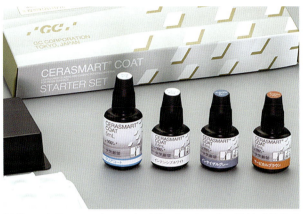

図❶a　セラスマートコート（ジーシー）。チェアサイドでのCAD/CAM冠の着色だけでなく、CRに対しても使用できる。

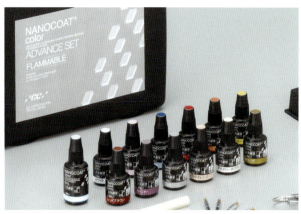

図❶b　ナノコートカラー（ジーシー）。より複雑なキャラクタライズを行う場合に使用する。

症例1

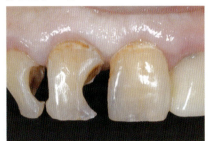

図❷a　1|、|2に大きな実質欠損を有する前歯4級窩洞を認めた。

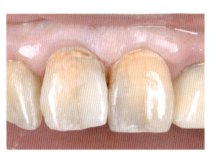

図❷b　CRインジェクションテクニックによって1|、|2を一度に充塡した。この時点では色調はまったく合っていない。

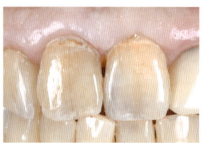

図❷c　カラーリングを行うことでベースシェードを近づけた。また前歯切縁の白斑構造も模倣した。

症例2

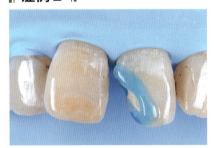

図❸a　|1に大きな実質欠損を有する前歯4級窩洞を認めた。|1の色調は複雑で、これをレイヤリングで再現することは難易度が高い。

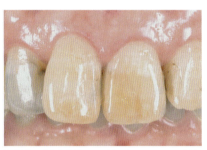

図❸b　彩度高めのA4をベースシェードとして形態を仕上げた。

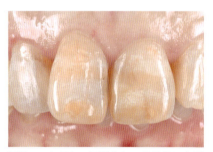

図❸c　表面を一層削合し、部分的に白帯を再現することで、短時間で自然感のある色調再現が可能となった。

定的によい治療結果を提供できる手法が必要と考えている。筆者の中では、4級窩洞の色調再現にはカラーリングを用いることでコンスタントに合格点を提示することができるため、ある一定の到達点に達したと感じている。

今後も難易度の高い症例のハードルを下げられる臨床上の工夫を、さまざまな場面で提供していきたいと考える。ぜひ一度、カラーリングコンポジット法を試していただきたい。

24 正中離開へのダイレクトボンディング

大阪府・脇歯科医院 **脇 宗弘**

正中離開を原因として審美障害を主訴に来院される患者は、歯間が離れていることにより生じる間隙がコンプレックスとなっている。これは、叢生歯列とは逆のアーチレングスディスクレパンシーや歯冠の幅径不足によるものである。

過去における治療術式としては、歯冠を360°形成をしてクラウンにて離開スペースを閉じることがなされてきた。昨今では接着修復治療の進歩により歯冠の部分的形成とラミネートベニアによる間接法も用いられるようになり、より低侵襲な術式が選択されるようになってきているが、最終修復歯冠形態が現状の歯冠形態に付加することのみによって具現化できる症例においては、ダイレクトボンディングによる術式がもっとも低侵襲な術式と考える。

1 正中部へのダイレクトボンディング時の注意点

正中部に生じた空隙を閉じる際の注意点として、筆者は下記の項目に注意をしている。

1）形態に関しての注意点
①両中切歯の幅径を揃える。
②上部鼓型空隙の角度を左右対象にする。
③歯肉から立ち上がる歯冠形態の角度を移行的にする。
④新たに付与される近心隆線の走行を左右対象にする。
⑤歯冠固有唇面が広くなりすぎないよう隆線の位置や隆起加減を調整する。
⑥両側切歯や犬歯との形態の調和を図る。

これら6つの項目は、術前の診査（顔貌、口唇との関係、歯列、歯）により得られた情報をもとに術後に付与する歯冠形態を診断用ワックスアップにて具現化することで、治療ゴールに反映させることができる。

2）色調に関しての注意点
①治療当該歯の色調を再現する
②付加する範囲には裏打ちされる歯質が存在しないため、唇側から入った光が透過して明度が落ちないようにする。
③歯質とコンポジットレジンとの移行部分に色調差を生じさせない。

これら3つの項目は、術前の乾燥していない条件でのシェードテイキングによる色調診査が必要である。筆者の経験において、若干明度が上がる分には審美的なクレームは生じにくいと考える。最近市場に登場してきた光拡散性に優れたユニバーサルシェード型コンポジットレジンは、ベースレイヤーとして大いに活用できる印象を持っている。

2 症例提示

図1に正中離開を呈している20代男性に対してのダイレクトボンディング症例を提示する。本症例は、まったく歯質の形成は行わずリン酸エッチングとボンディングのみによる術式を用いた。患者固有の咬合や習癖に大きな問題はなく、よほどの外力が掛からないかぎりは安定した予後を望めるものと考える。

術式の煩雑さはいまだ否定はできないが、昨今はフロアブルレジンを用いたCRインジェクションテクニックといった術式も確立されてきていることから、ますますダイレクトボンディングによる審美修復治療の選択肢は広まっていくものと思われる。より物性に優れたコンポジットレジンや、接着強さならびに接着耐久性に優れたボンディング材のさらなる発展に期待したい。

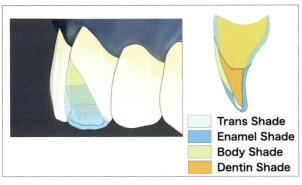

図❸ マルチレイヤーテクニックによるCRの築盛法（菅原佳広．Make the Dental mamelon! こだわりの前歯部精密修復．東京：デンタルダイヤモンド社，東京：2021．より引用改変）．

シリコーンインデックスを用いた前歯4級窩洞症例

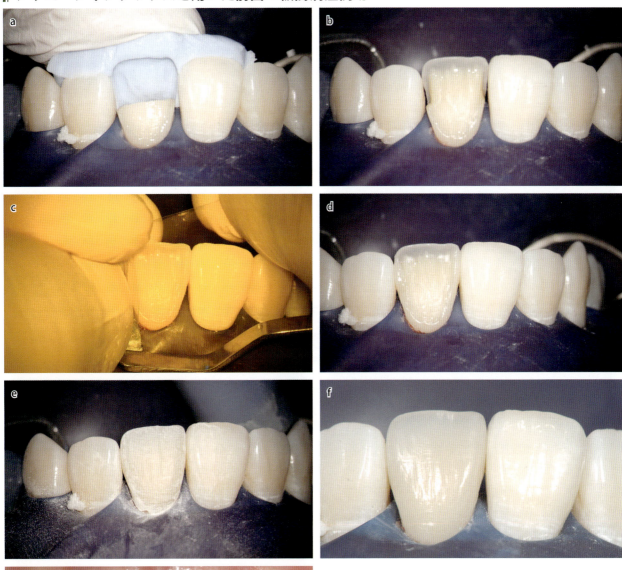

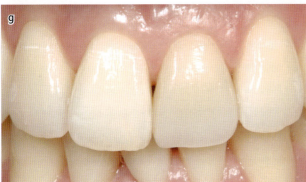

図❹a　シリコーンインデックスを用いたバックウォールの製作．
図❹b　バックウォールの形態を基準に内部構造を築盛．
図❹c　プルスルーテクニック[1]による隣接面コンタクトの回復．
図❹d　バックウォール、内部構造、隣接面コンタクトの回復まで築盛した状態．
図❹e　形態修正と表面性状の付与．
図❹f　研磨により表面性状の程度を調整し仕上げる．
図❹g　修復後1週間の状態．

23 前歯4級窩洞の充塡②

愛知県・いいだ歯科医院 **飯田真也**

前歯4級窩洞のコンポジットレジン（CR）充塡は、シェードを正しく判断する能力とそれを再現するレイヤリング技術も必要とされるため、CR充塡の中ではもっとも難易度の高い充塡といえるだろう。CRを築盛していく厚みのコントロールを行いながらシェードを合わせ、反対側同名歯と近似した形態回復を毎回コンスタントに作り上げることは困難であり、チェアタイムもかかる。

そこで筆者は、根本的に手技を改め、ベースシェードによって形態だけを合わせることに注力し、色調に関してはカラーリングリキッドで対応するという手法を採用している。本稿では、筆者の行っている「カラーリングコンポジット法」について解説する。

1 カラーリングコンポジット法とは

文字どおり充塡したCRに対して、カラーリングリキッドを用いて細筆にて着色する手法のことを指す。前歯セラミックワークにおけるレイヤリング法とステイン法の考え方に近い。すなわち近似したベースシェードにて築盛したCRに対して、口腔内で直接反対側同名歯を参考に着色していくのである。

使用する材料はセラスマートコート、ナノコートカラー（どちらもジーシー）である（**図1**）。なお、大多数の症例がセラスマートコートで対応できる（青色LEDのみを光源とする光照射器は使用できないので注意が必要である）。

2 症例1

図2に示す症例は、全体的に彩度が高く、切縁付近には部分的にクラウド状の白斑を有している。このような歯をレイヤリングによって再現することは技術的には可能であるが、誰もがコンスタントにできるかといえばそうではないと思う。

この症例ではA2程度のシェードにて明度低下を抑えつつ、白地のキャンパスに色付けしていくイメージで隣在歯の模倣を行った。はじめて行った症例であり、もう少し重ね塗りをするとより正確な色調再現が行えたと反省しているが、白斑部の再現も含めて色調再現に要した時間は5分程度である。

3 症例2

図3に示す症例は、歯冠中央部に白帯を有しており、複雑な色調を呈している。こちらの症例もレイヤリングで対応することは可能であるが、筆者の技量では百発百中で隣在歯と合わせることは難しい。またチェアタイムもそれなりに必要としてしまう。しかしカラーリングであればチェアタイムを短くしつつ、色調も大きく外すことはない。

この症例では彩度高めのA4をベースシェードとし、形態を適切に整えた上でカラーリングを行った。同じくわずか数分のカラーリングであるが、それなりに色調再現は可能である。

4 まとめ

技術的に難易度が高そうに見える症例であっても、カラーリングコンポジット法を用いることでそのハードルを大きく下げることが可能である。

カラーリング中に色調が濃すぎる、色を間違えたと感じたら、カラーリングリキッドごと拭い取ればよいのである。非常にユーザーフレンドリーな材料だと感じている。

また気になるその物性であるが、開発元に問い合わせたところフィラーを有しており、フロアブルレジンと同等と考えてもらってよいとの回答を得た。現在のところ歯ブラシや歯磨剤、通常の食事程度では極端な摩耗や剥がれなどは経験していない。

前歯4級CR修復は、一部の匠の歯科医師のみができる特殊な治療である必要はなく、誰もが広く安

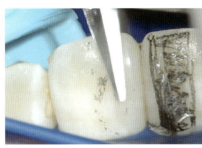
図❶ コンポジットレジンの段差を鉛筆でマーキングし、形態修正する。

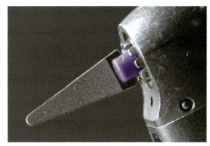
図❷ 前後往復運動のラミニアチップ。

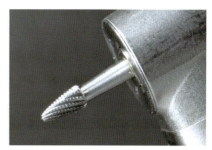
図❸ クロスカットカーバイドバー H390Q-018。

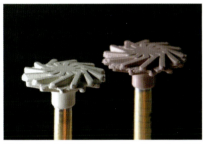
図❹ 低い回転数でフェザータッチで使用する。

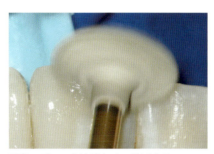
図❺ ディスクは寝かせて使用する。

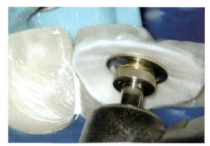
図❻ 発熱に注意しながら低速で艶出しを行う。

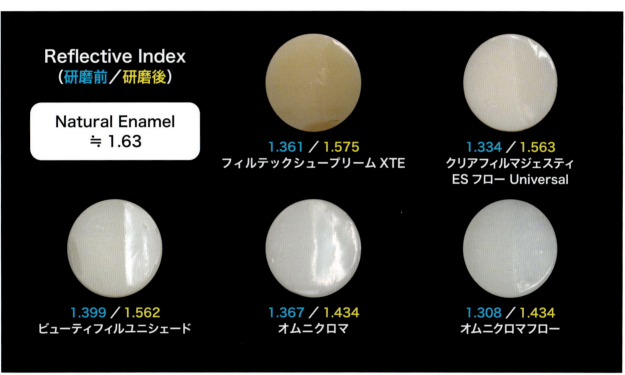
図❼ レジンの研磨前後での屈折率を当院で比較。

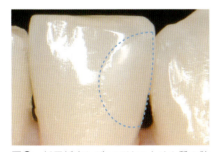
図❽ 低屈折率レジンではエナメル質の艶が出ない。

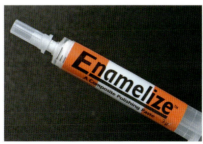
図❾ エナメライズ™と研磨ブラシ。研磨ブラシにエナメライズ™を塗布して使用する。

26 ダイレクトベニアへの応用

埼玉県・青島デンタルオフィス **青島徹児**

日常臨床において、ベニア治療の対象となるケースはそれほど多くはない。そもそもベニア治療には、セラミック系かコンポジットレジン系かの材質の違いで大きく分けられ、コンポジットレジン系材料の中でも、

- 間接修復法＝インダイレクト
- 直接修復法＝ダイレクト

に分けられる。本稿では、ダイレクトベニアについて、選択する理由と処置にあたっての勘所などを解説したいと思う。

1 ベニア治療の対象歯

筆者の考えるベニア治療対象歯は以下のとおりである。

①変色歯
②破折歯
③矮小歯
④空隙歯列

これらに対し患者へ説明する際、「材質の違いで何を推奨するか？」と質問されたら、間違いなくセラミックベニアを推奨する。それは、審美性、表面の光沢の維持、色調安定性、プラーク付着率など、ほとんどにおいてセラミックベニアが優っているからである（図1）。

しかしセラミックベニアよりもダイレクトベニアが優っているところも存在する。それは当然ながら費用面が上げられるが、セメントを使用せず接着できることも上げられる。そして最大のメリットは、破折など何らかのトラブルが生じた際の修復が、何度かは同じ材質でほぼ同じ状態に戻せることである。これらを説明した上で、最終的には患者に選択していただいている。

図1 ダイレクトベニア、2、2セラミックベニアにて審美的回復を行った症例

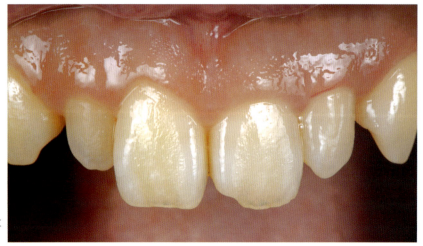

図❶a 初診時。前歯部審美的回復を主訴に来院。

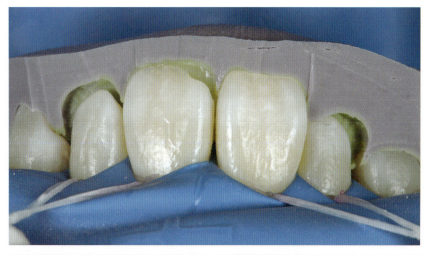

図❶b 模型上でシリコーンガイドを製作、1⎿のダイレクトベニアに使用。

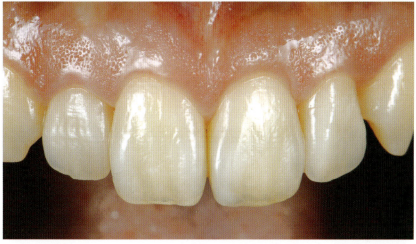

図❶c 2⎿、⎿2にセラミックベニアを装着し審美的回復を得た。

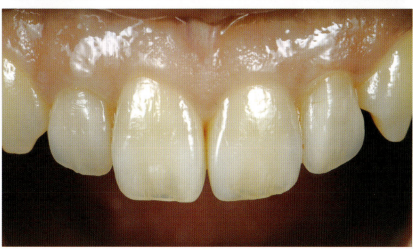

図❶d 術後7年経過時の状態。審美的変化はほとんど見られない。

第4章 コンポジットレジン修復

131

2 ダイレクトベニアの勘所

筆者の考えるダイレクトベニアの勘所・必ず押さえておきたいポイントは以下のとおりであるが、基本的にはセラミックベニアを行う際と同じと考えている。それらについてケースを用いて解説する（図2、3）。

① ワックスアップなどで術後のイメージをシミュレーションし共有する
② シリコーンガイドの製作
③ 色調（シェード）、形態、表面性状の歯列との調和
④ 接着処理
⑤ 咬合、ガイド調整

3 レイアリングによるダイレクトベニアの意義

本稿のケースは、すべて模型上でのワックスアップというアナログな手法で行っているが、現在ではすべてデジタルで行うことができ、充填もクリアトレーを製作しフロアブルレジンを注入する「CRインジェクションテクニック」というより簡便にできる手法も確立されてきている（☞第4章06 CRインジェクションテクニック参照）。しかし、レイヤリングしたダイレクトベニアの立体感のある審美性も必要となるため、鍛錬する意味はある。

ダイレクトベニアにて審美的回復を行った症例

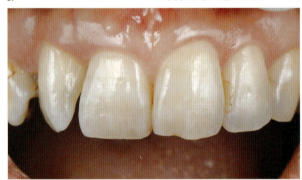

図❷a　上顎右側犬歯欠損による審美障害により来院。

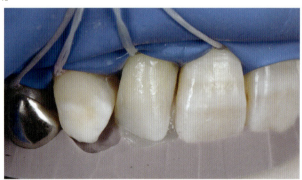

図❷b　模型上でシリコーンガイドを製作し口腔内試適。

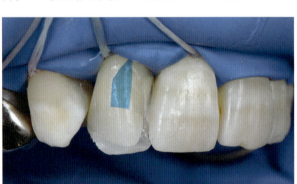

図❷c　バックウォールを製作し、順に隣接面、内部構造を充填する。

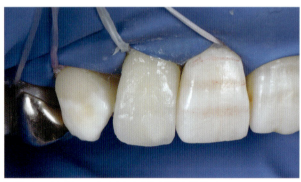

図❷d　最表層のエナメルを充填し形態を整える。

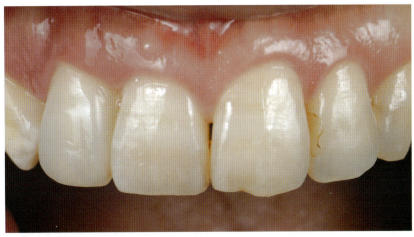

図❷e　最終研磨終了後、色調・形態ともに調和している。

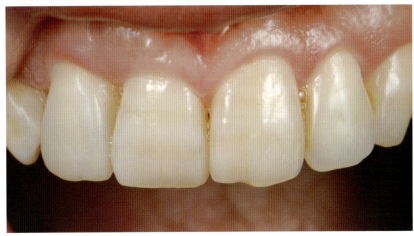

図❷f　術後5年経過時の状態。多少の光沢の喪失はあるが審美性は維持している

空隙歯列の改善をダイレクトベニアで行った症例

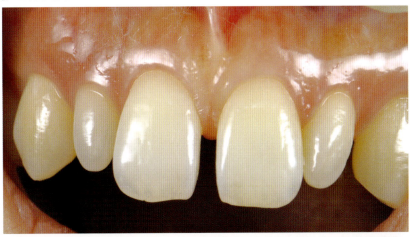

図❸a　空隙歯列の改善を主訴に来院。

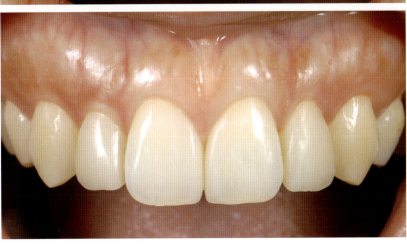

図❸b　正中離開・左右側切歯部矮小歯をすべてダイレクトベニアにて修復した。

第4章 参考文献一覧

▶01 コンポジットレジンの進歩とこれから

1) Ferracane JL. Resin composite--state of the art. Dent Mater 2011;27(1):29-38.

2) Bayne SC, Thompson JY, Swift EJ Jr, Stamatiades P, Wilkerson M. A characterization of first-generation flowable composites. J Am Dent Assoc 1998;129(5):567-577.

3) Imai A, Takamizawa T, Sugimura R, Tsujimoto A, Ishii R, Kawazu M, Saito T, Miyazaki M. Interrelation among the handling, mechanical, and wear properties of the newly developed flowable resin composites. J Mech Behav Biomed Mater 2019;89:72-80.

4) Hirokane E, Takamizawa T, Tamura T, Shibasaki S, Tsujimoto A, Barkmeier WW, Latta MA, Miyazaki M. Handling and mechanical properties of low-viscosity bulk-fill resin composites. Oper Dent 2021;46(5):E185-E198.

5) Saegusa M, Kurokawa H, Takahashi N, Takamizawa T, Ishii R, Shiratsuchi K, Miyazaki M. Evaluation of color-matching ability of a structural colored resin composite. Oper Dent 2021;46(3):306-315.

▶02 接着材料の進歩とこれから

1) Pashley DH, Tay FR, Breschi L, Tjäderhane L, Carvalho RM, Carrilho M, Tezvergil-Mutluay A. State of the art etch-and-rinse adhesives. Dent Mater 2011;27(1):1-16.

2) Van Meerbeek B, Yoshihara K, Yoshida Y, Mine A, De Munck J, Van Landuyt KL. State of the art of self-etch adhesives. Dent Mater 2011;27(1):17-28.

3) Takimizawa T, Barkmeier WW, Tsujimoto A, Berry TP, Watanabe H, Erickson RL, Latta MA, Miyazaki M. Influence of different etching modes on bond strength and fatigue strength to dentin using universal adhesive systems. Dent Mater 2016;32(2):e9-21.

▶03 接着システムの分類と特徴①
—接着操作の簡略化がもたらすもの—

1) Yoshihara K, Yoshida Y, Hayakawa S, Nagaoka N, Irie M, Ogawa T, Van Landuyt KL, Osaka A, Suzuki K, Minagi S, Van Meerbeek B. Nanolayering of phosphoric acid ester monomer on enamel and dentin. Acta Biomater 2011;7(8):3187-3195.

2) Yaguchi T. Layering mechanism of MDP-Ca salt produced in demineralization of enamel and dentin apatite. Dent Mater 2017;33(1):23-32.

3) Chiba Y, Yamaguchi K, Miyazaki M, Tsubota K, Takamizawa T, Moore BK. Effect of air-drying time of single-application self-etch adhesives on dentin bond strength. Oper Dent 2006;31(2):233-239.

▶04 接着システムの分類と特徴②
—ユニバーサルアドヒーシブ—

1) Suzuki T, Takamizawa T, Barkmeier WW, Tsujimoto A, Endo H, Erickson RL, Latta MA, Miyazaki M. Influence of Etching Mode on Enamel Bond Durability of Universal Adhesive Systems. Oper Dent 2016;41(5):520-530.

2) Takamizawa T, Barkmeier WW, Tsujimoto A, Berry TP, Watanabe H, Erickson RL, Latta MA, Miyazaki M. Influence of different etching modes on bond strength and fatigue strength to dentin using universal adhesive systems. Dent Mater 2016;32(2):e9-21.

3) Takamizawa T, Barkmeier WW, Tsujimoto A, Scheidel DD, Watanabe H, Erickson RL, Latta MA, Miyazaki M. Influence of water storage on fatigue strength of self-etch adhesives. J Dent. 2015 Dec;43(12):1416-1427.

4) Hirokane E, Takamizawa T, Kasahara Y, Ishii R, Tsujimoto A, Barkmeier WW, Latta MA, Miyazaki M. Effect of double-layer application on the early enamel bond strength of universal adhesives. Clin Oral Investig. 2021 Mar;25(3):907-921.

5) Takamizawa T, Imai A, Hirokane E, Tsujimoto A, Barkmeier WW, Erickson RL, Latta MA, Miyazaki M. SEM observation of novel characteristic of the dentin bond interfaces of universal adhesives. Dent Mater 2019;35(12):1791-1804.

6) Kasahara Y, Takamizawa T, Hirokane E, Tsujimoto A, Ishii R, Barkmeier WW, Latta MA, Miyazaki M. Comparison of different

etch-and-rinse adhesive systems based on shear fatigue dentin bond strength and morphological features the interface. Dent Mater 2021;37(3):e109-e117.

▶05 良好な接着を得るために：接着阻害因子とその清掃

1) 日本接着歯学会（編）. 接着歯学. Minimal intervention を求めて. 東京：医歯薬出版，2002.

2) 白石 充. 血液により汚染された象牙質表面の分析と接着性修復への影響. 日歯保存誌 1998;41(1):236-252.

3) 田上順次（編）. 歯界展望別冊. コンポジットレジンによる最新MI修復. 東京医科歯科大学田上教室の研究と臨床. 東京：医歯薬出版，2019.

4) 総山孝雄. レジン充塡窩洞の裏層. 口腔病学会雑誌 1961;28(1):1-9.

5) 吉山昌宏，大原直子，松﨑久美子. う蝕象牙質へのレジン接着性とシールドレストレーションの可能性. 日歯保存誌 2023;66(1):1-5.

6) 岸本麻実，神農泰生，穴吹優佳，中田 貴，田中久美子，西谷佳浩，吉山昌宏. 各種漂白剤処理後のエナメル質に対する接着性の検討. 日歯保存誌 2010;53(6):585-591.

7) 河合利浩，問所ゆかり，長塚由香，岸本崇史，大下尚克，冨士谷盛興，千田 彰. 漂白材の過酸化水素濃度が漂白エナメル質へのレジンの接着強さに及ぼす影響. 接着歯学 2013;31(4):191-198.

8) 保坂啓一，菅原佳広，田代浩史（編）. エキスパートから学ぶ！CR修復の超レベルアップ30. 東京：デンタルダイヤモンド社，2022.

9) 袁 楊，大槻昌幸，Kong Kalyan，池田正臣，田上順次. 油分の付着がセルフエッチングタイプ接着材の象牙質接着に及ぼす影響. 接着歯学 2012;30(2):57-63.

10) 髙橋 圭，吉山知宏，横山章人，島田康史，吉山昌宏. 新規汚染除去材による処理が唾液汚染された CAD/CAM 冠用ハイブリッドレジンブロックの象牙質接着強さに及ぼす影響. 日本歯科保存学雑誌 2020;63(6):519-526.

▶06 CRインジェクションテクニック

1) Hosaka K, Tichy A, Hasegawa Y, Motoyama Y, Kanazawa M, Tagami J, Nakajima M. Replacing mandibular central incisors with a direct resin-bonded fixed dental prosthesis by using a bilayering composite resin injection technique with a digital workflow: A dental technique. J Prosthet Dent 2021;126(2):150-154.

2) Watanabe K, Tanaka E, Kamoi K, Tichy A, Shiba T, Yonerakura K, Nakajima M, Han R, Hosaka K. A dual composite resin injection molding technique with 3D-printed flexible indices for biomimetic replacement of a missing mandibular lateral incisor. J Prosthodont Res 2024 Mar 13.

3) Rafeie N, Sampaio CS, Hirata R. Transitioning from injectable resin composite restorations to resin composite CAD/CAM veneers: A clinical report. J Esthet Restor Dent 2024 Mar 28.

4) Terry DA, Powers JM. A predictable resin composite injection technique, Part I. Dent Today 2014;33(4):96, 98-101.

5) Liu H, Wu J, Zhang N, Rao S, Tan Y, Yu H. A digital workflow for tooth-supported complete overdentures with a composite resin injection technique to manage the treatment of a child with ectodermal dysplasia. J Prosthet Dent 2024 Jan 9.

6) Kouri V, Moldovani D, Papazoglou E. Accuracy of Direct Composite Veneers via Injectable Resin Composite and Silicone Matrices in Comparison to Diagnostic Wax-Up. J Funct Biomater. 2023 Jan 5;14(1):32.

7) Hulac S, Kois JC. Managing the transition to a complex full mouth rehabilitation utilizing injectable composite. J Esthet Restor Dent 2023;35(5):796-802.

8) Moldovani D, Diamantopoulou S, Edelhoff D, Papazoglou E. Accuracy of Indirect Veneer Mock-Up in Comparison to Diagnostic Wax-Up. Int J Prosthodont. 2023;36(4):443-450.

9) Siddiqui A. Braden M. Patel MP, Parker S. An experimental and theoretical study of the effect of sample thickness on the Shore hardness of elastomers. Dent Mater. 2010 Jun;26(6):560-564.

▶07 良好な接着を得るための前処置：アクティブ処置

1）Nair P, Hickel R, Ilie N. Adverse effects of salivary contamination for adhesives in restorative dentistry. A literature review. Am J Dent 2017;30(3):156-164.

2）Khamverdi Z, Karimian N, Farhadian M, Gheitouli H. Effect of contamination with hemostatic agent on shear bond strength of composite to dentin using G-Premio and Single Bond Universalal Adhesives. Front Dent 2021;18:27.

3）菅島正栄，岡田英俊，松渕志帆，佐々木重夫，中島大誠，川島功，浜田節男．止血剤処置が象牙質とボンディング材接着に及ぼす影響．日歯保存誌 2008;51(1):9-15.

4）陸田明智，小倉由佳理，古宅眞由美，飯野正義，石井亮，市野翔，坪田圭司，安藤進，宮崎真至，日野浦光．フッ化物含有ペーストの塗布がシングルステップセルフエッチアドヒーシブのエナメル質接着性に及ぼす影響．日歯保存誌 2012;55(3):211-218.

5）Frankenberger R, Lohbauer U, Tay FR, Taschner M, Nikolaenko SA. The effect of different air-polishing powders on dentin bonding. J Adhes Dent 2007;9(4):381-389.

6）河野篤．レジン充塡で行こう．使いこなしのテクニック．京都：永末書店，2002.

7）Tajiri-Yamada Y, Mine A, Nakatani H, Kawaguchi-Uemura A, Matsumoto M, Hagino R, Yumitate M, Ban S, Yamanaka A, Miura J, Meerbeek BV, Yatani H. MDP is effective for removing residual polycarboxylate temporary cement as an adhesion inhibitor. Dent Mater J 2020;39(6):1087-1095.

8）Fusayama T. Two layers of carious dentin; diagnosis and treatment. Oper Dent 1979;4(2):63-70.

9）Yoshiyama M, Doi J, Nishitani Y, Itota T, Tay FR, Carvalho RM, Pashley DH. Bonding ability of adhesive resins to caries-affected and caries-infected dentin. J Appl Oral Sci. 2004 Sep;12(3):171-176.

10）Taniguchi G, Nakajima M, Hosaka K, Iwamoto N, Ikeda M, Foxton RM, Tagami J. Improving the effect of NaOCl pretreatment on bonding to caries-affected dentin using self-etch adhesives. J Dent 2009;37(10):769-775.

▶08 コンポジットレジン修復における感染歯質の除去法および探知・検知法

1）Fusayama T, Okuse K, Hosoda H. Relationship between hardness, discoloration, and microbial invasion in carious dentin. J Dent Res 1966;45(4):1033-1046.

2）Schwendicke F, Frencken JE, Björndal L, Maltz M, Manton DJ, Ricketts D, Van Landuyt K, Banerjee A, Campus G, Doméjean S, Fontana M, Leal S, Lo E, Machiulskiene V, Schulte A, Splieth C, Zandona AF, Innes NP. Managing Carious Lesions: Consensus Recommendations on Carious Tissue Removal. Adv Dent Res 2016;28(2):58-67.

▶09 窩洞形成におけるベベルの有無、前歯・臼歯の違い

1）日本歯科保存学会（編）．う蝕治療ガイドライン．第2版．京都：永末書店，2015.

2）Carvalho RM, Santiago SL, Fernandes CA, Suh BI, Pashley DH. Effects of prism orientation on tensile strength of enamel. J Adhes Dent 2000;2(4):251-257.

▶10 前歯部コンポジットレジンのシェードテイク

1）大谷一紀．失敗しない前歯部コンポジットレジン修復．ザ・クインテッセンス 2011;30（1-4）.

▶11 ユニバーサルシェードコンセプト

1）猪越重久．1からわかるコンポジットレジン修復．レジンが簡単にとれないためのテクニック．東京：クインテッセンス出版，2012.

2）宮崎真至（編著），田代浩史，保坂啓一，秋本尚武．ユニバーサルシェードを使いこなす．シェード選択で迷わないコンポジットレジン修復．東京：医歯薬出版，2021.

3）保坂啓一（編著）．日本歯科評論増刊．ハイエンドな Skill & Knowledge を活かしたワンランク上のコンポジットレジン修復．東京：ヒョーロン・パブリッシャーズ，2023.

4）田上順次（編）．歯界展望別冊．コンポジットレジンによる最新MI修復．東京医科歯科大学田上教室の研究と臨床．東京：医歯薬出版，2019.

5）西川義昌，小野寺保夫．少ない色でスピーディに仕上げるためのコンポジットレジン充塡テクニック．白背景・黒背景窩洞理論活用のススメ．東京：クインテッセンス出版，2011.

▶12 ユニバーサルシェード型コンポジットレジンを用いた充塡　①4級窩洞症例

1）宮崎真至．ユニバーサルシェードを使いこなす．シェード選択で迷わないコンポジットレジン修復．東京：医歯薬出版社，2021.

▶14 光照射器

1）Price RB, Rueggeberg FA. 6 - Light Curing of Restorative Materials. In: Ritter AV, Boushell LW, Walter R. Sturdevant's Art and Science of Operative Dentistry. 7th edition. St. Luis: Mosby, 2019:170-199.

2）Sampaio CS, Atria PJ, Rueggeberg FA, Yamaguchi S, Giannini M, Coelho PG, Hirata R, Puppin-Rontani RM. Effect of blue and violet light on polymerization shrinkage vectors of a CQ/TPO-containing composite. Dent Mater 2017;33(7):796-804.

3）Leprince JG, Hadis M, Shortall AC, Ferracane JL, Devaux J, Leloup G, Palin WM. Photoinitiator type and applicability of exposure reciprocity law in filled and unfilled photoactive resins. Dent Mater 2011;27(2):157-164.

▶16 複雑窩洞充塡時の歯間分離の方法

1）田上順次，奈良陽一郎，山本一世，斎藤隆史（監修）．保存修復学21．第6版．大阪：永末書店，2022.

2）藤井弁次，片山伊九右衛門．Operative Dentistry．第3版．東京：日本医事新報社，1992.

3）Nokame Y. Use of microscope illumination to gradually harden flow resin in free-hand class 2 cavity fillings: a case report. Int J Microdent 2023;14(2):82-91.

▶17 臼歯2級窩洞への充塡①

1）日本歯科保存学会（編）．う蝕治療ガイドライン．第2版．京都：永末書店，2015.

2）Yahagi C, Takagaki T, Sadr A, Ikeda M, Nikaido T, Tagami J. Effect of lining with a flowable composite on internal adaptation of direct composite restorations using all-in-one adhesive systems. Dent Mater J 2012;31(3):481-488.

3）Peumans M, Venuti P, Politano G, Van Meerbeek B. Effective protocol for daily high-quality direct posterior composite restorations. The interdental anatomy of the class-2 composite eestoration. J Adhes Dent 2021;23(1):21-34.

4）Nokame Y. Use of microscope illumination to gradually haeden flow resin in free-hand class 2 cavity fillings: a case report. The International Journal of Microdentistry 2023;14(2):82-91.

5）González-López S, Vilchez Díaz MA, de Haro-Gasquet F, Ceballos L, de Haro-Muñoz C. Cuspal flexure of teeth with composite restorations subjected to occlusal loading. J Adhes Dent 2007;9(1):11-15.

6）Kumagai RY, Zeidan LC, Rodrigues JA, Reis AF, Roulet JF. Bond Strength of a Flowable Bulk-fill Resin Composite in Class II MOD Cavities. J Adhes Dent 2015;17(5):427-432

7）Sadr A, Bakhtiari B, Hayashi J, Luong MN, Chen YW, Chyz G, Chan D, Tagami J. Effects of fiber reinforcement on adaptation and bond strength of a bulk-fill composite in deep preparations. Dent Mater 2020;36(4):527-534.

8）Magne P, Milani T. Short-fiber reinforced MOD restorations of molars with severely undermined cusps. J Adhes Dent 2023;25(1):99-106.

9）Fráter M, Sáry T, Jókai B, Braunitzer G, Säilynoja E, Vallittu PK, Lassila L, Garoushi S. Fatigue behavior of endodontically treated premolars restored with different fiber-reinforced designs. Dent Mater 2021;37(3):391-402.

▶18 臼歯2級窩洞への充填②

1) van Dijken JW, Lindberg A. Clinical effectiveness of a low-shrinkage resin composite: a five-year evaluation. J Adhes Dent 2009;11(2):143-148.

2) Magne P, Oganesyan T. CT scan-based finite element analysis of premolar cuspal deflection following operative procedures. Int J Periodontics Restorative Dent 2009;29(4):361-369.

▶20 5級窩洞・NCCLs への充填

1) Schlueter N, Amaechi BT, Bartlett D, Buzalaf MAR, Carvalho TS, Ganss C, Hara AT, Huysmans MDNJM, Lussi A, Moazzez R, Vieira AR, West NX, Wiegand A, Young A, Lippert F. Terminology of Erosive Tooth Wear: Consensus Report of a Workshop Organized by the ORCA and the Cariology Research Group of the IADR. Caries Res 2020;54(1):2-6.

2) Teixeira DNR, Thomas RZ, Soares PV, Cune MS, Gresnigt MMM, Slot DE. Prevalence of noncarious cervical lesions among adults: A systematic review. J Dent 2020 Apr;95:103285.

3) Kitasako Y, Ikeda M, Takagaki T, Burrow MF, Tagami J. The prevalence of non-carious cervical lesions (NCCLs) with or without erosive etiological factors among adults of different ages in Tokyo. Clin Oral Investig 2021 Dec;25(12):6939-6947.

4) 人口推計（総務省統計局）https://www.stat.go.jp/data/jinsui/index. html

5) Hayashi M, Kubo S, Pereira PNR, Ikeda M, Takagaki T, Nikaido T, Tagami J. Progression of non-carious cervical lesions: 3D morphological analysis. Clin Oral Investig 2022;26(1):575-583.

6) Kaida K, Kubo S, Egoshi T, Taira Y. Eight-year clinical evaluation of two types of resin composite in non-carious cervical lesions. Clin Oral Investig 2022;26(10):6327-6337.

7) Nascimento MM, Dilbone DA, Pereira PN, Duarte WR, Geraldeli S, Delgado AJ. Abfraction lesions: etiology, diagnosis, and treatment options. Clin Cosmet Investig Dent 2016;8:79-87.

▶22 前歯4級窩洞の充填①

1) 菅原佳広. Make the Dental mamelon! こだわりの前歯部精密修復. 東京：デンタルダイヤモンド社，東京：2021.

▶25 形態修正と研磨法

1) Erdemir U, Sancakli HS, Yildiz E. The effect of one-step and multi-step polishing systems on the surface roughness and microhardness of novel resin composites. Eur J Dent 2012;6(2):198-205.

2) Lolita L, Suprastiwi E, Artinigsih D, Kuswadi A. Effect of three polishing systems on the roughness and glossiness of nanoceramic composite resin. Int J App Pharm 2020;12(s2):16-18.

3) Meng Z, Yao XS, Yao H, Liang Y, Liu T, Li Y, Wang G, Lan S. Measurement of the refractive index of human teeth by optical coherence tomography. J Biomed Opt 2009;14(3):034010.

第5章

インレー修復

▶ 01 直接法（CR 修復）でどこまでできるか

▶ 02 インレー修復とは
   ─インレー、アンレーの違い─

▶ 03 インレー修復に用いるマテリアル
   ①メタルインレー、コンポジットレジ
   ンインレー

▶ 04 インレー修復に用いるマテリアル
   ②セラミックインレー

▶ 05 金属アレルギーについて

▶ 06 Black の窩洞分類

▶ 07 窩洞の構成と各部分の名称

▶ 08 窩洞形成の基本原則

▶ 09 各種窩洞の形成法とポイント

▶ 10 メタルインレー窩洞とセラミックイン
   レー窩洞の形成法の違い

▶ 11 暫間インレー（テンポラリーインレー）
   の製作法、仮封法の種類

▶ 12 知っておきたい間接法の基礎知識

▶ 13 印象採得から咬合採得

▶ 14 試適から咬合調整

▶ 15 各種歯科用セメント

▶ 16 各種インレーの寿命（臨床成績）
   ─メタルインレーとコンポジットレジ
   ン修復との比較を中心に─

137

01 直接法（CR修復）でどこまでできるか

東京都・大谷歯科クリニック　**大谷一紀**

現代のコンポジットレジン（CR）修復には2つの役割がある。まずはMI（Minimal intervention）の概念に則ったカリオロジー的側面における役割があげられる。CR修復は不可逆的なう蝕に対する第一の処置で、これによって健全歯質の可及的な保存が可能であり（間接修復のように予防拡大や便宜形態の付与が不要）、歯髄への刺激を軽減できる（根管治療の回避）ことなどから、結果として「歯の延命」が可能になると筆者は考えている。次に、特に前歯部における審美・機能性回復のための治療法としての役割がある。充填材料および接着材料が飛躍的に進化した現在では、CR修復であっても高いレベルで審美性回復を図ることが可能となっている。

しかし、たとえ適切なCR修復が行われたとしても、その修復物が口腔内で維持・機能する期間には限りがある。これは永久修復に分類される金属修復であっても同様であり[1]、修復物には二次う蝕、破折、脱落、色調や形態の経年的不調和などによる再治療の可能性が否定できない。そのため、メインテナンスや咬合管理は補綴治療と同様に重要であり、これにより再治療をできるかぎり先延ばしにすることが可能な症例も多いため、修復治療においても患者教育を踏まえた術後管理を継続して行っていくことがきわめて重要であると考える。

1 直接法で治療が可能な症例

日常臨床において一般的に行われているCR修復症例には、1、2、3、4、5級窩洞のう蝕治療、歯冠破折の修復あるいは正中離開の修復などがあるが、術者の治療方針や技量によっては上記にあげた症例以外にも、ダイレクトベニアによる歯冠形態の修正・色の変更、矮小歯の修復、変色歯の色の改善、失活歯の歯冠修復、アンレーあるいはダイレクトブリッジなども行われている（**図1**）。

2 CR修復の適応症

日本国内でも、2010年以前より直接修復と間接修復のボーダーラインについては随所で議論されている。窩洞形態やう窩の大小のみを適応基準にするのではなく、それを踏まえた上でクレンチングやブラキシズムなどの習癖を持つ患者や、その疑いのある患者で、既存のコンポジットレジンの破折、極度の磨耗、咬合の変化などが認められるような患者の場合には、う蝕治療であっても、機械的強度のある材料を使用した間接修復を選択しないと長期の良好な予後が期待できない症例も少なくない。

その他、術者の技量も治療法を決定する上で重要なファクターである。直接修復では、①う蝕の除去（う蝕治療の場合）、②確実な防湿、③確実な接着、④良好な適合、が重要であり、それぞれの工程で術者の技量が大きく関与することになる。そのため、進化する接着システムのアップデートを行い、マトリックスやウェッジなどの充填補助器具の適切な使用法を習得することで、適応症は拡大すると考える。

また直接法において自然感のある術後を得るためには色や形態を調和させることが重要であるが、特に大きな前歯部の充填では、残存歯質や隣在歯との色や形態を調和させることは容易ではなく、色彩学の基礎的な知識や解剖学的形態を模倣する技術が必要な場合が多い。患者が高い自然感を求めるような場合には、これらも加味して適応かどうかを考察する必要がある（**図2**）。

なお、上述したように同じような症例であっても個々の患者によって直接法が適応できるかどうかは一様ではないため、筆者は患者ごとに直接法と間接法との利点・欠点・使用材料・費用・それぞれの予想口腔内機能期間などについて説明し、いくつかの治療の選択肢の中から患者に治療法を選んでもらうようにしている。

CR 充填によるベニア修復を行った症例

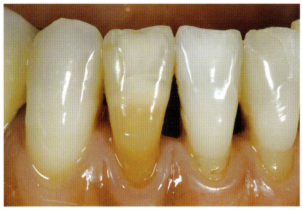

図❶ a　2｜失活による変色の改善を希望された。

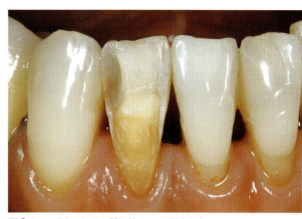

図❶ b　唇側エナメル質を約 1 mm 削合した。

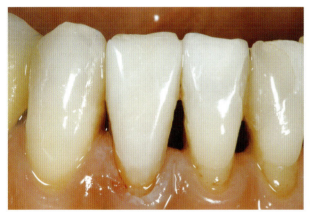

図❶ c　CR 充填によるベニア修復（術直後）。

CR 充填による審美障害の改善を行った症例

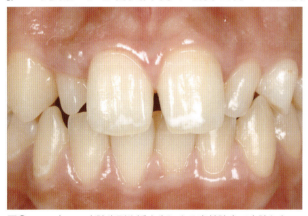

図❷ a　2＋2 の空隙歯列や矮小歯による審美障害で来院した。

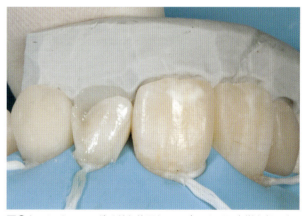

図❷ b　シリコーンガイドを使用して 2＋2 に CR 充填を行った。

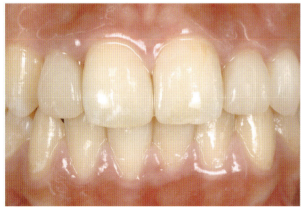

図❷ c　術後の状態。一部形態に不備はあるが、患者の満足は得られた。

02 インレー修復とは
—インレー、アンレーの違い—

日本大学歯学部保存学教室修復学講座　**髙見澤俊樹**

1 インレー修復とは

　インレー修復とは、間接法（口腔外）にて内側性の窩洞に一致した修復物を製作し、これを装着することで、欠損部を機能的かつ解剖的に回復する修復法である。

　インレー修復は、1907年にTaggartがロストワックス法による歯科鋳造法を紹介したことで広く普及するようになった[1]。その後、鋳造機の開発、金属組成の研究、埋没材の改良などによって現在の精密鋳造法が確立した。メタルインレー修復は、審美性や金属アレルギーの問題を除けば、優れた適合性、強度、耐摩耗性および辺縁封鎖性を有し、予知性が高い修復法である。またコンポジットレジン修復の信頼性が増した現在においても、インレー修復が選択される症例も多い。

2 インレー修復の適応症

　Blackの窩洞1～5級すべての窩洞にインレー修復は適応可能である。しかし、3、4および5級については、コンポジットレジンあるいはグラスアイノマーセメントを用いた修復が現在では主流である。したがって、1級複雑窩洞および2級窩洞の咬合圧負担領域にインレー修復が応用される頻度が高い。また、メタルインレーは固定性ブリッジの支台装置としての応用も可能ではあるが、マージンが長く複雑な形態をとるため二次う蝕の発生リスクが高まることから、否定的な意見も多い[2]。

3 インレー修復の窩洞外形

　メタルインレー窩洞の窩洞外形は、①う蝕罹患歯質の位置および範囲、②遊離エナメル質の除去、③予防拡大、④咬頭隆線の保存、⑤滑らかな曲線、⑥審美性への配慮、⑦咬合関係に対する配慮、の7因子よって決定される。もちろん、う蝕の範囲によって窩洞外形は大きく左右されるわけであるが、メタルインレーの咬合面側イスマスの幅については長らく議論がなされてきた。初期には、イスマスの幅を頬舌咬頭間距離の1/2にすることが推奨されていた。その後、オクルザールテーブル（図1a）の1/4～1/3まで狭くなっている（図1b）。これは、イスマスの幅をオクルザールテーブルの1/4、1/3および1/2とした際、イスマス幅が1/3を超えるインレーでは咬頭を分断するくさび作用が生じることが明らかとなったためである[2]。特に小臼歯へのMODメタルインレーを行う際に、イスマス幅が1/4を超える場合は注意が必要である。

4 インレーとアンレー

　アンレーはインレーの変法であるが、そこには明瞭な差がある。アンレーは修復物の維持のほとんどを歯冠内に求めるにもかかわらず、咬頭を被覆する設計から部分被覆冠ともいえる。

　間接法において、内側性修復物の維持にはくさび作用が働くため、歯の中央から外側方向に力が作用する（図2）。このくさび作用は、咬合力が歯に加わ

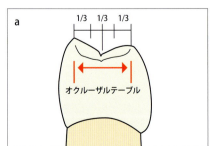
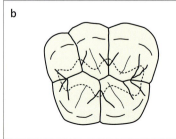

図1 a　オクルーザルテーブルとは各咬頭頂および近遠心の辺縁隆線を結んだ、いわゆる固有咬合面をいう。

図1 b　メタルインレーのイスマス幅は、オクルーザルテーブルの1/4～1/3が理想的である。

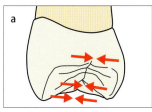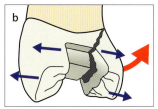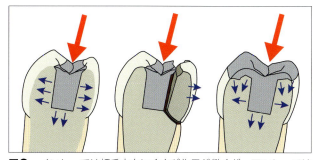

図❷a 窩洞形成前：中心向かって圧縮応力が働く（参考文献2より引用改変）。

図❷b MODインレー形成後：頬舌方向に引張り応力が作用する（参考文献2より引用改変）。

図❸ インレーでは頬舌方向にくさび作用が働くが、アンレーでは咬合力は分散される（参考文献2より引用改変）。

アンレーによる修復症例

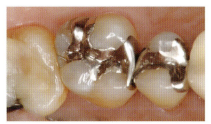 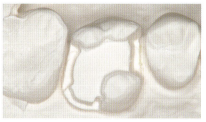 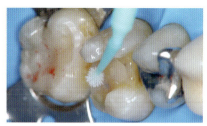

図❹a 術前の状況。遠心部のう蝕および辺縁隆線部の破折を認めた。

図❹b う蝕除去後、コンポジットレジンで裏層、窩洞形成、印象採得後の石膏模型。

図❹c レジンセメント付属のセルフエッチングプライマーを用いて歯面処理を行う。

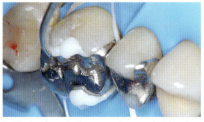 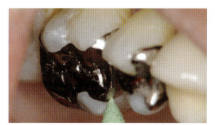 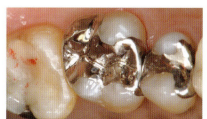

図❹d タックキュアによって余剰セメントを一塊で除去。

図❹e マージン部のすり合わせは重要な操作である。

図❹f 術後の状態。

る時は常に生じる。したがって修復歯の予後を確かなものとするには、厚い健全象牙質のサポートが必要であるとともに応力分散を勘案した設計が重要である。

インレーは欠損歯質の置換であって、残存歯質を補強するものではない。一方、間接法においてもMID（Minimal invasive dentistry）の概念に従って、極力健全歯質の保護に努める必要がある。しかし、失活歯および十分な健全歯質の確保が困難な症例では、アンレーによる修復法を躊躇せず選択すべきである。このことによって歯の破折リスクを減じ、結果的には修復歯の延命が可能となる（図3）。また、アンレー形成時に維持を歯冠内に求める場合は、イスマス幅を1/4～1/3とするかオーバーレイの形態が安全である。

5 メタルインレーの装着

コンポジットレジンインレーおよびセラミックインレーは、接着性レジンセメントの使用によって、歯質と修復物を一体化する接着により窩洞内に保持される。一方、メタルインレーでは、窩洞形成による機械的保持およびセメントが修復物の隙間を封鎖し硬化する合着による保持が一般的である。したがって、従来型のグラスアイオノマーセメントによる合着で十分長期間口腔内で機能する。しかし、さまざまな方法で修復物内面の改質による接着が可能となっている現在の歯科臨床では、窩洞内に十分な機械的保持が得られない症例では接着を利用したメタルインレーの装着も時には必要である。

6 アンレーによる臨床例

患歯には、MOメタルインレーが装着されており、遠心部はう蝕とともに破折を認めた（図4a）。旧メタルインレーおよびう蝕除去後、コンポジットレジンにて裏層を行った。メタルアンレーによる修復を選択し、通法に従って印象採得、石膏模型を製作した（図4b）。修復物の試適を行い、適合の確認および咬合調整を行った。装着に際しては、イスマス幅も比較的広いことからラバーダム防湿下で歯面処理を行い（図4c）、レジン系セメントで接着を行った（図4d）。セメント硬化後、咬合関係を再度確認した。口腔内で最終研磨およびシリコーンポイントでマージン部のすり合わせを行った（図4e、f）。

03 インレー修復に用いるマテリアル ①メタルインレー、コンポジットレジンインレー

日本大学歯学部保存学教室修復学講座　**髙見澤俊樹**

1 インレー修復に用いるマテリアル

　インレー修復には、これまでさまざまな材料が使用されてきた。使用する材料が異なるということは、インレー体の製作方法のみならず窩洞形成法、装着材料および装着手順も異なることを意味する。また、最近ではCAD/CAM技術の発展に伴い、印象採得法にも変化が生じている。

　これまでインレー修復に使用されてきた材料を大別すると、金属、レジンおよびセラミックスに分類できる。ここでは、メタルインレーおよびコンポジットレジン（CR）インレー修復について、材料の特徴とともに臨床的観点からそれぞれの修復処置を解説する（**表1**）。

2 メタルインレー

　メタルインレーに使用される金属は合金が一般的であるが、含まれている金属の種類および含有量によって6種類ほどに分類できる。ここでは代表的な使用金属について触れたい。

1）金合金

　鋳造修復物として使用されている金合金は、白金、銀、パラジウム、亜鉛などが添加され、それぞれの含有量からタイプⅠ～Ⅳに分類されている。メタルインレーで使用される金合金はタイプⅠおよびⅡである。金合金は、鋳造が容易で化学的に安定しているため腐食しにくい。また金合金を使用したメタルインレーの最大の特長は、その展延性にあるといえる。鋳造時の収縮を補償するためにメタルインレーでは窩縁斜面が付与されるが、インレー装着後にマージン部の擦り合わせを行うことで良好な封鎖性が得られる。

2）銀合金

　本邦の健康保険診療の範囲内で、もっとも使用頻度の高い金銀パラジウム合金の組成は、金12％以上、銀40％以上、パラジウム20％以上の含有量である。この金銀パラジウム合金は、インレー、アンレーのみならずクラウンおよびブリッジの補綴装置にも用いられる。また、銀の含有量が60％以上、金および白金属元素とイソジウムの合計含有量が10％以

表❶　臼歯部における修復方法の違い

	メタルインレー	コンポジットレジンインレー	直接コンポジットレジン修復
審美性	×	◎	◎
機械的性質	◎	○	△
歯質削除量	△	△	◎
技工操作	必須	必須	基本的には必要ない
アレルギー	金属アレルギー	レジンアレルギーの可能性	レジンアレルギーの可能性
接触点の回復および解剖学的形態の付与	◎	◎	△（術者依存）
インレー体の内面処理	特に必要としない（アルミナブラスト＋メタルプライマー処理は接着性を向上させる）	必須（アルミナブラスト＋シランカップリング処理が必須）	―
歯面処理	特に必要としない	必須	必須

下の鋳造用銀合金がある。この銀合金の特徴は、融点が低く鋳造は容易であるが、機械性質が劣り、硫化によって黒色化する。おもに乳歯のインレーに使用される。

3）ニッケルクロム合金およびコバルトクロム合金

いずれの合金も鋳造収縮が大きく、金属アレルギーの報告もあるため、インレーとしての使用頻度は少ない。

4）純チタンあるいはチタン合金

生体親和性に優れるため金属アレルギーの報告も少なく、高い耐蝕性や機械的性質を有する。一方、融点が1,660度と非常に高く、加工が難しかったため歯冠修復材料としての応用はあまり進んでいなかった。近年、金およびパラジウムなどが高騰していること、ならびに鋳造技術およびCAD/CAMの進歩によって、この金属を用いたインレー、アンレーおよび補綴装置などの臨床応用が進んでいる。

3 コンポジットレジンインレー

審美性の観点から、歯冠色を有した材料を用いる修復治療のニーズがますます高まっている。CRインレーは、口腔外でインレー体を製作するためさまざまな利点を有する。

1）重合収縮からの解放

CRの宿命として重合時の収縮がある。この重合収縮は用いるCRの組成によって異なるものの、ユニバーサルタイプのCRでは約1〜3％の体積収縮が生じる。CRの重合収縮は、窩洞内で収縮応力を発生させる。昨今、低重合収縮CRの開発も行われているものの、修復直後の重合収縮に起因する応力は術後の知覚過敏のみならずコントラクションギャップあるいはホワイトマージンの原因ともなる。

一方、模型上で製作するCRインレーは、窩洞外で重合収縮が完了している。そのため、インレー体を窩洞内に装着した際の収縮応力の発生はレジンセメントの硬化時に生じるものだけであり、影響は少ない。

2）機械的性質および耐摩耗性の改善

インレー体の製作に際して、さまざまな角度から光照射を行うとともに、加熱、加圧、光照射の追加によって重合反応が促進される。このことによって

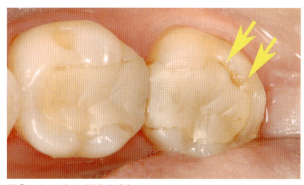

図❶　クレビス（黄色矢印）。

機械的性質とともに耐摩耗性の向上が図られる。

3）接触点の回復および解剖学的形態の付与

臼歯部大型窩洞および2級窩洞における直接CR修復の課題は、接触点の回復および解剖的形態の付与にある。隔壁システムが進歩した昨今であっても、適切な隔壁を行うことが困難となる症例は多い。間接法でインレー体を製作することで、適切な接触点の回復および解剖学的形態の付与が容易となる。また、直接法においては隣接面部の形態修正および研磨が不十分になりがちであり、表層のレジンリッチな部分が残留すると、接触点付近の摩耗が問題となる。

4）コンポジットレジンインレーの欠点

さまざまな利点を有するCRインレーであるが、脆性材料でもあるため、修復物の抵抗形態を考慮する必要がある。したがって、直接法CRに比較して、健全歯質の削除量が多くなる。また、装着にはレジンセメントの使用が必須となるため、インレー体内面への処理とともに歯面への処理が必要となり、装着は煩雑なものとなる。インレー体と歯面にできたギャップはレジンセメントで補償されるが、このセメント層は摩耗および口腔内の環境によってクレビスを形成し、辺縁性う蝕の原因ともなる（図1）。

5）CRインレーの組成

CRインレーの組成は、直接法で用いる充填用CRとほぼ同じと考えてよい。その組成は、ベースレジン、フィラー、重合開始剤、重合促進剤などが含有されており、フィラーにはシランカプリング処理がなされている。間接用CRインレーに使用されるCRは、ハイブリッド型硬質CRに分類され、フィラー含有量を高めた製品が多く、耐摩耗性や機械的性質の向上が図られている。

04 インレー修復に用いるマテリアル
②セラミックインレー

日本大学歯学部保存学教室修復学講座　**髙見澤俊樹**

1 セラミックインレーとは

　セラミックスによるインレー修復は、1987年にポーセレンインレーが紹介されたことに端を発している。しかし、製作過程が複雑であるとともに良好な適合性が期待できなかったことから、広く普及するには至らなかった。その後、多くのセラミックス材料の開発・改良が進められ、非金属、金属の酸化物、炭化物および窒化物などを原料としたさまざまな特性を持つ材料が使用されている。また、接着システムの発展によってセラミックスによる修復治療も大きく発展した。セラミックス材料の最大の特長は、化学的に安定していることと生体親和性が高いことである。すなわち、化学的に安定であることは、過酷な口腔内環境においても修復材料自体の機械的性質および色調変化がほとんどないことを意味する。また、熱膨張係数が歯質に近似しているため、温熱変化による修復物と歯質のギャップ形成が少ないことも利点である。

　一方、インレー体の製作方法は多岐にわたるが、総じてメタルインレーの製作法に比較して複雑である。また、セラミックス材料は脆性であるため、修復物の破折抵抗を考慮した窩洞形態が求められる。さらに、修復物と歯質が一体化する必要があるため、インレー体への内面処理および歯面処理は必須な接着操作であるとともに、装着材料の選択および装着手順も予後を左右する重要な因子である。

2 セラミックインレーの使用材料と製作法

　ここでは、各種セラミックインレーの使用材料と製作法について解説する（**表1**）

1）築盛・焼成用セラミックス

　主成分は、長石および石英であり、これらの粉末に水分を含ませ、筆を用いて耐火模型の窩洞内に築盛する。形態付与後、焼成用炉を使用して順次850〜1,000℃で焼成する。

2）射出成型用セラミックス

　射出成型法として2種類の製作方法があるが、鋳造法および加熱加圧法のどちらの方法でもロストワックス法で製作する。射出成型法は、築盛・焼成法に比較して製作が簡便であり、細部の形態再現性に優れるが、色調の再現性は劣る。使用材料は、結晶化ガラス、リューサイト強化型セラミックスおよび二ケイ酸リチウム含有セラミックスがある。

3）CAD/CAM用セラミックス

　歯科用CAD/CAMの開発は、1980年代にヨーロッパで始まった。開発の背景には、直接コンポジットレジン修復およびメタル鋳造修復の課題解決にあったが、開発当時のCAD/CAMインレーは適合精度と接着システムの問題から普及するには至らなかった。しかし、その後の技術革新および継続的な改良によって、このCAD/CAMシステムを応用した歯科臨床の発展は目を見張るものがあった。CAD/CAMシステムの進化は、コンピュータ処理能力お

表❶ セラミックインレーの使用材料および製作法（千田 彰, 宮崎真至, 林 美加子, 向井義晴, 斎藤隆史（編集）. 保存修復学. 第7版. 東京：医歯薬出版, 2024:193-223. より引用改変）

製作法		使用材料
築盛・焼成法		長石質陶材
射出成型法	鋳造法	結晶化ガラス
	加熱加圧法	リューサイト強化型セラミックス、二ケイ酸リチウム含有セラミックス
CAD/CAM法		・ガラスセラミックス（リューサイト系、二ケイ酸リチウム系、メタケイ酸リチウム系） ・（ジルコニアおよびコンポジットレジンブロックも使用されている）

リューサイト系セラミックス		
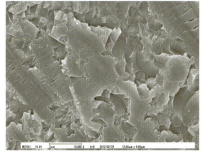	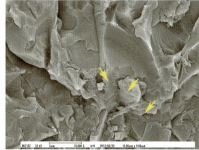	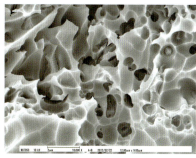
▲ 耐水性研磨紙研削面	▲ アルミナブラスト処理面	▲ フッ化水素酸処理面
二ケイ酸リチウム含有セラミックス		
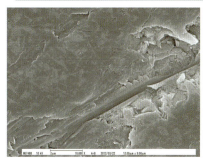	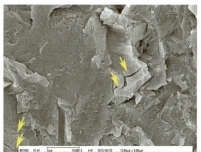	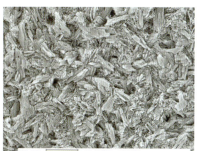
▲ 耐水性研磨紙研削面	▲ アルミナブラスト処理面	▲ フッ化水素酸処理面

図❶ 表面処理法の違いがガラス系セラミックスの表面性状に及ぼす影響。

およびカメラ機能の向上とともに、コアマテリアルの技術革新によるところが大きい。現在では、CAD/CAMを用いた歯科臨床はインレー、アンレーおよびクラウンなどの歯冠修復治療のみならず、義歯を含む欠損補綴および矯正治療の範囲にまで広がっている。

さまざまなマテリアルが用途に合わせて用いられているが、CAD/CAMによるインレー修復には、ガラス系セラミックス、ジルコニアおよびコンポジットレジンブロックなどがおもに用いられている。

3 セラミックインレーの特徴

セラミックインレーは、優れた生体親和性と耐摩耗性を有する審美性の高い修復治療である。一方、脆性材料であるためメタルインレーとは異なる観点から窩洞形成を行う必要がある。メタルインレー修復では、インレー体の機械的保持に必要な窩洞形態が求められるが、セラミックインレー窩洞ではコンケーブ型のシンプルな窩洞形態とし、点角および線角部には丸みを持たせて応力の集中を防ぐ。窩縁形態もバットジョイントとするなど、同じインレー窩洞でもその形態は異なる。

また、セラミックインレーにおいては接着によってインレー体と歯質を一体化する必要がある。インレー体の装着にはレジン系セメントの使用が必須であるが、もっとも重要な点は修復物内面および歯質への処理である。

4 セラミックインレーの装着

セラミックインレーは複雑な接着操作が必要となるとともに、咬合調整および研磨操作はメタルインレーと異なりインレー体の装着後に行う。インレー体の内面処理については、本邦においてはチェアサイドでのフッ化水素酸の使用が控えられている。しかし、院内ラボを備えている施設であれば、インレー体の試適後にフッ化水素酸による処理が効果的である（**図1**）。また、最近では試適後の汚染を除去するために界面活性効果を有する前処理材あるいはガラス系セラミックスのエッチング剤も開発、臨床応用されており、これらの製品の使用も有効である。

一方、アルミナブラストによる処理は、ガラス系セラミックスの場合はマイクロクラックを形成し、長期的な予後に影響を及ぼす可能性が示唆されている（**図1の黄色矢印**）。

なお、インレー体内面の清掃および粗造化後にはシランカップリング剤の使用が必須であることは、いうまでもない。

臨床例

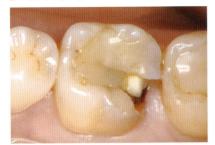
図❷a　術前の状態。

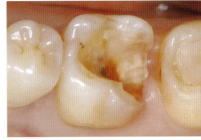
図❷b　う蝕除去後の状態。

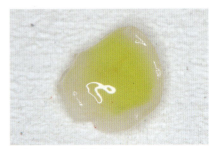
図❷c　フッ化水素酸処理。

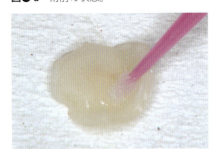
図❷d　シランカップリング処理。

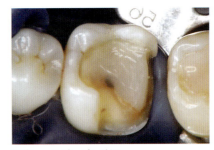
図❷e　ラバーダム防湿。

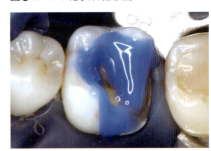
図❷f　リン酸エッチング。

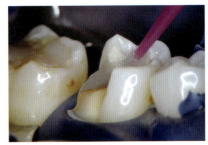
図❷g　ユニバーサルアドヒーシブ塗布。

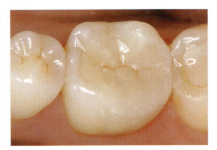
図❷h　術後の状態。

5 臨床例

　臼歯部の詰め物が破折したことを理由に来院した（図2a）。う蝕を除去後（図2b）、コンポジットレジンを用いて裏層し、通法に従って印象採得、咬合採得を行った。装着に際しては、アンレー体の試適を行った後、内面のフッ化水素酸処理およびシランカップリング処理（図2c、d）を行った。歯面処理に際しては、エナメル質およびコンポジットレジン裏層部はリン酸エッチングを行い（図2f）、窩洞全体にユニバーサルアドヒーシブを塗布（図2g）、レジンセメントを用いて接着操作を行った（図2h）。

05 金属アレルギーについて

日本大学歯学部保存学教室修復学講座 **石井 亮、髙見澤俊樹**

　口腔内の金属修復物を原因とした金属アレルギーは、近年増加傾向にあるとされている。

　金属アレルギー患者への対応は、アレルゲンとなる金属元素を特定するとともに、これを含まない材料で再修復することが最善策である。現在、さまざまな材料が保険診療の範囲内で金属代替材料として使用可能となっているものの、歯科医師が金属アレルギーについて十分な知識がない場合は重症化を招いてしまう可能性がある。そこで本稿では、金属アレルギーについて注意すべき事項およびその対応について解説する。

1 歯科金属アレルギーの症状

　金属アレルギーには、局所性接触皮膚炎と全身的なアレルギー症状を呈する全身性接触皮膚炎がある。口腔内において金属元素によって感作したと疑われる接触皮膚炎症状は「歯科金属アレルギー」という呼称が用いられる。歯科金属アレルギーの発症機序については、口腔内金属の溶出によって変性したタンパク質が免疫学的反応を生じるものと考えられている。しかし、金属溶出機序、抗原化機序および感作経路などはいまだ不明である。歯科金属アレルギーの現症でもっとも多いのが扁平苔癬であり、次いで粘膜や舌の疼痛と発赤、口唇の荒れや腫脹である。病因が明確である舌痛症、義歯性口内炎、異味症および口腔乾燥症と、手足口病、カンジダ、ヘルペスなどの感染症や白板症、悪性腫瘍、ベーチェット病などとの鑑別診断が求められる（**表 1**）。

　また、金属アレルギーの全身症状は、湿疹、掌蹠膿疱症、水疱、かゆみ、皮膚の紅斑の発生率が高いことが報告されている。しかし、掌蹠膿疱症に関する医科の調査では金属の関与が疑われる患者の割合は5％程度とされ、扁桃腺炎、歯性病巣などの慢性炎症の関与が疑われる患者の割合が多いとされている。

2 歯科金属アレルギーの診断と治療法

1）医療面接およびエックス線診査

　アレルゲンは口腔内にあるとは限らず、問診時には口腔内症状の他に手足の荒れ、装飾品による症状の有無、医科および歯科における治療歴についても留意する。骨折時の治療に用いられるプレートや人工関節あるいはペースメーカーなどが原因になったとする報告もあるところから、これらに関する聞き

表❶　歯科金属アレルギーが関連する皮膚疾患

①口腔粘膜に生じる疾患
- 接触性口内炎
- 扁平苔癬

②口腔周囲に生じる疾患
- 口囲皮膚炎
- 肉芽腫性口唇炎

③口腔、口腔周囲以外の皮膚に生じる疾患
- 異汗性湿疹（汗疱）
- 扁平苔癬
- 貨幣状湿疹
- 全身の皮膚炎
- 痒疹
- 掌蹠膿疱症　　など

表❷　金属アレルギーの検査法

	検査方法	特徴
生体内検査	パッチテスト	金属を溶かした試薬をしみこませた絆創膏を背中に貼付し、2、3、7日後に測定を行う。 検査に際しては、日常接触する金属について調べ、交叉反応や重複感作も含めて検査する。
生体外検査	リンパ球幼弱化試験（DLST）	被験者の抹消血中から分離されたリンパ球や単球などの単核細胞に試薬を添加し、その刺激によるリンパ球増殖の程度を評価し、アレルギーの有無を診断する。 長所はパッチテストと異なり、患者の負担が少ないことであるが、偽陽性率が高いことが短所である。
生体内検査	金属内服誘発テスト	金属を含有する食物あるいは金属塩を、通常摂取量の10倍程度内服することで症状の有無を確認する。 強陽性患者ではアレルギー症状が誘発し、悪化する可能性もあるため、慎重に実施する必要がある。

表❸　アレルゲン金属と使用可能な歯科金属との対応（北崎祐之，他．各種金属アレルゲンにおける対応．In：井上昌幸（監修），中山秀夫，松村光明（編）．GPのための金属アレルギー臨床．東京：デンタルダイヤモンド社，2003:118-121．より一部改変）

		Cu	Pd	Cr	Ni	Co	Sn	Au	Pt	Fe	In	Ir	Mo	Ag	Sb	Zn	Mn	Ti	Al
保険適用	金銀パラジウム合金	△	×				*	×	*		△		*		×		△		
	銀合金	△	△				△	*	*		△		*		×		×			*
自由診療	金合金	△	△		*		*	×	*	*		*		△		△			*
	白金加金	△	△				*	×	×	*	△			×		△			
	陶材焼付用合金	△	△				△	△	△	*	△		*	△	*	*	*		
	Co-Cr合金			×	△	×				△			×				△		*
	Ni-Cr合金	△		×	×	*				*			*	*			*		*
	チタン合金				△					*								×	△
	純チタン									*								×	

×：該当アレルゲンをすべての製品で含有するため使用不可能
△：該当アレルゲンをほとんどの製品で含有するため使用困難
＊：該当アレルゲンを一部の製品で含有するので使用困難

取りも重要な情報となる。また、金属アレルギー関連疾患と考えられている皮膚粘膜疾患に関しては、歯性病巣との関連も指摘されているところから、エックス線写真による画像診査は必須となる。

2）アレルゲンとなる金属元素の特定

　金属感作の有無については皮膚科で各種検査を行う（表2）。特に、パッチテストは原因を特定するスクリーニング検査として第一選択となる。パッチテストなどの検査によって金属感作の可能性が示唆された場合、口腔内の金属修復物の成分分析を行い、陽性金属元素が含まれているか特定することが望ましい。しかし、実施できる施設が限られ、また費用も高額になるため、問診において保険診療か自由診療によるものなのかを特定することで、使用金属がある程度同定できる（表3）。

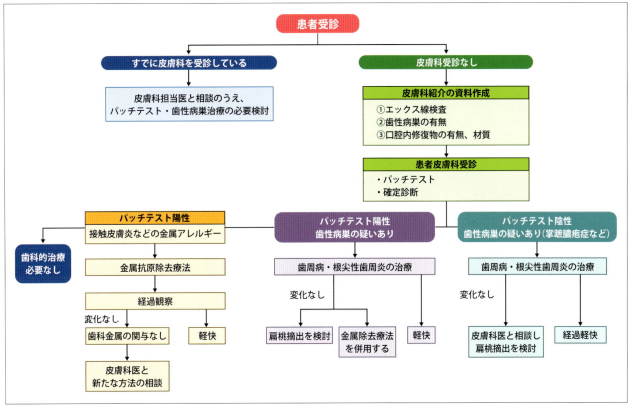

図❶ 金属アレルギーを疑って来院した患者に対するフローチャート

3）金属修復物除去

口腔内のアレルゲンを特定した後、除去置換療法を行う。口腔外では、患者の顔をタオルなどで覆い、口腔外バキュームにて切削片を吸引する。口腔内では、ラバーダム防湿を用いて十分な注水下で除去を行う。除去に際しては、金属の切削量を最小限とし、一塊除去に努める。金属修復物除去後、コンポジットレジン、セメントあるいはプロビジョナルレストレーションに置き換え経過観察を行う。その期間は明確に定められていないが、皮膚科医と連携しながらアレルギー症状の変化を観察する。

4）最終修復処置

アレルギー症状が改善後、最終修復を行う。メタルフリー修復では、光重合型コンポジットレジン、CAD/CAM用レジン、ガラス系セラミックスおよびジルコニアを使用することでアレルゲンフリー修復を行う。

5）経過観察

抗原の完全除去および再修復後には、口腔内写真などの術後データも重要となる。そして、長期にわたって症状の変化を観察し、新たな処置の必要性が生じた場合には慎重に材料を選択する（図1）。

3 歯科材料アレルギー

審美性に優れたメタルフリー修復の広がりによって、歯科金属アレルギー患者数は徐々に減少することが予想される。しかし、低アレルゲン材料と考えられていたチタンやレジンあるいはセメントに含有される成分が原因で、アレルギー反応を生じたとする報告もある。これらの発症のメカニズムに関しては不明な点が多く、注視する必要がある。

06 Blackの窩洞分類

日本大学歯学部歯科保存学第I講座　**黒川弘康**

1 窩洞とは

窩洞とは、歯の硬組織疾患の修復処置において、罹患歯質を除去した後に生じる実質欠損を、それぞれの修復方法に適するように加工したものである。

インレーによる非接着性の修復処置では、インレー体を口腔内で長期間にわたって機能させることを目的として、健康歯質を一定の条件に従って切削する必要がある。一方、コンポジットレジン修復では、歯質の切削を最小限（Minimal）の侵襲（Intervention）に留めることの重要性が強調されている。歯質に対して優れた接着性を示す修復材料の登場により、窩洞に対する考え方は変化を遂げていることを理解する必要がある。

2 窩洞分類の意義

窩洞の分類から得られる種々の情報を、治療方針の立案や、治療の予後の予測などに活用する。

1）治療方針の立案

窩洞が形成された位置や窩洞の範囲などを、治療方針立案のための参考とする。例えば臼歯の隣接面における窩洞では、実質欠損の大きさによっては解剖学的形態や隣接面の接触点の回復の容易さからインレー修復が選択される。特に両隣接面を含んだ大型の窩洞では、咬合力により修復物にたわみが生じやすいため、機械的な特性の観点からメタルインレー修復が適応となる。一方、上顎小臼歯の近心隣接面を含む窩洞では、審美性に対する配慮が求められるため、セラミックなどによるインレー修復が選択肢の1つとなる。

2）治療の評価と予後の予測

修復治療のアウトカム評価から、修復物の予後と窩洞分類との関係を明らかにする。すなわち、修復物の臨床成績をもとに辺縁着色や二次う蝕などの不快事項がどのような窩洞で発生するかを調査する。これにより、窩洞分類から修復物の生存期間や生存率などを予測することが可能となる。

治療方針の説明において、提案した治療から予測される結果を予後も含めて説明することができるため、患者にとっては治療を承諾する上での判断材料となる。

3 窩洞の分類

1）窩洞が形成された歯面の数による分類

単純窩洞（Simple cavity）と複雑窩洞（Complex cavity）に分類される。窩洞が1つの歯面に限局しているものが単純窩洞であるのに対して、窩洞が2つ以上の歯面にまたがっているものが複雑窩洞である。

窩洞の範囲を表す分類であることから、使用する修復材料も含めて、間接修復法あるいは直接修復法を選択する上での情報源となる。

2）窩洞が形成された位置による分類

咬合面窩洞（Occlusal cavity）、隣接面窩洞（Approximal cavity）、頬側面窩洞（Buccal cavity）、舌側面窩洞（Lingual cavity）および根面窩洞（Root surface cavity）などに分類される。複雑窩洞では、これらを組み合わせて「近心隣接面咬合面窩洞（Mesio-occlusal cavity, MO窩洞）」などと表記する。

修復される歯面の位置を表す分類であることから、治療方針の立案に活用することができる。例えば根面窩洞では、窩洞が象牙質のみで構成されているため、修復物辺縁での二次う蝕の発生リスクは歯冠部における窩洞と比較して高いことが予測される。したがって根面窩洞の治療方針の立案には、患者のセルフケアの状態やフッ化物の使用状況、生活習慣などのさまざまな因子を考慮した上で、より慎重な判断が求められる。

3）窩洞が形成された歯面の解剖学的形態による分類

小窩裂溝窩洞（Pit and fissure cavity）と平滑面窩洞（Smooth surface cavity）に分類される。

う蝕は罹患部位のエナメル小柱の走行に沿って進行することから、小窩裂溝う蝕の進行形態は「先端

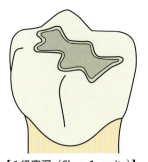
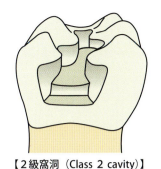
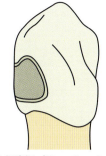

【1級窩洞（Class 1 cavity）】
- 臼歯咬合面小窩裂溝部、前歯舌面小窩に限局する窩洞
- 大臼歯頬側および舌側溝に限局または咬合面小窩裂溝と連続する窩洞

【2級窩洞（Class 2 cavity）】
- 臼歯の隣接面における窩洞

【3級窩洞（Class 3 cavity）】
- 前歯の隣接面で切縁隅角を含まない窩洞

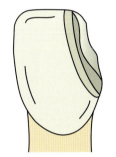
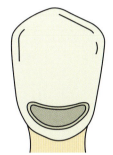

【4級窩洞（Class 4 cavity）】
- 前歯の隣接面で切縁隅角を含む窩洞

【5級窩洞（Class 5 cavity）】
- 歯冠の唇側、頬側、舌側の歯頸側1/3における窩洞

図❶ Blackの窩洞分類（田上順次，奈良陽一郎，山本一世，斎藤隆史（監修）．保存修復学21．第五版．京都：永末書店，2017:110. より引用改変）。

を裂溝の入口に向け、底面をエナメル象牙境に置く円錐形」を呈する。したがって小窩裂溝う蝕では、罹患歯質の除去により象牙質の支持を失った遊離エナメル質が生じやすい。遊離エナメル質はきわめて脆く、外力によって簡単に破損するため、インレーによる非接着性の修復処置ではこれを可及的に除去する必要がある。またコンポジットレジンによる接着性修復処置においても、コンポジットレジンの重合収縮応力などにより遊離エナメル質に微小亀裂が生じる可能性があるため、その扱いには注意が必要である。

4）窩洞の形態による分類

内側性窩洞（Internal cavity）と外側性窩洞（External cavity）に分類される。内側性窩洞とは、歯の内側に拡がった病変や実質欠損を修復するための窩洞であり、インレー修復のように「修復物の周囲を歯質が取り囲む形態の窩洞」である。一方、外側性窩洞とは、比較的広範囲な表在性の病変や実質欠損を修復するための窩洞であり、修復物によって歯質を覆う「アンレー修復窩洞」がこれに該当する。

5）Blackの窩洞分類

歯質に対して接着性を示す修復材料が存在しなかった時代においては、修復物の脱落防止や二次う蝕の発生予防などを目的に、罹患歯質除去後の実質欠損の形態を厳密に整える必要があった。そこでう蝕の好発部位を歯種ごとに分類し、その部分を適切に修復するためにはどのような範囲の窩洞とすればよいかを、予防拡大の考えに基づいて体系化したものがBlackの窩洞分類である。

修復システムにおける接着技術の発展は、Minimal interventionという治療概念の普及と相まって、従来からの窩洞の考え方に大きな変化をもたらしたものの、Blackの窩洞分類が意図したことは現在も修復処置を行う上での規範となっている。Blackの窩洞は、1〜5級の5つに分類される（**図1**）。

07 窩洞の構成と各部分の名称

日本大学歯学部歯科保存学第I講座　**黒川弘康**

窩洞は、窩壁、窩縁および隅角の3つの要素で構成される。

1 窩壁

窩壁（Cavity wall）とは、窩洞を構成する壁である。窩洞の側面を成す窩壁が側壁（Side wall）であり、窩洞の底面を成す窩壁が窩底（Cavity floor）である。また、歯髄と対向する窩底のうち、歯の長軸に対して直交する窩壁が髄側壁（Pulpal wall）であるのに対して、歯の長軸と平行な窩壁が軸側壁（Axial wall）である。

窩壁の名称は近接する歯面の名称と対応しており、例えば窩洞の近心面に位置する窩壁を近心壁（Mesial wall）と呼び、遠心面に位置する窩壁を遠心壁（Distal wall）と呼ぶ（**図1**）。

2 窩縁

窩縁（Cavity margin）とは、窩洞の側壁と歯表面との境界線である。窩縁は修復物と窩洞との接合部であるため、この部が咬合力などの外力によって破壊されないよう、修復物によって十分に保護される形態にする必要がある。また、窩縁と修復物が緊密に接合し得る形態でなければならない。これらの目的に適うよう、窩縁に付与される形態が窩縁形態（Marginal form）である。

窩縁形態は使用する修復材料の種類によって異なり、メタルインレー窩洞では直線状の窩縁斜面（Straight bevel）が付与されるのに対して、コンポジットレジン窩洞では直線状または半円状の窩縁斜面（Round bevel）が付与される（**図2**）。

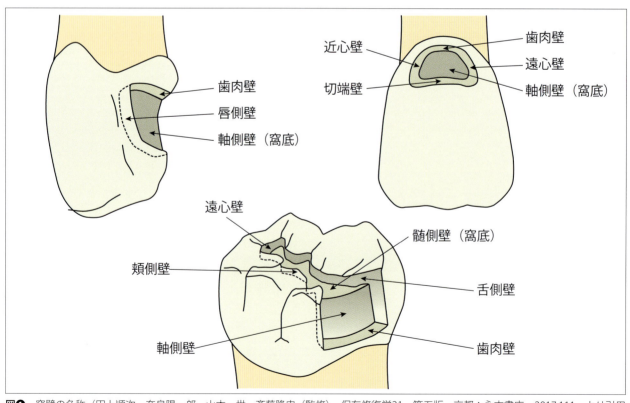

図❶ 窩壁の名称（田上順次，奈良陽一郎，山本一世，斎藤隆史（監修）．保存修復学21．第五版．京都：永末書店，2017：111．より引用改変）。

このように、修復材料の機械的な特性を考慮して窩縁斜面の形態が選択される。

3 隅角

隅角（Angle）とは、窩壁と窩壁が接する部分にできる角である。隅角の形状により、凸隅角（Convex angle）と凹隅角（Concave angle）に区別される。

隅角には、線角（Line angle）と点角（Point angle）がある。線角とは、2つの窩壁が接することで形成される線状の隅角である。線角の名称は線角を形成するそれぞれの窩壁の名称に基づいており、例えば頰側壁と髄側壁でなす線角を頰側髄側線角と呼ぶ。また、窩縁部において窩洞側壁と歯表面とで形成される線角を窩縁隅角（Cavo-surface angle）と呼ぶ。窩縁斜面が付与されている場合では、窩縁斜面と窩洞側壁によって形成される線角を斜面隅角（Bevel angle）と呼ぶ（図3）。

点角とは、3つの窩壁が接することで形成される点状の隅角である。点角の名称は、線角と同様に点角を構成する窩壁の名称を連ねて呼ぶ。なお、窩壁と窩壁との境界が移行的な場合においても、窩洞の形態を箱型とみなして呼称する（図4）。

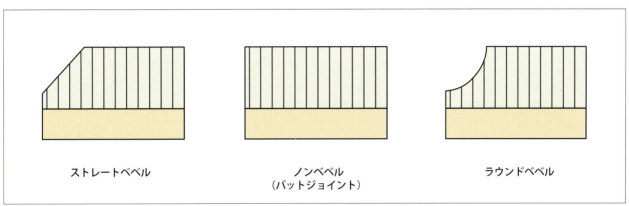

図❷ 窩縁斜面の形態（千田彰，宮崎真至，林美加子，向井義晴，斎藤隆史（編）．保存修復学．第7版．東京：医歯薬出版，2019:159．より引用改変）．

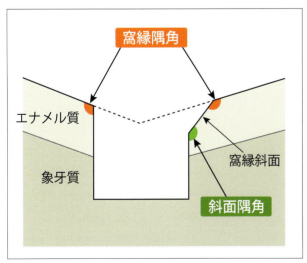

図❸ 窩縁隅角と斜面隅角（田上順次，奈良陽一郎，山本一世，斎藤隆史（監修）．保存修復学21．第五版．京都：永末書店，2017:112．より引用改変）．

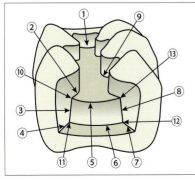

①遠心髄側線角　⑧頰側軸側線角
②舌側髄側線角　⑨頰側髄側線角
③舌側軸側線角　⑩舌側髄側軸側点角
④舌側歯肉側線角　⑪舌側歯肉側軸側点角
⑤髄側軸側線角　⑫頰側歯肉側軸側点角
⑥歯肉側軸側線角　⑬頰側髄側軸側点角
⑦頰側歯肉側線角

図❹ 2級窩洞における線角と点角の名称（田上順次，奈良陽一郎，山本一世，斎藤隆史（監修）．保存修復学21．第五版．京都：永末書店，2017:112．より引用改変）．

08 窩洞形成の基本原則

日本大学歯学部歯科保存学第I講座 **黒川弘康**

1 接着技術がもたらす窩洞形成の変化

メタルインレーなど歯質に対して接着性を持たない材料による間接修復処置では、G. V. Black が提唱した窩洞形成の基本原則に則って窩洞形態を厳密に整える必要がある。すなわち、保持形態に必要な明瞭なラインアングルを付与するとともに、抵抗形態や便宜形態に対する配慮が必須となる。一方、接着システムを用いるコンポジットレジン修復では、窩洞形態による修復物の保持や二次う蝕の発生予防などの配慮が不要となり、罹患歯質を除去した時点で窩洞形成のほとんどが完了する。このように、接着技術の発展に伴い窩洞に求められる要件は大きく変化しており、窩洞形成においても使用する修復材料の特性を考慮して行われる必要がある。

非接着性間接修復における窩洞の原則は、窩洞の本来の意義や修復材料の特性に応じた窩洞形態を理解する上で重要となる。本稿では、メタルインレー修復を前提として、Black の窩洞形成の基本原則について概説する。

2 メタルインレー修復窩洞の具備条件

メタルインレー修復では、健康歯質の必要以上の削除を避けるためにも、確実な知識に裏付けられた窩洞形成が行われるべきである。窩洞が適切に修復されるとともに、その状態が長期にわたって維持されるためには、メタルインレー修復窩洞において次の1)～5)の条件を具備しなければならない。

1)適正な窩洞外形を有すること

窩洞外形は、う蝕の罹患範囲や硬組織欠損の位置ならびに使用する修復材の種類によって決定される。メタルインレー修復窩洞では、小窩裂溝部などの不潔域を窩洞内に含めるとともに、窩洞の範囲を自浄域まで拡大することで二次う蝕の発生を予防する。この際、修復物辺縁が対合歯との咬合接触部とならないよう配慮する。また、窩洞をスムースな外形と

することで修復物の適合性を向上させるよう努める。

罹患歯質の除去後に残存した遊離エナメル質は、咬合力などの外力によって破損しやすいため、メタルインレーによる非接着性間接修復では除去する必要がある。この際、厚みのある咬頭隆線を可及的に保存することで、歯質の構造的強度を維持することが重要となる。

2)適正な保持形態を有すること

保持形態とは、歯質接着性のない修復物が窩洞から脱離しないよう窩洞に付与する形態であり、窩洞を箱型とすることが基本である(**図1**)。明瞭なラインアングルを付与し、側壁が平行になるよう窩洞形成することで、高い安定効力と把持効力が発現し、修復物が窩洞内で機械的に保持される(**図2**)。

一方、箱型窩洞の形成が精緻なほど修復物を窩洞に装着する際の抵抗力が大きくなり、結果として浮き上がりが生じるなど、修復物の窩洞への適合性が低下してしまう可能性がある。したがってメタルインレー修復では、箱型窩洞と比較して側壁によるテーパーを大きくした外開き型の窩洞とする。この際、窩洞の外開き程度が著しくなると把持効力が低下するため、メタルインレー修復の窩洞形成では、側壁によるテーパーを 1/10～4/10 の範囲内に止める必要がある。このため、メタルインレーの窩洞形成には尖頭裂溝状カーバイトバーあるいは尖形シリンダー状ダイヤモンドポイントを使用する。これによってメタルインレー窩洞に適した外開き窩洞の形成が可能となる。

2級メタルインレー修復窩洞では、インレー体の隣接面開放側への脱出を阻止することを目的として、補助的な保持形態である鳩尾型を付与する(**図3**)。インレー体が咬頭隆線部に引っ掛かることで、側方脱出力に抵抗する水平拘止効力が発現する。

3)十分な抵抗形態を有すること

抵抗形態とは、歯質や修復物が、修復操作中あるいは修復後に加わるさまざまな外力によって破壊さ

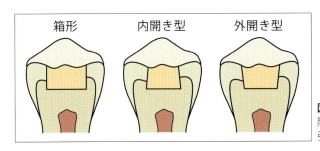

図❶ 基本的保持形態（千田彰，宮崎真至，林美加子，向井義晴，斎藤隆史（編）．保存修復学．第7版．東京：医歯薬出版，2019:118．より引用改変）。

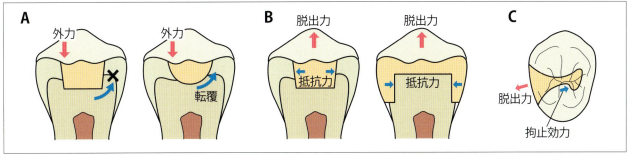

図❷ 修復物の保持原理。A：安定効力，B：把持効力，C：拘止効力（千田彰，宮崎真至，林美加子，向井義晴，斎藤隆史（編）．保存修復学．第7版．東京：医歯薬出版，2019:117．より引用改変）。

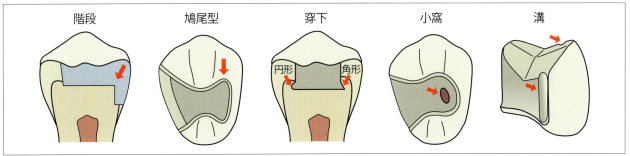

図❸ 補助的保持形態（千田彰，宮崎真至，林美加子，向井義晴，斎藤隆史（編）．保存修復学．第7版．東京：医歯薬出版，2019:118．より引用改変）。

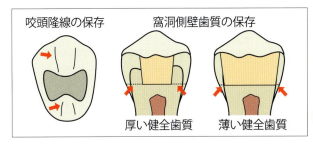

図❹ 抵抗形態（千田彰，宮崎真至，林美加子，向井義晴，斎藤隆史（編）．保存修復学．第7版．東京：医歯薬出版，2019:120．より引用改変）。

れないよう窩洞に付与する形態である。インレー体に用いられる歯科鋳造用合金は十分な機械的強度を有していることから、メタルインレー修復では歯質の抵抗形態に配慮した窩洞形成とする。窩洞の予防拡大は必要最小限に止め、咬頭隆線の保存に努めるとともに、窩洞側壁も十分な厚みを確保することで歯質の破損を防止する（**図4**）。

4）必要な便宜形態を有すること

便宜形態とは、窩洞形成や修復操作を容易にするために窩洞に付与する形態である。インレー修復では、インレー体の抽出方向が咬合面側となるため、便宜的に側壁を外開きに形成する。また、インレー体の窩洞への適合性を高めるために、窩壁や隅角での凹凸を整理することも便宜形態の1つである。

5）適正な窩縁形態を有すること

窩縁形態とは、窩縁部エナメル質や修復物の辺縁が外力によって破壊されるのを防止するとともに、辺縁封鎖性を向上させるために窩洞に付与する形態である。メタルインレー修復では窩縁斜面を付与し、この部を縁端強度に優れるインレー用金合金で被覆することで、脆弱なエナメル質窩縁を保護する。また、金合金の延性を活かしてインレー体の辺縁圧接やすり合わせによる辺縁封鎖が期待できる。さらに、金合金の鋳造収縮によって生じるインレー体と窩縁部歯質との間隙についても、窩縁斜面を付与することで補正できる。

各種窩洞の形成法とポイント

東京都・たけなか歯科クリニック　竹中宏隆

　メタルインレーによる修復治療は、接着修復と異なり歯質に対して合着させる方法であるため、修復物を窩洞内に維持させておくためには適切な窩洞形態を付与する必要がある。また印象採得を伴う間接法であることや、鋳造を要する修復物であることも、窩洞形成する上で考慮に入れておくべきことである。

　本稿では、前項における窩洞形成の基本原則について理解した上で、実際の臨床におけるインレー形成法のポイントについて解説する。

1 形成法

1）咬合面（図1のⓐⓑ、図2）

　まずは小窩裂溝部から、インレーバーを用いて窩壁が外開きになるように意識し、予防拡大の観点から小窩、裂溝を含み、滑らかな曲線を描くように形成する。深さはバーの2/5〜1/2程度とされているが、対合歯との関係や歯髄の髄角の位置を考慮し、1.5〜2mmほどのクリアランスを目安に形成する。また頬舌的な幅に関しては、咬合面の1/4を目安に形成する。インレー自体に適切な厚みや幅がなければ、技工操作におけるワックスアップの変形や鋳造欠陥が生じる可能性、ならびに装着時の咬合調整や研磨によってインレー体が穿孔する可能性もあるため注意する必要がある。

▶臨床上の勘所

　少しずつ深く切削していくのではなく、削り始めの深さやバーの角度は一定にしたまま、小窩、裂溝に沿って形成する。またインレーの場合、クラウンの形成時ほどクリアランスの確認を目視することが困難であるため、ユーティリティワックスなどを使用してインレーの厚みが適切であるかを確認することも重要である。

2）隣接面（図1のⓒⓓ、図3）

　咬合面の形成が終了した後に隣接面の形成に移る。隣接歯を削らないように注意しながら、隣接面形成用のバーを使用し、隣接面の不潔域を含むように外開きに形成する。隣接面の形成では線角、点角が明瞭なボックスフォームを意識し、深さは歯肉辺縁を目安に形成する。隣接面の形成が浅い場合、予防拡大の概念に則った窩洞の外形を成し得ていないだけでなく、印象採得の際、下部鼓形空隙がアンダーカットとなり、印象材が断裂して模型上での側壁のマージンが不明瞭となることがあるため注意しなければならない。

▶臨床上の勘所

　形成の際、隣接面は特にアンダーカットが生じやすいので、ミラーを使用して形成面が1方向からすべて目視できるかを確認する。また、咬合面から隣接面への移行部がリバースカーブでなくスウィーピングカーブになるように形成する。

3）窩洞辺縁（図1のⓔ）

　ベベルを付与する目的を図4に示す。

▶臨床上の勘所

　ベベルは基本的に全周に付与する必要があり、隣

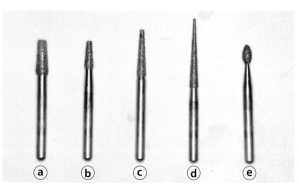

図❶　インレー形成に用いるバー（ⓐⓑ：おもに咬合面の形成に使用、ⓒ：おもに隣接面の形成に使用、ⓓ：おもに点角、線角の明示、隣接面のベベル付与に使用、ⓔ：おもに咬合面のベベル付与に使用）。

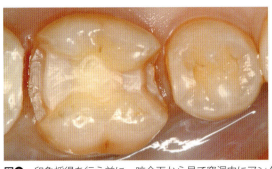
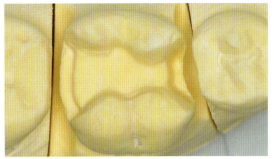

図❷ 印象採得を行う前に、咬合面から見て窩洞内にアンダーカットがなく滑らかな曲線を描くように形成されているか確認する。

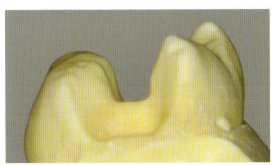
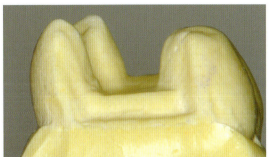

図❸ 隣接面も咬合面と同様にアンダーカットがなく、線角、点角が明瞭なボックスフォームに形成されている。

> ①遊離エナメルを除去し、エナメル質窩縁を保護する
> ②歯質とインレー体の境はセメントの層ではなくインレー体で覆い、辺縁封鎖性を向上させる
> ③インレー体の鋳造収縮を補償する

図❹ ベベルの目的。

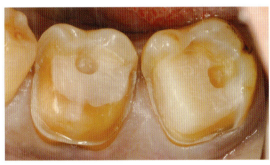
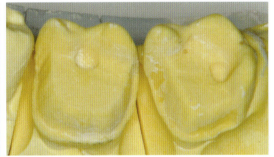

図❺ 保持溝を形成することで脱離を防止する。

接面の窩底部辺縁も同様である。特に隣接面の形態をボックスフォームにした場合、図4に示したベベルの目的①を意識して形成する。

4）補助的保持形態（図5）

クリアランスが少なく形成量が取れない場合は、脱離を防止するために窩底に保持溝を形成する。その際は歯髄に配慮し、インレーの脱離を可能なかぎり防止する位置を選択する必要がある。

5）窩洞全体

アンダーカットがなく、窩洞全体にベベルが付与され、点角、線角が明瞭で、窩底や窩洞外形は滑らかに仕上げる。

2 まとめ

近年、CAD/CAMの台頭やコンポジットレジンによるダイレクトボンディングの汎用性の拡大により、メタルインレー修復の治療機会は減少傾向にある。しかし、メタルインレー修復にこそ修復治療の基本となる形成、印象採得、装着のすべてのエッセンスが集約されている。今一度振り返ることで、メタルインレー修復のみならず、その他の修復技術を習熟させる一助になれば幸いである。

10 メタルインレー窩洞とセラミックインレー窩洞の形成法の違い

埼玉県・浅賀歯科医院 **浅賀庸平**

修復治療を行う際、術者はその修復歯の予後を高めるよう心がけることが大切である。修復治療後のトラブルには、二次う蝕・歯冠破折・修復物の脱離・チッピング・体部破折などがあげられ、これらのトラブルを防止するためにはさまざまな要因を考慮する必要がある。そのうちの1つが窩洞形成法であると考えられる。修復材料の構造力学の観点から修復物の厚みを確保するとともに、窩洞への適合精度を高めるため窩洞形成には細心の注意が必要となる。しかし、窩洞形成量が多すぎると歯の破折リスクが高まる他、歯髄・歯周組織への影響も懸念される。また、修復する歯の状態は1歯ごとに異なり、削った歯質は元どおりにならないことを念頭におき、削合する前に修復材料の選択や窩洞形成のデザインなどを考えておく必要がある。

現在、歯冠修復材料には審美性・生体親和性の高いさまざまなマテリアルが用いられている。近年では保険治療においても CAD/CAM 用レジンの使用が認められている他、高透光性ジルコニアも登場し、インレー修復においてもマテリアルの選択は多岐にわたる。また、修復材料によってそれぞれの特性は異なっているため、用いる修復材料に合わせた窩洞形成が求められることを理解しなければならない。

本稿では、メタルインレー窩洞とセラミックインレー窩洞における形成法の違いに着目し、それぞれのインレー形成時に注意すべき点について述べる。

1 形成前準備

形成の前準備として
　①感染歯質の除去
　②咬合関係の把握
は必須事項といえる。

感染歯質の除去後、歯髄保護・露出象牙質の保護を目的に裏層を行う際には、使用する間接修復材を考慮した裏層材の選択が必要となる。筆者は、メタルインレー修復の場合はグラスアイオノマーセメン

トを使用し、透過性の高いセラミック修復を行う際は、修復歯の色調に合ったコンポジットレジンを裏層材に用いている。

また、対合歯との咬合接触を咬合紙で確認し、残存歯質の厚みとともにクラックが存在しないかなどを精査した上で窩洞外形を決定する。咬合接触点がマージン上にある場合は、窩洞外形の変更を余儀なくされることもある。これらの処置はマイクロスコープや拡大鏡を用いた拡大視野下で行うことで、より精密で詳細な情報を得ることが可能である。

2 窩洞形成

外形は
- 円滑な曲線であること
- 着脱方向に対してアンダーカットを作らないこと
- 遊離エナメル質を残さないこと

が間接修復治療における窩洞形成の基本となる。
形成の際には
- 使用するバーの幅や長さを理解し、メジャーとして窩洞の深さや幅を意識する
- レストをしっかりと置き、バーを平行移動させる
- アンダーカットの有無はミラーを用いて咬合面から確認をする

ことが大切である。隣接面（側室）を形成する際には、辺縁隆線から0.3mm ほど離れた位置から形成を始め、隣在歯を傷つけないように心がける（**図1**）。傷がついた場合は、術後にデンタルフロスが切れてしまう要因となるため、ファインのバーやシリコーンポイントで研磨を行う。窩底が歯肉と近接する場合は、圧排糸を歯肉溝に挿入することで形成時の歯肉のダメージをコントロールする。

1）メタルインレー窩洞

窩洞の深さは1.5〜2.0mm、幅は1.5mm 程度（頰舌的に咬合面の1/3程度）とし、線角・点角を明瞭としたボックスフォームで、テーパー3°〜11°の窩壁が推奨されている。補助的保持形態として鳩

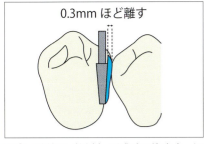

図❶ 隣接面（側室）形成時の注意点。辺縁隆線から0.3mm程度離した位置から側室の形成を行うことで、隣在歯を傷つけないよう心がける。

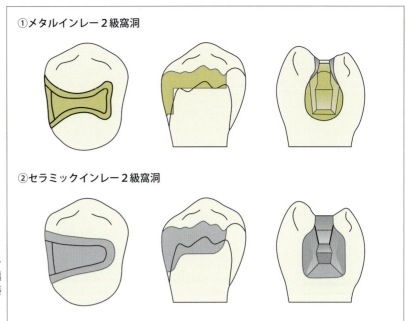

図❷ メタルインレーおよびセラミックインレーにおける2級窩洞形成イメージ（千田彰（編集代表）、宮崎真至，林美加子，向井義晴，斎藤隆史（編集委員）．保存修復学．第7版．東京：医歯薬出版，2024.を参考に作図）。

メタルインレーの臨床例（インレー脱離による再治療）

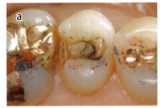
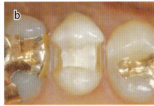
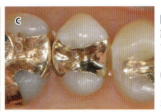

図❸ 近心辺縁隆線にクラックを認めたため、MODインレーで修復することとした（a）。う蝕除去後、グラスアイオノマーセメントを用いて裏層を行い（b）、メタルインレー窩洞形成後、メタルインレーを装着した（c）。

セラミックインレーの臨床例（二ケイ酸リチウムガラスによるインレーの試適）

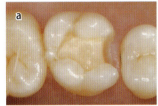
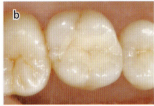

図❹ 窩洞形成後（a）、二ケイ酸リチウムガラスによるインレーを試適した（b）。色調・適合ともに問題がないことが確認できる。セラミック修復の場合、修復材料に透過性があるため、支台歯にディスカラーがないことが重要である。

尾形を付与する。窩縁には辺縁封鎖性ならびに適合精度の向上を目的としたベベル（135°）を付与する（図2の①、図3）。

2）セラミックインレー窩洞

セラミックスは脆性材料であるため、窩洞の深さと幅を2.0mm以上にすることが求められる。窩洞外形は従来のボックスフォームであるが、インレー体に応力が集中しないように明瞭な線角・点角は付与せずに丸みを持たせ、窩縁にはベベルを付与せずにバットジョイントとする。テーパーはメタルインレー窩洞と比較してやや強めの外開きを付与する。鳩尾形のような保持形態は付与せず、メタルインレー窩洞と比較してシンプルな外形とする（図2の②、図4）。

3 形成後の確認

窩洞と歯髄・歯周組織との関係については、デンタルエックス線写真やCBCTにより確認可能である。またアンダーカットやクリアランスはスナップ印象により模型で確認できる他、テンポラリークラウンや咬合採取材を計測することで確認することもできる。間接修復物と隣在歯の辺縁隆線の高さに違いがある場合は食片圧入が生じやすいため、クリアランスは対合歯との関係のみならず、隣在歯の辺縁隆線との関係も確認することが重要である。

4 まとめ

接着技術の進歩によるMI（Minimal intervention）の概念に基づく処置が浸透している現在、特にセラミック修復においては自由度の高い設計が臨床応用されている。

教科書的な窩洞形成に止まらず、患者個有のリスクに鑑みてデザインを考えることも可能である。

11 暫間インレー（テンポラリーインレー）の製作法、仮封法の種類

神奈川県・青葉台なかむら歯科　中村一寿

　間接法による歯冠修復を行う際、デジタルの進歩により院内で即日治療を実施する機会も増えてきているように思う。しかし、金属やプレスによる二ケイ酸リチウムを補綴装置の材料に選択する場合には、歯科技工士による補綴装置の製作が必ず手順に含まれる。その場合、形成・印象採得から補綴装置を口腔内に装着するまでに少なくとも約2週間前後の期間をおかなければならない。そこで本稿では、形成・印象採得を行ってから補綴装置を装着するまでの間、暫間的に形成面を被覆する方法や意義について確認したい。

1 暫間被覆の目的と方法

　暫間被覆を行う目的には、外部刺激の遮断や形成面の保護、歯の移動の防止、咬合関係の保存、辺縁歯肉の保護、クリアランスの確認などがある[1,2]。
　暫間被覆の方法は大きく分けて2つ存在する。1つはデュラシール（リライアンス）や FIT SEAL（ジーシー）、Evadyne® Plus IP（ネオ製薬工業）といった材料を形成面に直接築盛する、もしくは填入していくもの（以下、暫間被覆（直接））で、もう1つは即時重合型レジンなどを用いて補綴装置を模した暫間補綴装置を製作し、仮着用セメントにて形成面を被覆するもの（以下、暫間被覆（間接））である。両者ともにメリット・デメリットがある。

1）暫間被覆（直接）のメリット・デメリット

　暫間被覆（直接）の大きなメリットは、暫間被覆（間接）に比べて簡易かつ端的に行えることだが、デメリットとして短期的な暫間被覆にしか適さないことがあげられる。また外部刺激の遮断は行うことができるが、短針などで簡単に外せることから、形成面と被覆物の間にプラークが侵入していることは容易に想像でき、時には食物残渣が見られることもある。形成面は象牙質が露出していることが多く、プラークによる汚染が続くとう蝕の進行や象牙細管からの細菌の侵入による歯髄への悪影響も考えられるため、形成面のコーティングが必要になることが多い。

　歯の移動の防止や咬合関係の保存については一定の効果はあると考えるが、強く効果を発揮するわけではない。筆積みやシリンジによる築盛・圧接のため、歯肉縁付近に設定したマージンからの立ち上がりを形作ることは難しく（図1）、辺縁歯肉への炎症を惹起することが多い（図2）。この炎症が長く続くと、歯の近遠心的な移動の原因となる。

2）暫間被覆（間接）のメリット・デメリット

　暫間被覆（間接）は、暫間被覆（直接）に比べて製作などを含めたチェアサイドの時間を多く要するものの、得られるメリットは大きい。外部刺激の遮断や形成面の保護、歯の移動の防止、咬合関係の保存はもちろんのこと、歯肉縁下にマージンを設定した場合にも辺縁歯肉の炎症を最小限にしながらマージン付近の歯肉の形態をコントロールすることができる（図3）。また、補綴装置を模倣した形態で製作するため、クリアランスの確認が可能である（図4）。

＊　　＊　　＊

　なお、補綴装置の予後には接着もしくは合着前の形成面の状態がとても重要であることはいうまでもない。暫間被覆（直接）にしろ暫間被覆（間接）にしろ、辺縁歯肉からの出血や歯肉溝滲出液をコントロールし、形成面に付着したプラークや仮着用セメントは徹底的に除去をする必要がある。

2 暫間インレーの製作方法

①暫間被覆冠の製作と同様に、団子状にしたものを窩洞部に圧接する。

②半硬化する前に外し、圧接した即時重合型レジンの内面に筆積みで少量の即時重合型レジンをすばやく築盛し、再度圧接する（マージン部に新しく築盛した即時重合型レジンが行き渡るように注意する）。

③築盛した即時重合型レジンが餅状に硬化してきたら、何度か着脱を繰り返し、アンダーカットに引っ掛からないようにする（概形に用いた即時重合型レジンが完全硬化してしまうと、隣在歯のア

暫間被覆（直接）の臨床例

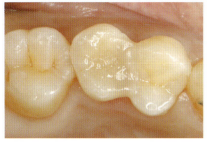
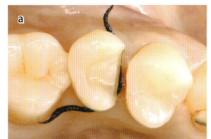

図❶ アンダーカットに入れる必要があるため形態の付与が難しい。

図❷ a、b 仮封中はプラークの除去が難しい状況であったため、辺縁歯肉に炎症が起きており、窩洞内面にもプラークが付着している（a：印象採得直前、b：補綴装置装着前）。

暫間被覆（間接）の臨床例

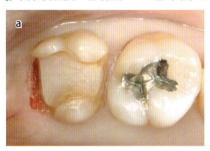
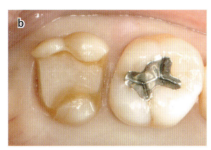

図❸ a、b 歯肉縁下にマージンを設定しても、補綴装置に類似した形態を付与できるため、歯肉の炎症や形態をコントロールできる。

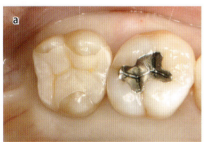
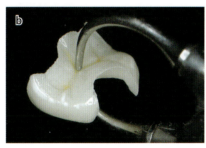

図❹ a、b 最終補綴装置に類似した形態で製作することで、クリアランスを確認することができる。

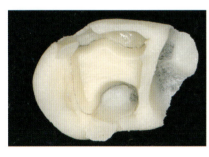

図❺ マージン部を印記することで、適切な形態を付与することができる。

ンダーカットに入り込み外れなくなるため注意が必要である）。

④築盛した即時重合型レジンがほぼ硬化したら着脱をやめ、口腔外で硬化を待つ（完全硬化する前に熱を持つため注意する）。

⑤マージン部を印記し（図5）、歯面と移行的になるよう注意しながら、最終補綴装置と類似系になるように削合する。

⑥クリアランスが確保されているか確認し、問題がなければ対象歯に仮着する（特に小窩や裂溝部分が薄くなりやすいため、メジャーリングデバイスなどで厚みを確認する）。

＊ ＊ ＊

暫間被覆（直接）は誰でも短時間で簡便に行えることに大きなメリットがある。一方、暫間被覆（間接）ではクリアランスの確認ができることや、特に歯肉縁下形成した際の辺縁歯肉のコントロールを適切に行えることなど、歯や歯周組織へのメリットはとても大きい。どちらの方法を用いるかを症例ごとに考え、全体として適切な方法を選択できればいいのではないだろうか。

12 知っておきたい間接法の基礎知識

東京都・鷹岡歯科医院　鷹岡竜一

1 修復物と補綴装置

　修復物と補綴装置の違いを問われれば、失われた歯質を歯科材料で回復する際の範囲の違いを言うのであろう。一般的には前者をインレーと呼び、小さなう蝕で小範囲の喪失した歯の一部を回復するもので、多くの場合、周囲を残存歯質で囲まれた「内側性窩洞」であり、保存修復学に属する。一方、後者はクラウンと呼び、歯全体を金属などの材質で覆い歯冠を再構築し、「外側性窩洞」と呼ばれる。こちらは歯科補綴学に入る。
　インレーとクラウンの間にはもう少し段階があって、咬頭を一部含んでくるとアンレー、咬合面全体を被覆してくると部分被覆冠などの名称もあるようだが、インレーとは明確な境界はないようである。それらの共通点は間接法で製作されることであり、印象採得・咬合採得・作業模型の製作により口腔外で製作した技工物を口腔内に装着する。
　本稿では間接法の基礎知識を整理しておきたい。なお、一歯単位のインレーやクラウンを一歯単位の補綴装置という呼称で括りたい。

2 間接法の限界

　臨床では一歯単位の補綴装置の適合精度がきちんとしていなければブリッジなどの大型の補綴装置に対応することはできず、この流れが逆転することはない。1本の補綴装置ができるまでには印象採得・咬合採得・模型製作・咬合器装着・咬合調整というステップを踏む。
　長谷川ら[1]は、歯科技工士は作業模型の支台のマージン部分の適合を30〜50μmという高い精度で製作することが可能であるが、完成した補綴装置が口腔内では200〜300μm高くなってしまうことが往々にしてあり、補綴装置の咬合接触関係に影響を及ぼすのは印象採得から模型製作、そして咬合採得・咬合器装着までの過程にあると述べている。いわゆる咬合が高い補綴装置は、印象採得や咬合採得に起因している可能性が高いということである。
　また、松下[2]も印象採得して製作した上下顎模型の嵌合位は口腔内における咬頭嵌合位より200μm高くなると報告している。この報告では、模型上で「対合歯型と支台歯型」との間に石膏を注入して精密な位置関係を採り、それを口腔内に戻してIP-Chekerで測定して求め、「模型の咬頭嵌合位」の咬合が高いとクラウンの咬合も高くなり、最終的なクラウンの咬合の高さにもっとも大きく影響していると述べている（図1、2）。

間接法の限界

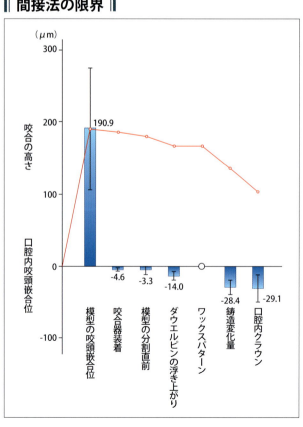

図❶　松下は「模型の咬頭嵌合位」の咬合が高いと補綴装置の咬合も高くなり、最終的な補綴装置の咬合の高さにもっとも大きく影響していると述べている（松下和夫．クラウンの咬合調整量を考える．その1．日歯医会誌 2005;59(11):35-42．より引用改変）。

危険な印象・バイト・模型

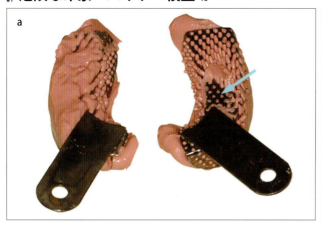
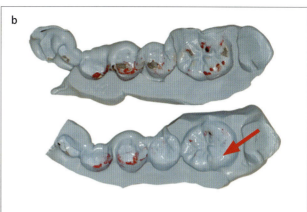
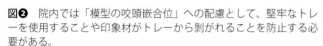

図❷ 院内では「模型の咬頭嵌合位」への配慮として、堅牢なトレーを使用することや印象材がトレーから剝がれることを防止する必要がある。
a 指圧によって印象材がトレーから剝がれている（**青矢印**）。
b 同日に採得した同一患者の咬合採得材。下段は咬合接触点が抜けておらず（**赤矢印**）、不良な咬合採得である。
c 印象に模型材を注入するときはボクシングをして模型の変形を防ぐ。

印象採得の第一歩は炎症のコントロール

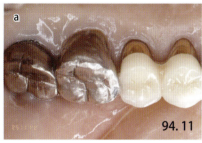
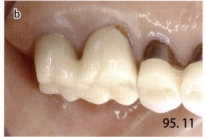
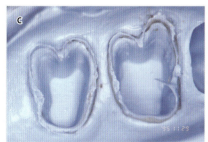
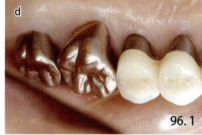

図❸
a：ブラッシングはまだ定着していない（1994年11月）。
b：歯周基本治療で歯肉を改善し、テンポラリークラウンで磨きやすい形態を模索（1995年11月）。
c：歯肉の炎症が消失するとマージン部も明瞭に印象できる。
d：最終補綴装置装着時、歯肉の炎症も改善しブラッシングも安定した（1996年1月）。

3 印象採得は前処置で決まる

　間接法の入り口は印象採得である。印象採得は往々にして印象材の選択や印象方法に焦点が当てられるが、印象採得は印象に至るまでの過程のほうが重要である。つまり、印象採得前にいかに歯肉の炎症のコントロールができているかが問題であり、材料や手法はその次の課題である（**図3**）。

　印象範囲については議論のあるところだが、1本の補綴装置製作では必ずしも全顎的な範囲で印象採得する必要はないと考えている。印象の範囲が大きくなるほど模型の変形を抱え込むことになるからである。ただし模型の変形という意味では有利ではあるが、咬合器装着時には頰舌的なながたつきが生じやすいという欠点を抱え込む。そのため印象範囲は少なくとも反対側の中切歯までは採得するようにしている。

咬合採得のしきたり

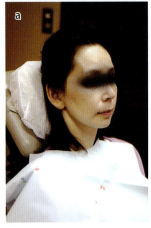
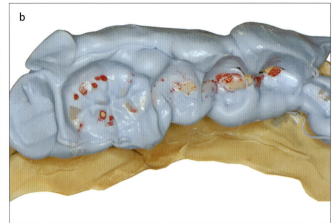
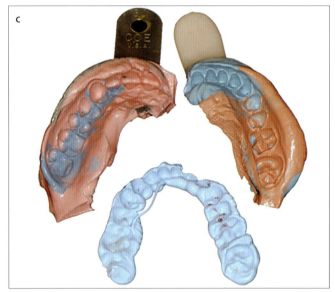

図❹ 咬合採得の3原則として①患者を起こして採得する（**a**）、②咬合紙で咬合接触を印記してから採得する（**b**）、③咬合採得材を両側で咬ませる（**c**）、ことをルーティンとしている。ラボサイドでは、シリコーン系の咬合採得材で咬合接触状態の確認をすることに加え、模型の変形もチェックしている。

4　咬合採得のしきたり

咬合採得には
　①下顎位を決定する
　②決定した下顎位をトランスファーする
という2つの意味がある。

有歯顎患者で1本の補綴装置を製作するような場合は、下顎位は決まっていることが多く、いかに正確にトランスファーするかということになる。すなわち、製作した作業模型を正確に咬合器装着することが重要で、咬合採得材の選択も同様の目的で決まってくる。筆者は、咬合採得はユニットを起こした状態で、患者には歯と歯を合わせるように咬合してもらっている。

咬合採得は上下の歯列間に咬合採得材を介在させて嵌合させるが、どの採得材も採得時の咬み込み状態のチェックは難しい。特に熱を加えるワックスは均一な軟化が難しく、十分に咬み込んでいるか不安が残るため使用していない。当医院では、名倉[3]が提唱しているように、咬合採得の正否の確認と正確に咬合器装着ができるよう口腔内で咬合接触点をマークしてからシリコーン系の咬合採得材を使用している。また、片側の印象範囲であっても咬合採得材は両側で咬ませることを原則としている（**図4**）。

コンタクトは不明

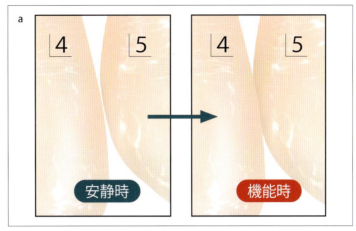
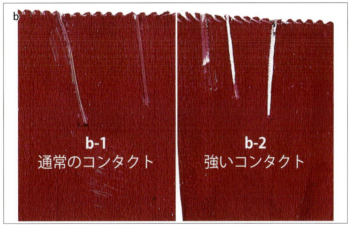

図❺ コンタクトポイントは、安静時には隣在歯との空隙を保ち、機能時に緊密に接触しているといわれており、その再現は容易ではない（a）。b-1は、当医院の補綴装置のコンタクトが模型上ではどの程度の強さになっているかを示すもので、薄い咬合紙でどの程度抜けてくるかを目安にしている。歯科医師がコンタクトを強めに作って欲しいと指示するとb-2のように仕上がってくる。

5 コンタクトは不明

補綴装置装着時の第一関門はコンタクトポイントの調整である。しかしコンタクトポイントについては不明な点が多く、長谷川[4]は健常歯列にあっては安静時にはそれぞれの歯が隣在歯と空隙を保った状態で歯槽骨内で脈動をしていて機能力を受け入れうる状態にあるが、機能時はすべての歯が歯槽骨内に押し込まれながら歯列弓の幅径を狭める方向に変位して隣接歯間部は空隙をなくし、隣在歯同士は緊密に接触して強い咬合力に対処するとともに食片圧入に備えていると述べている。そうなると、歯列全体や対合歯まで含めた問題で現在の間接法で再現できるとは考えにくい。言い方は悪いが、歯科医師・歯科技工士の好みや感覚、生体の許容能力に依存していると言わざるを得ない（図5）。

目標は100μm

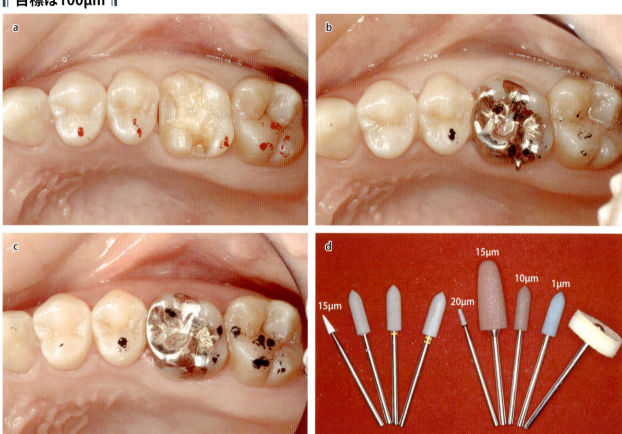

図❻ 咬合調整量を100μm以内の調整量で抑えることを目標にしている。自身の診療室で使用しているカーボラダムポイントなどの1回の切削量を知っていれば、高すぎる補綴装置のチェックができる。その後の研磨や合着を考えれば、切削量の少ないシルバーポイントや細いカーボランダムポイントで咬合調整を終えたい。

6 目標は100μm

でき上がってきた補綴装置は、間接法の宿命として補綴装置内面に少なからずあたりが生じる。咬合調整する前に補綴装置がきちんと入りきっているか否か適合診査を行う必要があり、内面のあたりを実体顕微鏡下で調整していくと咬合接触像も変化していく。内面の適合を追求していくことは、単に二次う蝕を防止するだけでなく、外面（咬合接触）の適合をチェックする意味もある。

また、咬合調整量を少なくすることはできるが、咬合調整することなしに装着することはほとんどない。とすれば、術者側としては調整量の評価といった物差しが必要で、補綴装置としての咬合面形態の悪化と調整時間という側面から評価しなければならない。歯根膜の感覚能や間接法の限界を考えれば、100μm程度の高さでコンスタントに製作できれば咬合面形態を大幅に変えることなくかつ調整時間としても許容範囲内と考え、医院の目標値としている。ただしコンスタントに100μmの調整内に収めるということは決して容易ではない（図6）。

7 咬頭嵌合位を再現せよ！

以上のように1本の補綴装置を製作していく最終的な目標は咀嚼運動の終末位であり、習慣性開閉口運動の終末位である咬頭嵌合位の再現にある。金子[5]は、第一顎位である咬頭嵌合位の再現は必ずしも容易ではなく、生体の嵌合位が明確な場合でもかなりのバラツキは避けられないとし、しかしながら嵌合位の再現が不正確であれば、その後の運動の再現がいかに正確であったとしてもまったくその意義をもたないと述べている。

適合は至難の技

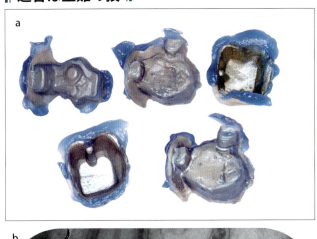

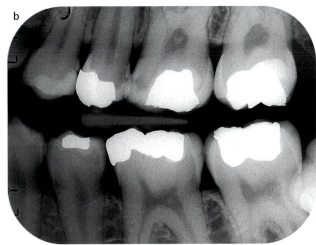
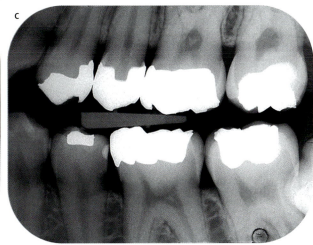
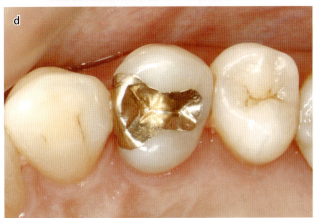
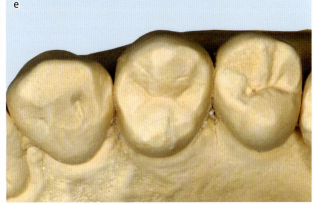

図❼　補綴装置の内面適合診査にはより薄く、抜けが確認しやすいシリコーン印象材を使用する（a）。内面のあたりを調整すると咬合状態が変化することも経験する。セメントを介さない状態での咬翼法によるエックス線診査は必須で（b、c）、最終的にはスタディーモデルで適合を確認してみる（d、e）。

8 まとめ

インレー窩洞は複雑で、どれ1つとして同じ形態はない。周囲を歯質で囲まれている内側性窩洞にしても適合は難しく、う蝕が拡大すれば隣接面に窩洞および内側性窩洞と外側性窩洞が混在し、適合精度の追求はより難しくなる（**図7**）。しかし歯質が一部分でも残っていれば、回復する形態を想像し機能回復に繋げることができる。

一方、クラウンは複雑な形態に悩むことは少ないが、コンタクトの問題や変化する歯肉縁とマージンの関係を抱えこむことになり、歯肉縁下に形成が及べば容易な作業ではない。ここでは歯冠形態の変更や改善という意味合いが強くなる。だとすれば、安易にクラウンを選択するのではなく、できるかぎりインレーの範囲に切削をとどめ、歯冠形態を復元するという範疇に収めたい。

13 印象採得から咬合採得

東京都・鎌田歯科医院　鎌田征之

精密なインレーを製作するためには、精度の高い印象採得と、上下顎の正確な咬合状態を記録する咬合採得が必要不可欠である。本稿では、歯肉縁付近に設定されたマージンを鮮明に印象採得するための歯肉圧排から、臨床上多く用いられる寒天アルジネート連合印象とシリコーン印象、そして咬合採得について、インレーを製作するためのポイントを解説する。

1 歯肉圧排

歯肉縁付近に設定されたマージンを鮮明に印象採得するために歯肉圧排が必要となる。特に歯肉縁下にマージンが設定されている場合には、辺縁歯肉や歯肉溝滲出液などが印象採得の妨げとなるため、歯肉圧排を行うことによりこれらの問題を排除することができる。

1) シングルコード法・ダブルコード法

圧排糸を用いた歯肉圧排法には、シングルコード法とダブルコード法がある。筆者は、歯肉縁付近にマージンが設定されている場合にシングルコード法を行い、歯肉縁下にマージンが設定されている場合にはダブルコード法をおもに行っている。その理由は、印象採得時に一次圧排糸を残してあるため、歯肉溝滲出液や血液を防ぐことが可能となり、汚染のない印象採得が行えるからである（図1）。

2) 歯肉圧排のポイント

印象採得時は一次圧排糸を外さずに行うため、一次圧排糸はマージンに合わせて過不足のない長さにし、歯肉溝底部（付着歯肉）を傷つけないよう、ゆっくりと優しく挿入する。続いて二次圧排糸挿入時は、辺縁歯肉の排除により印象材が流れ込むスペースを確保することが目的のため、歯肉溝内に深く入れすぎず、直視できる範囲で圧排糸を留めることが重要である（図2）。

3) 圧排糸の除去

圧排糸の除去では、印象採得時に二次圧排糸だけを除去するため、歯肉を傷つけないよう、できるだけゆっくり丁寧に行うことが重要である。その際、印象材の硬化のタイミングを見計らいながらアシスタントと連携する必要がある。

また印象体の撤去後は、歯肉溝内に残された一次圧排糸の除去を忘れないように注意する。

2 印象採得

寒天アルジネート連合印象は、寒天印象材の高い細部再現性とアルジネート印象材の優れた操作性をあわせ持つ有用な印象採得法である。またシリコーン印象材に比べ安価であり、鋳造修復物を製作する際に多く利用されている。

図❶　歯肉圧排（ダブルコード法）の模式図。一次圧排では上皮性付着を壊さないよう、丁寧に歯肉溝内に挿入し、二次圧排では圧排糸をマージン周囲に留め、圧排糸の腰の強さで辺縁歯肉を排除する。

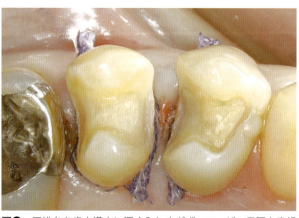

図❷　圧排糸を歯肉溝内に深く入れすぎず、マージン周囲を直視できる範囲で圧排糸を留め、歯肉溝内に印象材が流れ込むスペースを確保することが重要である。

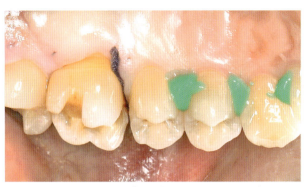
図❸ 印象体撤去時の抵抗が極力少なくなるようアンダーカットにはブロックアウトを行う。シリコーン印象を行う際の小さなアンダーカット部には寒天を用いると便利である。

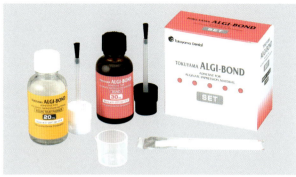
図❹ アルギン酸塩印象材用接着材（トクヤマ アルジボンド／トクヤマデンタル）。金属トレー、レジントレーを問わず使用できるトレー用接着材である。

　一方シリコーン印象材は、寸法、形態および細部の再現性がきわめて良好であり、鋳造修復物を製作するにあたりもっとも精度が良好であると考えられている。つまりどちらの印象材を用いるにせよ、基本術式を忠実に守れば修復物を製作するための間接法用の作業模型を得るには問題がないと考えられる[1]。

　しかし、印象採得する範囲内に隣在歯やブリッジポンティック基底部などの大きなアンダーカットがある場合は、シリコーン印象材のほうが印象体撤去時の歪みの回復に優れる。また動揺歯が存在する場合は、弱い力で撤去できるアルジネート印象材のほうが動揺歯への負担が少ない。このように口腔内のさまざまな状況に応じて2種を使い分けることが望まれる。

1）ブロックアウト

　印象体の撤去時は、抵抗が極力少なくなるようアンダーカットにブロックアウトを行う必要がある。寒天印象材はシリコーン印象材に比べ軟らかくちぎれやすいため、撤去時に変形しやすい。一方、シリコーン印象材はアルジネート印象材に比べ硬化後に硬く、トレー撤去時の変形もしづらいため、撤去が困難になることがある。これらを回避するためにも、印象採得前、口腔内や模型上で印象域の歯間部やブリッジポンティック基底部などのアンダーカットの有無を十分に診査する必要がある。筆者はアンダーカット量が大きい場合にはユーティリティーワックスを用い、シリコーン印象を行う際の小さなアンダーカット部には寒天を用いてブロックアウトを行っている（図3）。

2）寒天アルジネート連合印象時の5つのポイント

①寒天印象材の温度管理とアルジネート印象材の混水比を守る

　寒天印象材は温度変化に敏感であるため、適切なフローを保つためにも、必ず各メーカーの指示に従った温度管理を行う。アルジネート印象材は硬化時間の変化による寸法変化をなくすためにも、適切な混水比を守って使用する。

②撤去時にアルジネート印象材が剥がれにくい強固なトレーを選択する

　印象体を口腔内から撤去する際に、トレーから印象材が剥がれにくいトレーを選択する。それが困難な場合はトレー用接着材を活用する（図4）。

　また石膏注入時は、石膏の重みにより変形しない強固なトレーを選択する。

③窩洞内への寒天印象材の注入は移行的に行う

　寒天を流し込む際、窩洞内へ圧を掛けながら移行的に流し込むことが肝要である。これにより気泡を巻き込まず、緊密に印象採得することができる。ただし、2級窩洞歯肉辺縁部のマージン部を印象する際に、歯肉からの出血を巻き込むおそれがあるため、シリンジ先端が歯肉に強く触れないよう注意する。

④寒天注入後はすみやかにアルジネート印象材を圧接する

　寒天印象材とアルジネート印象材の接着は、寒天注入後のすみやかなアルジネート印象材の圧接により強い接着が得られる。精度の高い印象採得を行うためにも、アシスタントとの連携が重要となる。

⑤石膏注入時の注意点

　多量の水分を含む寒天とアルジネート印象材は、時間経過とともに変形するため、印象採得後はできるだけ早く石膏を注入する必要がある。印象体は、水中で保管すると膨張し、空気中で保管すると乾燥および離液により収縮する。早めの石膏注入ができなければ湿箱での保管が望まれるが、時間経過とともに離液し収縮することを忘れてはならない。

　石膏注入において、トレーからはみ出た印象材に

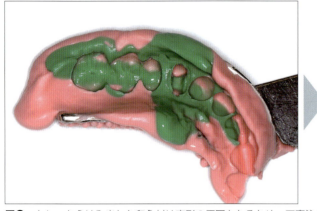 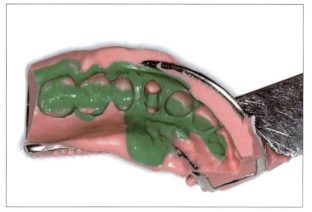

図❺　トレーからはみ出した印象材は変形の原因となるため、石膏注入前にナイフなどでカットする。

石膏を注入すると石膏の重みにより印象材が変形するため、トレーからはみ出た箇所は必ずナイフなどでカットしてから石膏を注入する（図5）。

3）シリコーン印象時の3つのポイント

シリコーン印象には、流動性の異なるパテタイプとライトボディ（インジェクション）タイプ、あるいはヘビーボディタイプとライトボディ（インジェクション）タイプのシリコーン印象材を、ほぼ同時に練和して用いる二重同時印象法（1回法）と、パテタイプにて印象材と歯列の間にパラフィンワックスなどのスペーサーを1枚介在させ一次印象を行った後、ライトボディ（インジェクション）タイプにて二次印象を行う連合印象法（2回法）がある。本稿では、ヘビーボディタイプとライトボディ（インジェクション）タイプを用いた二重同時印象法（1回法）のポイントを解説する。

①ヘビーボディタイプの盛り方

ヘビーボディタイプの印象材をトレーに盛る際に、必要量を超えて多く盛り過ぎると余剰な印象材が咽喉に流れやすくなり、また印象面に気泡を取り込んでしまう可能性もある。ヘビーボディタイプをトレーに盛りつける際は、スパチュラを用いて余剰な印象材を除去し、適切な形体に成型することが重要である。

②ライトボディ（インジェクション）タイプの注入の仕方

2級窩洞の歯肉縁付近に設定されたマージンを鮮明に印象採得するポイントとして、シリンジでライトボディ（インジェクション）タイプを窩洞および歯肉溝に注入後、シリコーン印象材に弱圧のエアーを吹き掛け、窩洞内および歯肉溝内に緊密にシリコーン印象材を流し込むことが肝要である。その後、再度ライトボディ（インジェクション）タイプを窩洞および歯肉溝、続いて隣在歯に注入後、トレーに盛ったヘビーボディタイプにて印象採得を行う。これによりシリコーン印象材の気泡を飛ばすことも同時に可能となる（図6）。

また、ヘビーボディタイプはアシスタントがメインに盛り、術者がライトボディ（インジェクション）タイプにて印象採得を同時に行うため、各々の印象材硬化のタイミングを見計らいながら連携した印象採得を行うことが求められる（図7）。

③印象体の撤去の仕方

口腔内保持時間が経過して印象材が口腔内で硬化したら、印象体と歯肉頰移行部の粘膜のすき間（小臼歯部分）にシリンジにてエアーを注入しながらトレーを浮かせるように力を加える。この時、エアーのかわりに少量の水をすき間に入れるのもよい方法である。

3 咬合採得

咬合採得において大切なことは、通常の生活と同じ咬頭嵌合位を再現できるよう正確な咬合状態を記録することである。咬合位は少しでも偏位すると咬合接触関係が大きく変化するため[2]、患者に適切な咬頭嵌合位になるよう咬合採得前に十分に練習をしてもらうことが肝要である（図8）。

使用する材料はワックス、シリコーン、レジンなどがあり、それぞれの特徴を十分に理解して使用する必要がある。ワックスの取扱いでは熱や外力による変形に対して配慮し、シリコーンの取扱いでは操作時間や硬化後の硬さに対して配慮する（図9）。

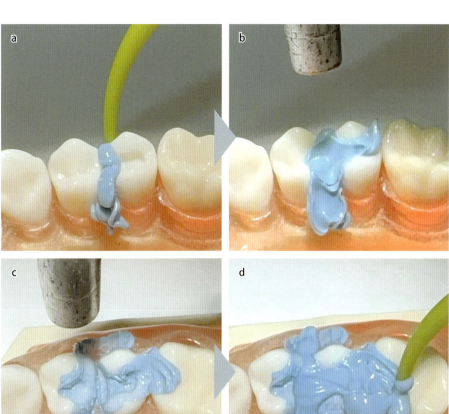

図❻ ライトボディ（インジェクション）タイプの注入の仕方

a：シリンジでライトボディ（インジェクション）タイプを窩洞および歯肉溝に注入する。

b：注入後、シリコーン印象材に弱圧のエアーを吹き掛け、窩洞および歯肉溝に緊密にシリコーン印象材を流し込む。

c：シリコーン印象材で薄い膜を作るように弱圧のエアーを吹き掛け、シリコーン印象材を窩洞およびマージン周囲の歯肉溝に流し込む。

d：再度ライトボディ（インジェクション）タイプを窩洞および歯肉溝、続いて隣在歯に注入後、トレーに盛ったヘビーボディタイプにて印象採得を行う。

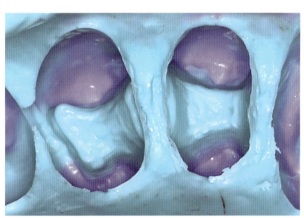

図❼ 窩洞内にライトボディ（インジェクション）タイプのシリコーン印象材が緊密に流れ、かつ印象面に気泡がないことを確認する。特に歯肉溝まで印象材が流れ、歯肉縁付近に設定されたマージンラインがはっきり確認できることが肝要である。

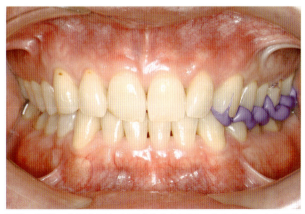

図❽ 通常の生活と同じ咬頭嵌合位を再現できるよう、咬合採得前に患者に十分に練習をさせ、術者・患者ともに正確な咬合状態を確認する。

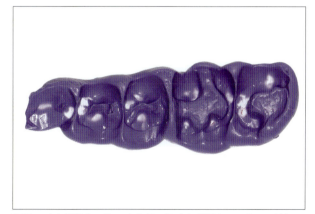

図❾ 咬合採得後、強い咬合部の抜けを確認することで、適切に咬合されているかを確認できる。必要に応じて上下顎模型が正確に咬合するように歯間乳頭部などをカットし調整する。

14 試適から咬合調整

埼玉県・斉田歯科医院　斎田寛之

インレーは歯質を保存した間接法による修復であり、日常臨床では非常に出番の多い方法である。しかし、クラウンに比べて複雑な窩洞になることから、適合よく修復物を装着するためには試適・咬合調整が欠かせない。

本稿では、インレー修復における修復物試適から咬合調整のステップにおけるポイントについて解説する。

1 インレーの試適 その前にチェックすること

完成したインレーを口腔内に試適する前に、模型に装着された修復物をよく観察してほしい（**図1**）。間接法で製作するインレーは、製作過程で支台歯模型にワックスアップと同じ状態で戻すためにも内面調整が必要になっている。修復物が支台歯模型にしっかりと戻り適合しているのか、まずはよく観察する。浮いている場合にはその原因を考察し、石膏片、気泡などがある場合は調整を行う。

同様に口腔内の支台歯の状態もよく観察する。仮歯や仮封を除去した上で、仮着セメントの残存がないかを確認する。仮封の場合はプラークの残存が接着阻害を起こすため、染色液を用いて確認ならびに清掃を行った上で（**図2**）、新鮮な歯質を露出させるためにフッ素無配合のペースト（プレサージュ／松風）を用いるとよい（**図3**）。

2 インレーの試適および内面調整の ポイント

支台歯の清掃後、製作されたインレーを口腔内に試適する（**図4**）。まずはコンタクトの調整を行う。コンタクトゲージや咬合紙を用いてコンタクトの強さを確認し、強ければビッグポイントなども用いて慎重に調整する。コンタクトの調整量は通常ごくわずかであり、調整し過ぎによるコンタクトの緩みは食片圧入に繋がるので防がなくてはならない。

次に、拡大視野下でインレーマージン部の適合を確認する。少しでも浮きが見られる場合は、内面の

適合を確認するために内面調整材を用いてフィットさせる。金銀パラジウム合金によるメタルインレーの場合は白い内面調整材を用い、二ケイ酸リチウムやジルコニアなどの白いインレーにはブルーシリコーン（ジーシー）などの色つきのものを用いる。当たっている部分を削合しながら、内面調整材が均一な厚みになるまで調整を行う（**図5**）。

歯肉縁下の適合の確認のためにデンタルエックス線写真（咬翼法）を用いることもある（**図6**）。

3 インレーの咬合調整のポイント

インレー修復では、形成していない咬頭が咬合している場合も多い。まずはインレー装着していない状態で咬合紙にて既存の咬合状態を確認する（その咬合紙は保管しておく）。

次に、インレーを装着した状態で、咬合紙を用いて咬合状態を確認し、咬合紙の白く抜ける部分と合致するインレーの着色部を削合していく。メタルインレーではカーボランダムポイント、二ケイ酸リチウムやジルコニアではビトリファイドダイヤ（松風）を用いて丁寧に削合していく。

白く抜ける部分がなくなり、既存の咬合部が最初にインレーなしで用いた咬合紙と同じ咬合状態になるまで調整を行う（**図7**）。

二ケイ酸リチウムは形成の厚みによっては非常にもろく、咬合が高い状態で患者が強く噛んだり、着脱の力などにより欠けたり割れたりすることがある。そのような懸念がある場合は、試適して適合の確認をした上で先に接着（セット）を行い、接着後に口腔内で咬合調整することもある。調整後の研磨が難しいことが難点だが、接着した後に強度が増す二ケイ酸リチウムならではの方法として考慮すべきである。

4 咬合調整後のポイント

咬合調整後は、丁寧に研磨をして装着する。特にジルコニアインレーでは鏡面研磨が対合歯の摩耗を

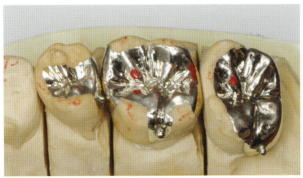

図❶ まずは模型に装着された修復物をよく観察する。

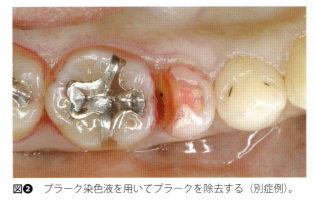

図❷ プラーク染色液を用いてプラークを除去する（別症例）。

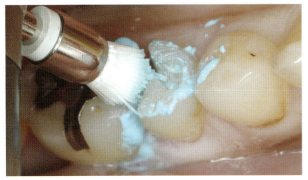

図❸ フッ素無配合のペースト（プレサージュ／松風）を用いて歯面清掃を行う。

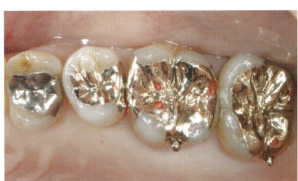

図❹ 歯面清掃後、口腔内に修復物を試適する。

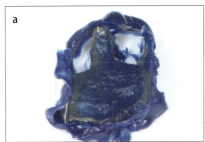
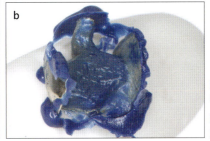

図❺a コンタクト調整後は、内面調整材を用いて内面の調整を行う（1回目）。

図❺b 適当な薄さになるまで何度も行う（3回目）。

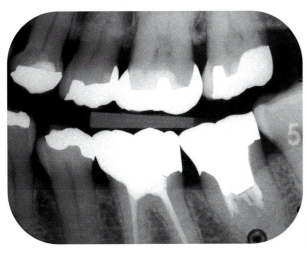

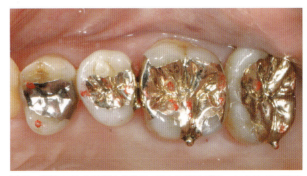

図❼ 既存の咬合接触と修復物の咬合接触が均一になるまで咬合調整を行う。図4と比較して咬合接触点が増加していることがわかる。

図❻ 歯肉縁下マージンの適合の確認は咬翼法によるデンタルエックス線写真にて行う。

防ぐため、このステップは非常に重要である。

　メタルインレーの場合は、研磨のしすぎによってバイトが弱くなることを避けなくてはならない。各ポイントの切削量を認識しておく必要がある。

　装着前は再度接着阻害因子の除去（歯面清掃、修復物接着面清掃）を行ってから、接着操作を行う。

5 まとめ

　インレーの試適、咬合調整は装着前に行う重要なステップであり、まずは製作された修復物を口腔内に正確に適合させることが大事である。その上で、既存の咬合接触を参考に咬合調整を行うことが重要である。

15 各種歯科用セメント

東京都・荻窪わかまつ歯科　若松尚吾

歯科用セメントは合着材と接着材に大別される。合着とは、修復物表面と形成歯面の凹凸に介在するセメントが機械的に嵌合して修復物が保持されることである。

一方接着とは、同種あるいは異なる物質が限りなく接近して物理化学的な結合によって接合することであり、ここでは被着体とセメントおよびセメントと修復物が接して結合することを意味する。

1 合着材

合着材は操作およびセメント除去が容易であるが、一般的に材料自体の強度が低いため、セラミックなどの高分子材料への使用は適応外となる。修復物の材料がメタルである場合、合着材にてセメント装着することが可能である。

図1に代表的な合着材を列挙する。歯質への接着が働くものもあるが、その力は弱いため、ここでは合着材として扱うこととする。

2 接着材

接着材である接着性レジンセメントは口腔内で溶解および崩壊しない性質があり、歯質および修復物に高い接着力を示す。どの修復物に対しても用いることができるが、被着体に対し各種処理材で前処理をする必要がある。もっとも効果的な接着方法はレジンセメントの種類によって異なるため、取扱説明書を確認し、手順を遵守することが大切である。

図3に代表的な接着性レジンセメントを列挙する。

---

①リン酸亜鉛セメント
　・スーパーセメント（松風）／図2a

②ポリカルボキシレートセメント
　・ハイ-ボンドカルボセメント（松風）

③グラスアイオノマーセメント
　・フジ1（ジーシー）／図2b

④レジン添加型グラスアイオノマーセメント
　・フジルーティングEX Plus（ジーシー）／図2c

図1　代表的な合着材。

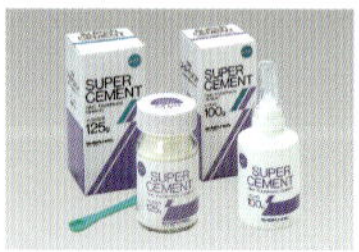

メチルメタクリレート（MMA）系接着性レジンセメント
フィラーを含有しない粉液タイプの化学重合型レジンセメント

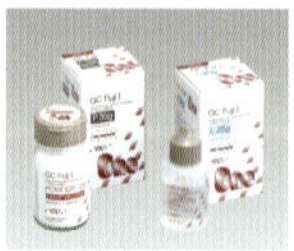

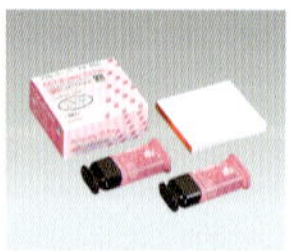

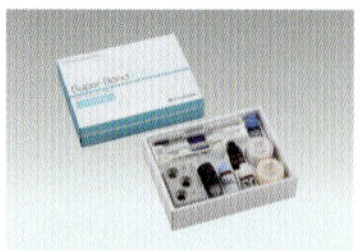

①4-META/MMA-TBB系
　・スーパーボンドEX（サンメディカル）／図2d

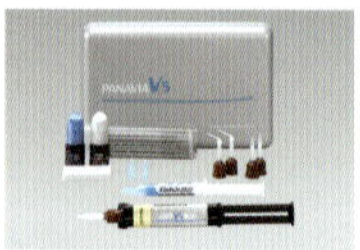

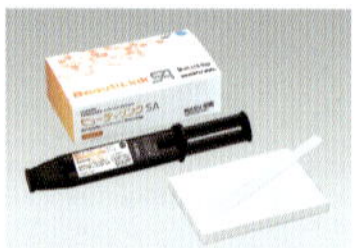

②MAC-10/MMA系
　・マルチボンドⅡ（トクヤマデンタル）

コンポジット系レジンセメント
フィラーを含有しているため高い機械的強度を持つ接着性レジンセメントで、重合様式により以下の種類がある

①化学重合型（BPO-アミン系）
　・現在はほとんど市場に出ていない

②デュアルキュア型
　・パナビアV5（クラレノリタケデンタル）／図2e
　・ジーセムリンクフォース（ジーシー）

セルフアドヒーシブセメント
コンディショニングやプライミングなどの前処理や、接着システムの併用を必要としないワンステップ接着性レジンセメント
　・ビューティリンクSA（松風）／図2f
　・リライエックスユニセム2オートミックス（3M）

図3　代表的な接着材。

図2a　スーパーセメント（松風）

図2b　フジ1（ジーシー）

図2c　フジルーティングEX Plus（ジーシー）

図2d　スーパーボンドEX（サンメディカル）

図2e　パナビアV5（クラレノリタケデンタル）

図2f　ビューティリンクSA（松風）

4-META/MMA-TBB系レジンセメントによるセラミックインレー装着症例

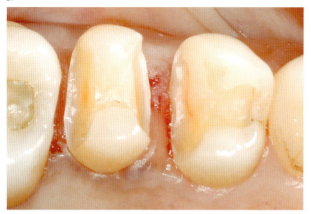

図❹a　窩洞形成後。

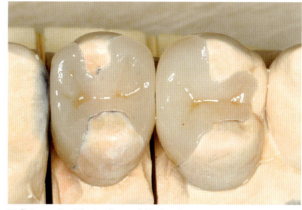

図❹b　ニケイ酸リチウムで製作されたセラミックインレー。

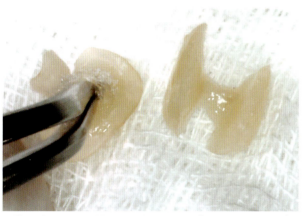

図❹c　内面をリン酸処理、水洗後、M＆Cプライマー（サンメディカル）を用いてシランカップリング処理を行った。

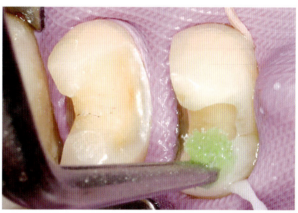

図❹d　ラバーダム防湿後、表面処理材グリーン（サンメディカル）にて被着面の酸処理を行った。

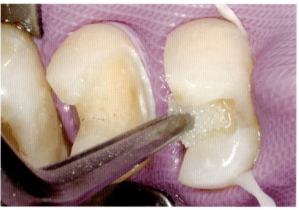

図❹e　ティースプライマー（サンメディカル）を追加で20秒間作用させることで、象牙質接着力は約1.4倍に上昇する[1]。

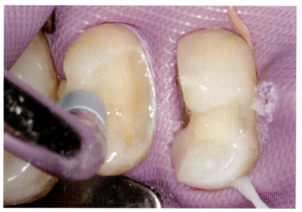

図❹f　スーパーボンドEX（サンメディカル）の混和泥（EXティースカラー）を窩洞に移送した。

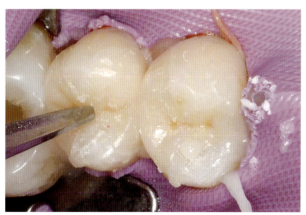

図❹g　ただちにインレーを装着する。

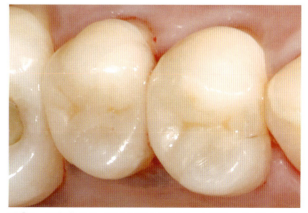

図❹h　硬化後にセメントアウトを行い、セラミックインレーの装着を終了。

16 各種インレーの寿命（臨床成績）
―メタルインレーとコンポジットレジン修復との比較を中心に―

福岡歯科大学 臨床教授　久保至誠

1 わが国における修復治療の寿命（臨床成績）の実際

日常臨床における患者説明や意思決定の場で「根拠に基づく医療」（Evidence-based medicine：EBM）の必要性が高まって久しい。患者もインターネットなどを利用して医療情報を入手しやすくなったことにより、医療の内容・質に対する要求が厳しくなってきた。このような状況下にありながら、保存修復領域においては確実性が高く一般化できるようなエビデンスが少ないのが実情である。また、海外で得られたエビデンスが医療体制や保険制度の異なるわが国に当てはまるとは限らないので、その適用は慎重を期する。

わが国では、再治療に至った症例だけから得られた修復物の使用年数に関する情報が先に広まった[1]。日常臨床における修復治療の5〜6割が再修復であることもあり[2]、「修復治療はあまり持たない」という錯覚に陥っている歯科医師も多いと推測される。筆者らが行った多施設（6一般歯科診療所）共同研究の調査データ[3]から求めた臼歯部コンポジットレジン（CR）修復とメタルインレー（MI）修復の使用年数（CR：7.1年、MI：8.0年）と寿命（調査時まで機能していた修復物を含んだ生存時間の中央値；CR：22.4年、MI：17.3年）を図1、2に示す。MI修復とCR修復の10〜20年後の事故率・生存率に有意な差は認められなかった。同様の結果は他の研究でも報告されている[4, 5]。なお、MI修復が行われることは諸外国ではまれであるため、両修復物の臨床成績を比較した報告はわが国以外に見あたらない。

2 再治療に至る原因

再治療の原因への対策を講じることが修復物の延命に繋がる。CR修復とMI修復の再治療のおもな理由を表1にまとめた。修復物の種類に関係なくう蝕がもっとも多く、う蝕リスクの低減化は必須である。

CR修復における脱落と破折は、接着システムの性能が十分に発揮されていないことに起因している。防湿と添付文書に準拠した塗布時間、エアブローと光照射の強さ、時間の遵守がポイントである。

間接修復であるインレー修復では解剖学的形態やコンタクトの回復が確実・容易であるが、セメントを用いたインレー体の合着または接着が必要なことが大きな欠点である。脱落の主原因は不十分な保持形態、インレー体の不適合（厚いセメントライン）、不適切な合着・接着操作、セメントの溶解、二次う蝕の進行である。

原因が除去されなければ、再修復しても再発の可能性は高い。さらに、再修復によって窩洞サイズが大きくなるだけでなく、良好な経過を示していた別部位に問題が生じる危険性も増大し、長持ちしないリスクが高くなる（図3）。

3 再修復の評価基準（意思決定）

修復物の臨床成績には、患者・術者・材料要因が大きな影響を及ぼしている（表2）。本稿では、（あまり意識されたことがないと思われるが）修復物の寿命にとって重要な再修復の評価基準（意思決定）について解説する。

歯髄炎、脱落、歯または修復材の大きな破折は再治療の理由として客観性が高く、患者も再治療を希望する。これに対し、患者が自覚していない二次う蝕、辺縁着色、辺縁適合性の判定基準は客観性に欠け、各歯科医師の臨床経験や性格、判断基準に基づく。再治療（修復）の意思決定閾値が低ければ、当然、修復物の寿命は短くなる[6]。筆者らの研究[7]によると、辺縁着色や辺縁不適合の進行速度は遅いことが多い。再修復しても7年後の成績は補修や経過観察と差がなくなることが報告されており[8]、軽度の修復物に関するトラブルは経過観察が勧められる。今日、歯科用ルーペの使用者も増えているが、諸刃の剣にならないように心懸ける。

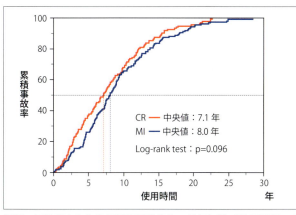

図❶ 再治療された臼歯部歯冠修復物の使用年数（使用時間の中央値）。CR：コンポジットレジン修復、MI：メタルインレー修復。

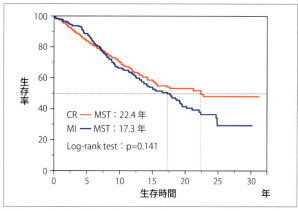

図❷ 臼歯部歯冠修復物の寿命（MST：生存時間の中央値）。CR：コンポジットレジン修復、MI：メタルインレー修復。

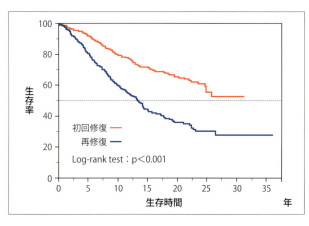

図❸ 臼歯部歯冠修復物の生存曲線（初回修復と再修復）。

表❶ コンポジットレジン修復とメタルインレー修復の再治療のおもな理由（％）

		二次う蝕	う蝕（他部位）	脱落	破折（歯）	破折（材料）	歯髄炎
コンポジットレジン	前歯	42	9	11	5	2	2
コンポジットレジン	臼歯	37	12	10	13	3	4
メタルインレー		29	12	29	7	0	6

表❷ 修復治療の臨床成績に影響を及ぼす要因

患者要因	う蝕リスク、ブラキシズム、審美
術者要因	知識、技能、再修復の判定基準、性格
材料要因	物性、歯質接着性

4 審美性を重視した材料の寿命（臨床成績）

インレー修復の材料として、メタル以外にも審美的なコンポジットレジンやセラミックスがある。システマティックレビューでは10年後の生存率が90％程度であったことが報告されている[9]。これらは脆性材料であり、接着性レジンセメントと歯質およびインレー体との接着が長期間にわたり口腔内で機能させるための鍵となる。セメントの劣化、摩耗や接着不足による辺縁着色、辺縁不適合、辺縁破折（チッピング）や体部破折が臨床的課題であり、補修修復での対応が勧められる。

第5章 参考文献一覧

▶01 直接法（CR修復）でどこまでできるか

1）久保至誠，横田広彰，林 善彦．コンポジットレジン修復ならびに鋳造修復の耐用年数．日歯保存誌 2006;49（春期特別号）:21.

▶02 インレー修復とは―インレー、アンレーの違い―

1）平井義人，寺中敏夫，寺下正道，千田 彰．保存修復学．第5版．東京：医歯薬出版，2007:4.

2）Shillingburg Jr. HT, Jacobi R, Brackett SE（著），岸本満男（訳）．ツースプレパレーション．鋳造金属とポーセレンによる修復物のためのテクニック．東京：クインテッセンス出版，1993:205-257.

▶03 インレー修復に用いるマテリアル①メタルインレー、コンポジットレジンインレー

1）田上順次，奈良陽一郎，山本一世，斎藤隆史（監修）．保存修復学21．第5版．京都：永末書店，2017:219-233.

2）千田 彰，宮崎真至，林 美加子，向井義晴，斎藤隆史（編集）．保存修復学．第7版．東京：医歯薬出版，2024:193-223.

▶04 インレー修復に用いるマテリアル②セラミックインレー

1）千田 彰，宮崎真至，林 美加子，向井義晴，斎藤隆史（編集）．保存修復学．第7版．東京：医歯薬出版，2024:193-223

2）田上順次，奈良陽一郎，山本一世，斎藤隆史（監修）．保存修復学21．第5版．京都：永末書店，2017:219-233.

▶05 金属アレルギーについて

1）秋葉陽介，渡邉 恵，峯 篤史，池戸泉美，二川浩樹．歯科金属アレルギーの現状と展望．補綴主導の歯科金属アレルギー診療ガイドライン策定．日補会雑誌 2016;8（4):327-339.

2）Kouno M, Nishiyama A, Minabe M, Iguchi N, Ukichi K, Nomura T, Katakura A, Takahashi S. Retrospective analysis of the clinical response of palmoplantar pustulosis after dental infection control and dental metal removal. J Dermatol 2017 Jun;44(6):695-698.

3）押村 進，高橋愼一（監著），伊藤明子，今井一彰，押村憲昭，小林里実，神野剛良，鈴木加余子，長谷川光晴，原渕保明，堀田 修，松村光明，森下正志，矢島由紀．その皮膚疾患 歯科治療で治るかも．医科歯科連携で治す歯性病巣感染＆金属アレルギー．東京：クインテッセンス出版，2020.

4）秋葉陽介，細木真紀，原田章生，高岡由梨那，渡邉 恵．歯科金属アレルギー患者への対応．検査，診断，治療方針と他科連携．日補会雑誌 2022;14（3):250-258.

5）海老原 全，松村光明，原澤秀樹，北崎祐之．歯科アレルギーNOW．疾患の基礎と臨床のエッセンシャル．東京：デンタルダイヤモンド社，2016.

6）三浦賞子．歯科金属アレルギー患者に対しモノリシックジルコニア修復で補綴歯科治療を行った症例．日補会雑誌 2020;12(2):168-171.

▶09 各種窩洞の形成法とポイント

1）笹崎弘己．インレー修復．たしかな手技・臨床のかんどころ．東京：クインテッセンス出版，2022:78-80.

▶10 メタルインレー窩洞とセラミックインレー窩洞の形成法の違い

1）千田彰（編集代表），宮崎真至，林美加子，向井義晴，斎藤隆史（編集委員）．保存修復学．第7版．東京：医歯薬出版，2024.

2）岩田淳．The Tooth Preparation．補綴修復治療の成功を目指した支台歯形成．東京：医歯薬出版，2023.

▶11 暫間インレー（テンポラリーインレー）の製作法、仮封法の種類

1）河相安彦，鷹岡竜一（監修）．聞くに聞けない補綴治療100．東京：デンタルダイヤモンド社，2019.

2）中村公雄，宮内修平，森田和子，多田純夫，藤井康伯，重村 宏．現代の補綴臨床．歯周治療をふまえた補綴．東京：クインテッセンス出版，1998.

▶12 知っておきたい間接法の基礎知識

1）長谷川成男，坂東永一，田中伐平．クラウンの咬合面（上）．日本歯科評論 1979;438:33-39.

2）松下和夫．クラウンの咬合調整量を考える．その1．日歯医会誌 2005;59(11):35-42.

3）名倉 誠．よりよい咬合接触関係を得るために．Ⅰ，Ⅱ．QDT 1998;13:65-73, 63-70.

4）長谷川成男．クラウン修復のための隣接接触部の考え方．隣接接触部には空隙がある．日歯医会誌 2002;55(8):4-12.

5）金子一芳．咬合器．私の使い方（1）．日本歯科評論 1974;375:61-70.

▶13 印象採得から咬合採得

1）内田博文，平口久子，中川久美，田辺直紀．寒天・アルジネート連合印象および付加型シリコーンゴム印象による歯型の寸法精度と全部鋳造冠の適合性．歯科材料・器械 2001;20(3):209-217.

2）星 憲幸，大野晃教，木本克彦．咬合採得．In: 河相安彦，鷹岡竜一（監修）．聞くに聞けない補綴治療100．東京：デンタルダイヤモンド社，2019:64.

▶15 各種歯科用セメント

1）中村光夫，野川博史，宮森沙耶香，吉川真穂，今井啓文，小泉寛恭．象牙質接着に対する各種表面処理材とセルフエッチングプライマーの併用効果．接着歯学 2017;35(2):33-39.

▶16 各種インレーの寿命（臨床成績）―メタルインレーとコンポジットレジン修復との比較を中心に―

1）森田 学，石村 均，石川 昭，小泉和浩，渡邊達夫．歯科修復物の使用年数に関する疫学調査．口腔衛生会誌 1995;45(5):788-793.

2）福島正義，岩崎裕子，岩久正明．歯冠修復物の再治療とその医療費に関する断面調査．日歯保存誌 1997;40 春期特別号:119.

3）介田 圭，久保至誠，丸山和久，大井孝友，難波秀樹，堀坂寧介，山本修平，桃井晃孝，江越貴文，甲 曜輔．歯冠修復の生存時間（耐久性）に関する多機関共同研究．日本歯科保存学会2022年度秋季学術大会プログラム・抄録集 2022:115.

4）久保至誠，仲佐理紀，林 善彦．コンポジットレジンならびに鋳造修復の生存率．日歯保存誌 2001;44(5):802-809.

5）青山貴則，相田 潤，竹原順次，森田 学．臼歯部修復物の生存期間に関連する要因．口腔衛生会誌 2008;58（1):16-24.

6）Collares K, Opdam NJM, Laske M, Bronkhorst EM, Demarco FF, Correa MB, Huysmans MCDNJM. Longevity of anterior composite restorations in a general dental practice-based network. J Dent Res 2017;96(10):1092-1099.

7）久保至誠，林 善彦：問題（欠陥）を有する歯冠修復物のモニタリングの長期臨床成績．日本歯科保存学会 2014年度秋季学術大会プログラム・抄録集 2014:P-112.

8）Gordan VV, Garvan CW, Blaser PK, Mondragon E, Mjör IA. A long-term evaluation of alternative treatments to replacement of resin-based composite restorations: results of a seven-year study. J Am Dent Assoc 2009;140(12):1476-1484.

9）Sampaio FBWR, Özcan M, Gimenez TC, Moreira MSNA, Tedesco TK, Morimoto S. Effects of manufacturing methods on the survival rate of ceramic and indirect composite restorations: A systematic review and meta-analysis. J Esthet Restor Dent 2019;31(6):561-571.

第6章

これからの保存修復：
さらなる適応症の拡大

▶ 01 失活歯へのコンポジットレジン修復
▶ 02 直接法コンポジットレジンブリッジ
　　　修復の臨床応用
▶ 03 MIを考慮した間接修復：
　　　部分被覆するデザインについての考察

01 失活歯へのコンポジットレジン修復

新潟県・月潟歯科クリニック　菅原佳広

　失活歯に修復処置を行う場合は、残存歯質の量や強度が不足することが多いため、支台築造しクラウン修復を行うのが一般的である。失活した大臼歯に対し、若年者を理由に安易に行われたコンポジットレジン（CR）充填の予後として歯肉縁下に及ぶ歯質の破折を生じ来院した患者（図1）を見ると、修復法の選択はきわめて重要であると考えさせられる。筆者は基本的にこのような事態を招かぬよう、クラウン修復に踏み切る必要があると考えている。
　しかし、日常臨床において例外的にCR修復にて対応せざるを得ないこともあるため、症例[1]の予後から振り返り考察してみたい。

1 症例からの考察

　患者は矯正治療の既往がある31歳の女性である。7̲頬側に瘻孔を形成したため、デンタルエックス線写真撮影を行ったところ、6̲の歯冠および根分岐部の歯質に透過像が見られた（図2a）。周囲の歯槽骨にも透過像が見られるためCBCTを撮影したところ、パーフォレーションを伴う内部吸収と診断し（図2b）、抜髄処置を行った。パーフォレーション部および遠心根の根管内はMTAセメントで封鎖した（適応外使用であるが患者の同意を得て使用）。
　炎症症状の消失を確認後、修復処置を行うにあたってクラウン修復を検討したが、歯頸部の残存歯質が薄く、外側性の形成を行うと歯質がなくなり、歯根と歯冠をつなぎ止めることができないと判断した。さらに、パーフォレーション封鎖のために根管を含めてMTAセメントを充填したためポストの設置が不可能であることから、CR修復以外に選択肢がなかった。
　充填範囲が大きく、重合収縮応力による残存歯質の破折を回避する必要があったため、低重合収縮応力を期待してバルクフィルタイプのCRを分割積層充填した（図2c）。照射器は歯質を透過させる方向から照射し、CRの重合収縮は歯質側に引かれるように配慮した（図2d）。咬合面の充填法はSato[2]の方法に従って行った（図2e）。
　術後3週の口腔内状況から、周囲の歯質の破折もなく良好に経過していた（図2f）。術後3年7か月経過時のデンタルエックス線写真（図2g）およびCBCT像（図2h）では歯根周囲の歯槽骨の再生も認め、良好に経過していた。6年3か月経過した口腔内写真からは、CRと歯質の接着面にわずかな着色を認めるが、臨床的に問題なく良好に経過している（図2i）。
　このような治療法は第一選択とはなり得ないが、他に選択肢がない場合の策として、接着と重合収縮応力に十分配慮して行えば良好な結果を出すことが可能かもしれない。

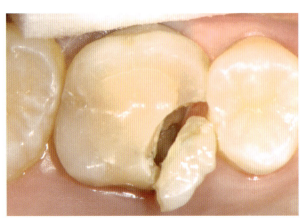

図❶　失活歯のCR修復後、残存歯質に破折が生じた例。

失活歯に対し CR 充填を行った症例（31歳女性）

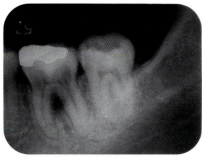

図❷a　内部吸収からパーフォレーションを疑うデンタルエックス線写真。

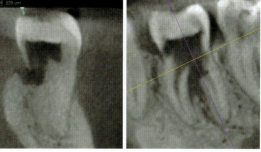

図❷b　内部吸収、パーフォレーションが確認された CBCT 像。

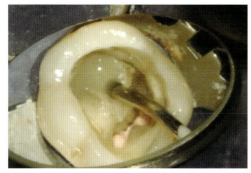

図❷c　大きな窩洞に対する分割積層充塡。

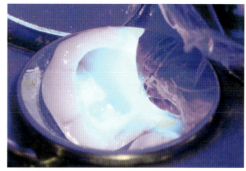

図❷d　歯質を透過させる向きからの光照射。

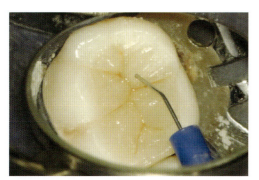

図❷e　解剖学的な咬合面の充塡[2]。

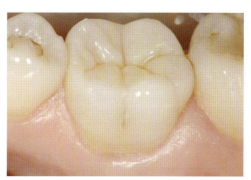

図❷f　術後3週の口腔内写真。

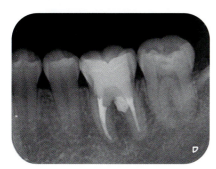

図❷g　術後3年7か月のデンタルエックス線写真。

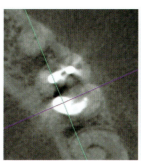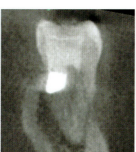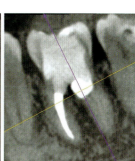

図❷h　術後3年7か月の CBCT 像。

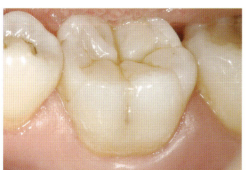

図❷i　術後6年3か月の口腔内写真。

181

02 直接法コンポジットレジンブリッジ修復の臨床応用

静岡県・田代歯科医院　田代浩史

1 前歯1歯欠損へのMI治療の選択肢

前歯部の少数歯欠損への対応として、周囲健全歯質の保存を第一に考えた場合、インプラント治療・部分床義歯・間接法接着ブリッジ修復・直接法コンポジットレジンブリッジ修復などが治療の選択肢となる。これらのオプションの中で、現状では一般的な治療の選択肢とはなっていない、直接法コンポジットレジンブリッジ修復について解説する。

直接法コンポジットレジンブリッジのメリットは、両側健全歯への無切削対応が可能で、短期間で治療が完了することである。また、レジンセメントと比較してコンポジットレジン直接修復の高い接着能力を活用可能である[1]。一方デメリットは、連結

直接法コンポジットレジンブリッジ修復症例（62歳男性）

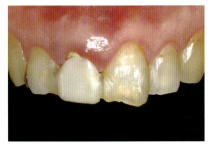

図❶a　術前の状態。1|歯根破折により抜歯予定の状況に対し、機能性と審美性の回復を希望して来院した。

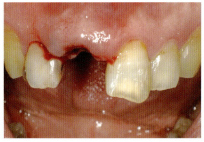

図❶b　抜歯後の状態。

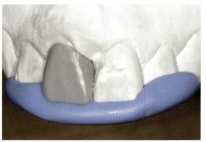

図❶c　事前に模型上でワックスアップによる形態再現を行い、充填用のシリコーンガイドを製作した。

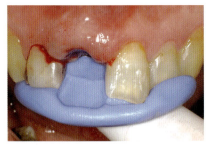

図❶d　口腔内にシリコーンガイドを試適し、欠損部両側の健全歯への充填操作を開始した。

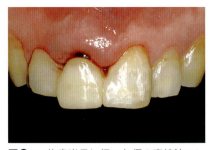

図❶e　抜歯当日に行った仮の直接法コンポジットレジンブリッジ修復。

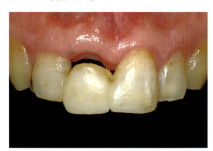

図❶f　3か月程度経過し、抜歯窩は治癒した。

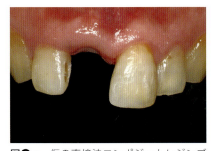

図❶g　仮の直接法コンポジットレジンブリッジ修復のポンティックを撤去した。

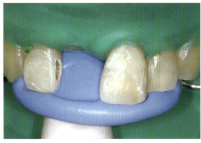

図❶h　ラバーダム防湿後、シリコーンガイドを試適した。

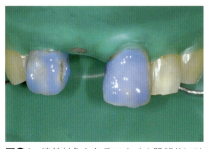

図❶i　接着対象となるエナメル質部分にリン酸エッチング処理を行った。

部やポンティック基底面の清掃が困難であること、また審美性を確保するための口腔内での充塡術式の難易度が高いことである。

本稿では、直接法コンポジットレジンブリッジ修復に取り組む際のハードルとなる充塡術式の効率化にポイントを絞り、症例を通してその術式を紹介する。

2 2段階で完了する直接法コンポジットレジンブリッジ修復

患者は62歳男性である。歯根破折後の抜歯により生じた前歯部単独歯欠損に対し、機能性と審美性の回復を希望して来院した。欠損部両側の健全歯への切削介入を回避した治療方法を希望し、歯槽骨造成を必要とするインプラント治療と比較検討した結果、直接法コンポジットレジンブリッジ修復を選択した。

治療第1日目は事前に準備された充塡用シリコーンガイドを活用して抜歯直後に仮コンポジットレジンブリッジ修復を行い、3か月程度経過後に抜歯窩の治癒を待って最終的な直接法コンポジットレジンブリッジ修復に移行した。

抜歯直後と抜歯窩治癒後の2段階で完結する手順を採用することで、前歯欠損による審美障害を経験する期間を最小限とし、結果的に健全歯質無切削で前歯部の欠損回復が可能となった。

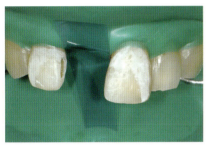
図❶j 水洗・乾燥後、ポンティック基底部充塡用の透明マトリックス（ヴァリストリップ／モリタ）を試適した。

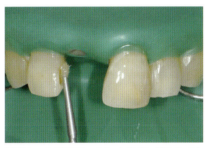
図❶k クリアフィル® メガボンド® 2（クラレノリタケデンタル）にて接着操作を行った。

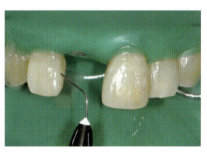
図❶l 被着面にフロアブルレジン（クリアフィル® マジェスティ® ES フロー／クラレノリタケデンタル）を充塡した。

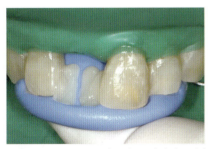
図❶m シリコーンガイド上で欠損部両側からの充塡操作を開始した。

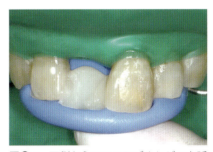
図❶n 両側からのフロアブルレジンを延長して接合した。

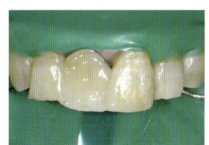
図❶o 3Dクリアマトリックス上へのフロアブルレジン充塡によりポンティック基底面を構築した。

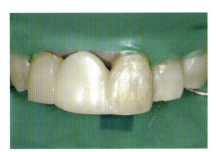
図❶p 唇側面へのペーストタイプレジン（エステライトアステリア A3B、NE／トクヤマデンタル）を充塡した。

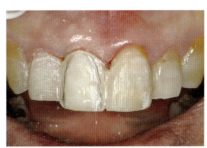
図❶q 形態修正ならびに研磨を行った。

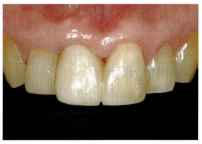
図❶r 術後の状態。前歯部の欠損回復を完了した。術後約3年が経過し、欠損回復部は問題なく機能している。

MIを考慮した間接修復
：部分被覆するデザインについての考察

東京都・ニノデンタルオフィス　二宮佑介

従来のクラウン形成では、支台歯の軸面の高さをなるべく確保する必要がある。これは形成後に補綴装置の脱離を抑制するために行うものである。しかし、これにより多くのエナメル質が喪失することが危惧される。これは後々の歯の喪失に繋がる危険性がある。またクラウンではマージンを歯肉縁下に設定する必要があるため、歯周組織への影響が少なからずある。

しかし接着修復を応用することで、歯への侵襲を大きく減らすことが可能となり、歯の構造をより多く保存することができる。これは歯の喪失リスクを大きく減らすことになる[1]。昨今の筆者の臨床でも、クラウンにせず、インレーやオーバーレイ、アンレー形成を行うことが多くなってきた。

なお、形成デザインは窩洞の深さ、残存歯質の量や状態、隣在歯や対合歯などの周囲との関係性、審美性、う蝕や酸蝕症などのリスクなどから判断すべきである（**図1**）。歯質を温存することのみで決定すべきではないことに注意してほしい。

1 接着修復における形成デザインの要件

残存歯質が薄く歯の剛性を担保できない場合では、やみくもに歯質を保存すると咬頭破折に繋がる。術者が歯質を温存したことにより、将来的な歯の喪失に繋がることは避けなければならない。元の木阿弥となってしまうからである。

これらを踏まえ、接着修復の形成において残存歯質を温存するための要件を以下にまとめる。

①窩洞の広さと深さに着目する。

②修復物の厚みを一定にし、極端な形態は避け単純なものとする。

③残すことが可能な残存壁は、歯質の状態、対合関係などを加味し、慎重に温存するか考慮する（生活歯であれば2mm、失活歯であれば3mm程度の残存咬頭の厚みを確保する）。

④窩洞の辺縁はバットジョイントとする。

⑤審美エリアであれば頬側のマージンラインの位置を考慮する。

⑥根管治療歯であれば、両側の辺縁隆線を喪失した場合、アンレーとする（**図2**）。

症例1

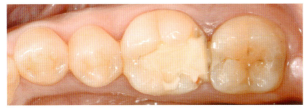

図❶a 術前の状態。

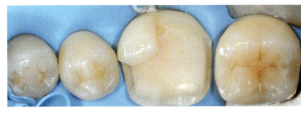

図❶b う蝕の問題、残存歯質の厚みや状態、対合関係をもとに形成デザインを決定した。

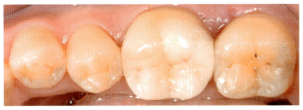

図❶c 術後の状態。二ケイ酸リチウムをステイニングで仕上げたものを装着した。

症例2

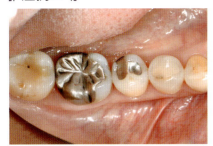

図❷a 術前の咬合面観。

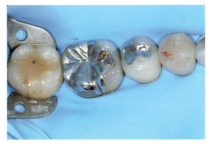

図❷b ラバーダム防湿を行った状態。ラバーダム防湿をした後、デコンタミケーションを行う。

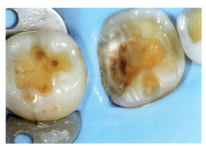

図❷c 6̲、7̲の修復物を除去し、窩洞形成を行ったところ。6̲の近心は残存歯質が脆弱なため被覆するデザインとした。

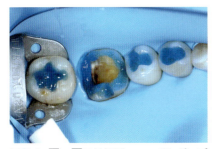

図❷d 4̲～7̲の前処置。エッチング、プライマー、ボンディングを行う。

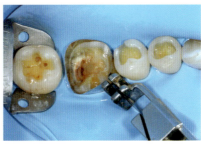

図❷e 6̲にIDS（イミディエイトデンティンシーリング）を行うため、トッフルマイヤー型リテーナーを装着した。

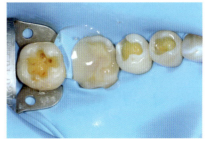

図❷f IDSを行い、グリセリンジェルを用いて光照射を行う。完全重合させた後、ラバーダムを除去し、シリコーン印象材にて印象採得を行う。

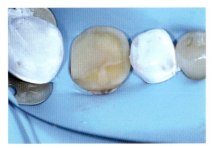

図❷g 6̲のアンレー装着前の状態。サンドブラスト処理を行っている。

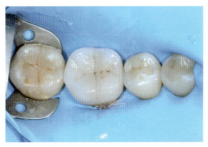

図❷h 6̲のアンレー装着後の状態。二ケイ酸リチウムをステイニングで仕上げたものを装着した。4̲、5̲、7̲はコンポジットレジン修復を行った。

第6章 参考文献一覧

▶01 失活歯へのコンポジットレジン修復

1） Sugawara Y, Mizuhashi R, Minami Y. A case report of microscopic treatment for internal root resorption with perforation. Int J Microdent 2021;12:16-23.

2） Sato T. A Novel technique of maxillary molar class I restoration incorporating resin-composite under dental operating microscope. Int J Microdent 2018;9:6-12.

▶02 直接法コンポジットレジンブリッジ修復の臨床応用

1） Akehashi S, Takahashi R, Nikaido T, Burrow MF, Tagami J. Enhancement of dentin bond strength of resin cement using new resin coating materials. Dent Mater J 2019;38(6):955-962.

▶03 MI を考慮した間接修復：部分被覆するデザインについての考察

1） Edelhoff D, Sorensen JA. Tooth structure removal associated with various preparation designs for posterior teeth. Int J Periodontics Restorative Dent 2002;22(3):241-249.

おわりに

　本書のテーマである保存修復治療は、Minimal intervention（MI）の治療概念を支えるものであり、あらゆる分野で低侵襲が叫ばれている現在の歯科臨床において多くの歯科医師が日々実践している治療です。特に直接修復で行うコンポジットレジン修復は、器材の発展とともに接着材料を含めた修復材料の飛躍的な進歩に支えられており、日々新たなコンセプトに基づく多くの製品が定期的に上市されています。ゆえに我々歯科医師は、治療のテクニックだけではなく、これらマテリアル特性のアップデートを定期的に行いながら、個々の患者ニーズに応える治療を提供する必要があると感じています。また間接修復においても、接着操作の精度は直接修復と同様に予後を大きく左右する因子です。この接着操作は修復材料に適した装着システムを選択し適切に使用することが重要であるため、歯科雑誌や講演ではこれらにフォーカスがあたることが多いですが、ラバーダム防湿や、被着面の清掃・隔壁などの接着前操作、充填補助器具の使用法なども、精度の高い修復治療を行うためには肝要です。

　これら修復治療は、咬合再構成を伴うような補綴治療と異なり、「特別な手技を習得したりトレーニングを行わなくてもできる」と思われている歯科医師が多いかもしれません。しかし高いレベルの治療技術の習得は容易ではなく、う蝕の診査・診断、患者への説明能力も求められることから、決して軽視できない分野であると考えています。

　本書は、臨床をリードしている多数の著者の経験と知恵を集結し、修復治療における基本的事項からアドバンスな内容、そして最新の治療コンセプトまで、幅広い範囲を網羅しています。卒後まもない歯科医師はもちろん、臨床に携わるすべての歯科医師の日常臨床に役立つ情報源となれば幸いです。

監修　大谷 一紀

【監修・編集委員プロフィール】

鷹岡竜一（たかおか りゅういち）

1990年 日本大学歯学部卒業
同　年　鉄鋼ビル歯科（東京都千代田区）勤務
　　　　宮地建夫先生に師事
1995年 鷹岡歯科医院（東京都港区）開業

日本歯科医師会雑誌 編集委員（2015年〜）
スタディグループ火曜会
臨床歯科を語る会　　他

大谷一紀（おおたに かずのり）

1997年 日本大学歯学部卒業
1997年 日本大学歯学部歯科補綴学第Ⅲ講座
2012年 大谷歯科クリニック（東京都台東区）院長

歯学博士
日本補綴歯科学会 専門医・指導医
スタディーグループ Esthetic Explorers
Bio - Emulation Japan　　他

鎌田征之（かまだ まさゆき）

2001年 日本大学松戸歯学部卒業
2005年 鎌田歯科医院（東京都杉並区）勤務
2020年 日本大学大学院松戸歯学研究科卒業

日本歯周病学会 専門医・指導医
日本補綴歯科学会 専門医
スタディグループ火曜会
臨床歯科研究会 歯考会
臨床歯科を語る会　　他

稲垣伸彦（いながき のぶひこ）

2005年 日本大学松戸歯学部卒業
同　年　都内開業医勤務
2013年 みどりが丘歯科クリニック（東京都目黒区）開業

日本歯周病学会 専門医
日本臨床歯周病学会 認定医
臨床歯科研究会 歯考会
臨床歯科を語る会　　他

臨床の玉手箱 保存修復編

発 行 日　2024年12月1日　第1版第1刷
監　　修　鷹岡竜一　大谷一紀
編集委員　鎌田征之　稲垣伸彦
発 行 人　濵野 優
発 行 所　株式会社デンタルダイヤモンド社
　　　　　〒113-0033 東京都文京区本郷2-27-17 ICNビル3階
　　　　　TEL 03-6801-5810㈹　FAX 03-6801-5009
　　　　　https://www.dental-diamond.co.jp
振替口座　00160-3-10768
企画・制作　インターアクション株式会社
印 刷 所　シナノ印刷株式会社

©Ryuichi TAKAOKA, Kazunori OTANI, Masayuki KAMADA, Nobuhiko INAGAKI, 2024
落丁、乱丁本はお取り替えいたします

● 本書の複製権・翻訳権・上映権・譲渡権・公衆送信権（送信可能化権を含む）は㈱デンタル
　ダイヤモンド社が保有します。
● JCOPY〈㈳出版者著作権管理機構 委託出版物〉
　本書の無断複写は著作権法上での例外を除き禁じられています。複写される場合は、そのつ
　ど事前に㈳出版者著作権管理機構（TEL：03-5244-5088、FAX：03-5244-5089、e-mail：info@
　jcopy.or.jp）の許諾を得てください。